Hygiene – Pflege – Recht

Rolf Höfert

Markus Schimmelpfennig

Hygiene –
Pflege – Recht

Fallbeispiele, Urteile, Praxistipps von A bis Z

Mit 8 Abbildungen

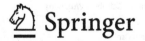 Springer

Rolf Höfert
Oberhonnefeld, Deutschland

Dr. Markus Schimmelpfennig
Kassel, Deutschland

ISBN 978-3-642-30006-6   ISBN 978-3-642-30007-3 (eBook)
DOI 10.1007/978-3-642-30007-3

Die Deutsche Nationalbibliothek verzeichnet diese Publikation in der
Deutschen Nationalbibliografie; detaillierte bibliografische Daten sind im
Internet über http://dnb.d-nb.de abrufbar.

Springer Medizin
© Springer-Verlag Berlin Heidelberg 2014

Planung: Susanne Moritz, Berlin
Projektmanagement: Ulrike Niesel, Heidelberg
Lektorat: Bettina Arndt, Gorxheimertal
Projektkoordination: Eva Schoeler, Heidelberg
Umschlaggestaltung: deblik Berlin
Fotonachweis Umschlag: © Fotolia/T. Michel
Herstellung: Fotosatz-Service Köhler GmbH – Reinhold Schöberl, Würzburg

Gedruckt auf säurefreiem und chlorfrei gebleichtem Papier

Springer Medizin ist Teil der Fachverlagsgruppe Springer Science+Business Media
www.springer.com

Vorwort

Entgegen anders lautenden Auffassungen ist Hygiene im gesamten Gesundheitswesen weder eine »Zusatzleistung« noch unnötiger Luxus, sondern sie ist die Grundlage jeden medizinischen und pflegerischen Handelns! »Hygiene ist nicht alles – aber ohne Hygiene ist alles nichts!« Sie ist die unabdingbare Basis jeder sorgfältigen und sicheren Versorgung der uns anvertrauten Patienten. Jeder trägt Verantwortung für die Einhaltung der Hygiene in Medizin und Pflege – vom Bundesgesundheitsminister bis zum jüngsten Praktikanten am Bett des Patienten.

Hygiene ist Chefsache! Hygiene kann nur einhalten, wer entsprechend geschult und sachlich wie personell entsprechend ausgestattet ist. Für die Rahmenbedingungen einer hygienisch sicheren Versorgung tragen Gesundheitspolitiker, Kosten- und Einrichtungsträger die Verantwortung. Für die praktische Umsetzung hygienischen Handelns ist jeder verantwortlich, der Hand an den Patienten legt oder an der Patientenversorgung beteiligt ist (also z. B. auch Beschaffung, Hauswirtschaft, Küche, Haustechnik und Reinigungsdienst).

- **Hygiene kann auf Dauer nur erfolgreich sein, wenn alle mitmachen!**

Dazu will dieses vorwiegend für Pflegende geschriebene Buch ermutigen und ermuntern!

Der Lohn hygienischen Handelns besteht nicht nur in einer erfolgreicheren Patientenversorgung, sondern auch in höherer Selbstachtung der Pflegenden, besserem Eigen- und Angehörigenschutz sowie einer Freistellung von Haftungsansprüchen.

Beide Autoren, der eine mehr mit Pflege und Recht vertraut, der andere mehr mit Hygiene, haben sich zusammengetan, um Ihnen rechtlich und praktisch Material an die Hand zu geben, das Ihnen hilft, die Hygiene in Ihren Einrichtungen im Dialog mit Vorgesetzten und Kollegen zu verbessern. Die berühmte Frage: »Wo steht das?« wird hier für viele Hygienethemen beantwortet! Hygiene ist immer die Vorbeugung vermeidbarer Schäden. Niemand hat das so brillant formuliert wie der berühmte Hygieniker Max von Pettenkofer vor über 100 Jahren:

»Die Kunst zu heilen, kann viele Leiden lindern, doch schöner ist die Kunst, die es versteht, die Krankheit am Entstehen schon zu hindern!«

Genau das soll und kann Hygiene, wenn wir sie beherzigen.

Viel Erfolg dabei!

Rolf Höfert und Dr. Markus Schimmelpfennig
Neuwied und Kassel, im April 2014

Inhaltsverzeichnis

Altenpflege

M. Schimmelpfennig

R. Höfert, M. Schimmelpfennig, *Hygiene – Pflege – Recht*,
DOI 10.1007/978-3-642-30007-3_1,
© Springer-Verlag Berlin Heidelberg 2014

Gesetze und Vorschriften

- Heimgesetze der Länder
- Infektionsschutzgesetz (IfSG)
- Sozialgesetzbuch (SGB) XI
- Berufsgenossenschaftliche Vorschriften
- Richtlinien des Robert Koch-Instituts (RKI)

Erläuterung

Von zahlreichen Institutionen (z. B. auch vom RKI) wird bezüglich der hygienischen Anforderungen noch immer so getan, als sei die stationäre Pflege ein Arbeitsfeld mit gegenüber dem Krankenhaus reduzierten hygienischen Anforderungen. Das mag vor 30 Jahren so gewesen sein, als die »wohlhabende Offizierswitwe mit Pflegestufe 1« in die Einrichtung einzog, die sich dreimal pro Woche mit ihren Freundinnen nachmittags im ersten Haus am Platze zum Kaffee traf. Doch sieht die Situation heute, zumindest in den Einrichtungen der stationären (Alten-)pflege, die wir beraten und begehen, ganz anders aus.

Zumeist sind die Alten(pflege)einrichtungen zu Auffangstationen für jene Menschen geworden, die erst kommen, wenn nichts anderes mehr geht. Pflegestufe 1 ist die Ausnahme, die Pflegestufen 2 bis 3 und die »Härtefälle« sind die Normalität. Bedingt durch die Krankenhausfinanzierung in Form von Fallpauschalen (DRGs) werden Krankenhauspatienten immer öfter und immer früher in die stationäre Pflege verlegt, bevorzugt Freitagnachmittag oder Samstagvormittag und nicht selten ohne telefonische Vorankündigung.

Der Rettungsdienst wird nur lückenhaft über das Vorhandensein multiresistenter Erreger bei Verlegungspatienten informiert und kann diese Information daher auch nur ebenso lückenhaft weitergeben. Wenn die Information denn im Arztbrief Erwähnung findet, was mittlerweile gemäß Hygieneverordnungen der Länder in aller Regel Pflicht ist, aber trotzdem nicht immer geschieht, kann eine couragierte Pflegekraft, die mangels Erreichbarkeit des Hausarztes am Wochenende vorab Einblick in den Entlassungsbericht nimmt, dies zur Kenntnis nehmen. Sonst stellt sich das leider erst Montagnachmittag heraus, wenn der Hausarzt zur Visite kommt.

Die z. T. umfangreiche Medikation für den Bewohner wird längst nicht in jedem Falle zur Wochenendüberbrückung vom Krankenhaus mitgegeben, sodass die Pflegekraft improvisieren muss, um die erforderlichen Verordnungen und Medikamente zu beschaffen.

- **Multimorbide ältere Patienten sind die Regel in Altenpflegeeinrichtungen**

In den Patienten »steckt immer mehr drin«. Soll heißen, sie werden nicht selten mit einer Vielzahl von »medical devices« (sei es ein transurethraler oder suprapubischer Katheter, PEG, Port oder auch ZVK) versehen. Die Trachealkanüle bei Tracheostoma darf hier ebenfalls nicht unerwähnt bleiben. Mittlerweile gibt es auch Altenpflegeheime, die beatmungspflichtige Bewohner betreuen.

Alles in allem gleichen die Einrichtungen der stationären Pflege immer mehr ausgelagerten Krankenstationen, die, zur Frühentlassung von Patienten missbraucht, schwarze Zahlen der DRG-finanzierten Krankenhäuser sichern helfen sollen, aber nicht selten in der Versorgung ihrer Bewohner überfordert sind, weil sie häufig personell unterbesetzt und nicht entsprechend ausgestattet sind. Diesen politisch zu verantwortenden sozialhygienischen Mangel darf man nicht dem Personal anlasten, weder im Krankenhaus noch in der Pflegeeinrichtung.

So behauptet beispielsweise das Robert Koch-Institut (RKI) immer noch in seinen »Empfehlungen zur Infektionsprävention in Heimen« vom 15.09.2005, dass eine routinemäßige Sanierung von MRSA-Bewohnern im Heim nicht erforderlich sei und hält auch die Unterbringung von MRSA-Patienten im Doppelzimmer für vertretbar, wenn der Mitbewohner keine Risikofaktoren aufweist. Andererseits ist das Teilen des Zimmers mit einem MRSA-positiven Mitpatienten eine Abstrichindikation gemäß Abstrichindikationskatalog des RKI. Das ist wenig plausibel, denn wenn der Patient ohne Risikofaktoren durch Teilen des Zimmers mit einem MRSA-Patienten nicht gefährdet ist, wieso soll er dann bei Aufnahme ins Krankenhaus abgestrichen werden?

> Von der Heimaufsicht wird gern der Wohncharakter stationärer Pfle-
> geeinrichtungen betont. Das ist an sich nicht falsch und eine Pflege-
> einrichtung muss auch keine klassische Krankenhausatmosphäre
> verbreiten, aber die anerkannten Standards der Hygiene in Medizin
> und Pflegewissenschaft sind trotzdem einzuhalten.

- **Weiterbildung Hygienebeauftragte**

Seit 2002 gibt es von der Deutschen Gesellschaft für Krankenhaushygiene (DGKH) die Leitlinie »Hygienebeauftragte/r in Pflegeeinrichtungen«.

Sie sieht vor, dass sich examinierte Pflegekräfte in einem 200–300 Stunden umfassenden Lehrgang für diese Funktion qualifizieren können (letzte Fassung der Leitlinie vom 22.11.2012).

Manche Bundesländer haben die Qualifikation zur/zum Hygienebeauftragten auch in ihre Aus- und Weiterbildungsordnungen für Pflegeberufe mit aufgenommen, sodass diese Qualifikation dort inzwischen mit einer Staatsprüfung abgeschlossen werden kann. (Das ist z. B. in Baden-Württemberg und Hessen der Fall. In Hessen sind hierfür 300 Stunden Theorie und 120 Stunden angeleitete Praxis vorgeschrieben.)

Sogar die bereits erwähnten »Empfehlungen des Robert Koch-Institutes zur Infektionsprävention in Heimen« vom 15.09.2005 halten die Sicherstellung der Hygiene in Altenpflegeeinrichtungen am ehesten durch die Vorhaltung einer solcherart weitergebildeten Pflegekraft in den Einrichtungen für gewährleistet. Dennoch gibt es immer wieder Heimaufsichtsbehörden und Gesundheitsämter, die von der Forderung nach einer qualifizierten hygienebeauftragen Pflegekraft absehen mit der Begründung, dies sei den Heimen nicht zuzumuten. Man müsse schon froh sein, wenn es im Heim eine hygienebeauftragte Pflegekraft mit einem 40-Stunden-Grundkurs gebe.

Einen solchen Kurs mit 40 Stunden gibt es zwar auch von der DGKH, aber er ist gedacht für sog. link-nurses (Verbindungsschwestern und -pfleger) auf Krankenhausstationen, die auf jeder Station vorhanden sein sollen, um den dortigen Hygienefachkräften (HFK) im Krankenhausalltag zuzuarbeiten und diese vor Ort bei der Umsetzung der krankenhaushygienischen Maßnahmen zu unterstützen.

- **Weiterbildung Hygienefachkraft**

Die Qualifikation zur Hygienefachkraft ist die höchste Hygienequalifikation, die von examinierten Pflegekräften auf nicht akademischem Wege erworben werden kann. Sie umfasst von Bundesland zu Bundesland etwas abweichend mindestens ca. 720 Stunden Theorie und 770 Stunden Praxis und dauert berufsbegleitend 2–3 Jahre. Eine vorausgegangene Weiterbildung zur Hygienebeauftragten in Pflegeeinrichtungen wird in einigen Bundesländern darauf angerechnet.

Fallbeispiele

Fallbeispiel 1: unsteriler Katheterwechsel

Ein Urologe erscheint auf Ersuchen des Pflegepersonals bei einer Bewohnerin zwecks Wechsel des transurethralen Dauerkatheters. Dazu öffnet er mit undesinfizierten Händen die Verpackung, befeuchtet den Katheter unter fließendem Wasser aus dem Wasserhahn und legt diesen Katheter der Patientin bei lediglich zurückgeschlagener Bettdecke, ohne zuvor irgendeine antiseptische Maßnahme an der Bewohnerin durchgeführt zu haben, mit der blanken Hand. Auf den Einwand der Pflegekraft, so ginge das ja wohl auf gar keinen Fall, antwortet er, er sei hier schließlich nicht im Krankenhaus und sie möge sich nicht so anstellen.

Aus unserer Sicht ist hier der Tatbestand der gefährlichen Körperverletzung als erfüllt anzusehen.

Fallbeispiel 2: Crash-Kurs Hygiene

Eine Pflegekraft äußert gegenüber ihrer Heimleitung, sie habe Interesse an der Weiterbildung zur Hygienebeauftragten in Pflegeeinrichtungen, weil sie das Thema interessiere und sie glaube, diese Qualifikation für die Einrichtung nutzbringend einbringen zu können. Der entsprechende Kurs umfasse mindestens 200 Stunden. Der Heimleiter sagt zu, hierüber Erkundigungen einzuholen. Im nächsten Gespräch zeigt er der Kollegin das Angebot eines 3-Tage-Kurses und meint, den könne sie gerne machen, das sei aus seiner Sicht ausreichend.

Fallbeispiel 3: lackierte, lange Fingernägel

Eine Altenpflegerin erscheint, trotz wiederholter freundlicher Ansprache seitens der Hygienebeauftragten, mit langen und lackierten Nägeln zur Arbeit. Sie ist diesbezüglich völlig uneinsichtig und widersetzt sich hartnäckig den Anweisungen der Hygienebeauftragten. In ihrer Ratlosigkeit wendet sich diese schließlich hilfesuchend an die Pflegedienstleitung mit der Bitte um Unterstützung und Rückendeckung. Zu ihrer großen Überraschung und Enttäuschung bekommt sie jedoch zur Antwort: »Lassen Sie Schwester Heike bloß in

▼

Ruhe. Sie mögen ja Recht haben, aber wenn ich darauf bestehe, dass sie kurze, unlackierte Nägel tragen muss, kündigt sie vielleicht und Sie wissen doch, wie schwer es ist, heutzutage gute Examinierte zu gewinnen.«

Fallbeispiel 4: Behörden widersprechen sich

Auf Initiative des begehenden Gesundheitsamtes kann eine Pflegeeinrichtung dafür gewonnen werden, sich großzügig mit Händedesinfektionsmittelwandspendern auszustatten.

Einige Wochen danach begeht die Heimaufsicht die Einrichtung. Als deren Mängelprotokoll im Heim ankommt, versteht die Heimleitung die Welt nicht mehr, steht doch dort geschrieben, dass die »überflüssigen« Händedesinfektionsmittelspender umgehend zu entfernen sind, weil sie den wohnlichen Charakter der Einrichtung massiv störten und völlig unnötig eine »Krankenhausatmosphäre« herbeiführten. Auf Initiative der betroffenen Einrichtung nimmt daraufhin das zuständige Gesundheitsamt Kontakt mit der Heimaufsichtsbehörde auf und kann diese schließlich davon überzeugen, die Spender zu tolerieren.

Dies ist ein klassisches Beispiel für unabgestimmtes Vorgehen der verschiedenen Aufsichtsbehörden mit dem Effekt, dass die Einrichtungen verunsichert sind und die Glaubwürdigkeit der Aufsichtsbehörden Schaden nimmt. Beide Institutionen dürfen sich nicht widersprechen, weil sie die Heime damit nahezu handlungsunfähig machen. Oder es wird dann das gemacht, was einem die »sympathischere« Behörde sagt, unabhängig von der Sachgerechtigkeit.

Deshalb können z. B. gemeinsame Begehungen für alle Beteiligten sinnvoll sein, zumindest muss »die linke Hand wissen, was die rechte tut«.

Fallbeispiel 5: Desinfektion nach Kontakt mit MRSA-Patienten

Der Hausarzt kommt zur Visite und beginnt diese bei einem MRSA-Patienten. Die Pflegekraft bietet ihm daher vor Aufsuchen seiner beiden nächsten Patienten Händedesinfektionsmittel an. Er antwortet ihr, das brauche er nicht und sie solle es nicht übertreiben.

Auch hier könnte, zumindest bei nachgewiesener Übertragung, der Tatbestand der gefährlichen Körperverletzung als erfüllt gelten.

Fallbeispiel 6: private Kleidung für den Dienst nicht geeignet
Bei Begehung eines Altenpflegeheimes fällt dem Amtsarzt auf, dass vom Pflegepersonal durchgängig individuelle Privatkleidung getragen wird. Eine Mitarbeiterin hat ein schwarzes T-Shirt an, der nächste Mitarbeiter ein weißes, der eine trägt Cordhosen, die andere Jeans. Die Krönung ist eine Kollegin in schwarzem Leder-Mini mit Angora-Pullover. Darauf angesprochen, erklärt die Heimleiterin, in ihrem Hause sei das erlaubt und üblich. Die Menschen würden schließlich hier wohnen und einheitliche Dienstkleidung wirke so unpersönlich und »klinisch«.
Der Amtsarzt weist die Leiterin darauf hin, dass diese Art Kleidung in einem desinfizierenden Waschverfahren nicht sicher aufbereitet werden kann und dass Privatkleidung nur mangelnden Erkennungswert besitzt. (Es sei nicht klar, ob man Besucher oder Mitarbeiter vor sich habe.) Die Leiterin nimmt dies achselzuckend zur Kenntnis.

Fallbeispiel 7: Demenz und Einhaltung von Hygienestandards
Eine motorisch unruhige, demente Bewohnerin mit ESBL im Stuhl ist krankheitsbedingt nicht in der Lage, ihre eigene Toilette aufzusuchen, auch den Sinn dieser Maßnahme kann sie natürlich nicht erkennen. Sie »geistert den ganzen Tag im Haus umher«, geht in fremde Zimmer, legt sich in fremde Betten und sucht in fremden Spinden nach Süßigkeiten.

Diese Situation ist der Schrecken jeder Altenpflegerin, weil dieser Fall den auf die Spitze getriebenen Spagat zwischen Patientenrechten einerseits und Risikominimierungspflicht seitens der Einrichtung andererseits darstellt.

Tatsache ist: Wenn die Einrichtung keine geschlossene ist, darf niemand die Bewohnerin gegen ihren Willen einsperren. Andererseits hat das Heim alles Zumutbare zu tun, um die Mitbewohner vor dem ESBL der Patientin zu schützen.

Letztlich bleibt nur, der betroffenen Bewohnerin so oft wie möglich mit guten Worten und Händedesinfektionsmittel zu begegnen, um die Gefahr weitestmöglich zu reduzieren. Aufheben lässt sie sich nicht, aber das ist zum Glück auch juristisch nicht gefordert. Wohlfühlen kann man sich bei einer solchen Situation als Mitarbeiter in der Pflege nicht.

Hinweise für die Praxis

- Gleiche medizinisch-pflegerische Maßnahmen erfordern überall die gleiche hygienische Sorgfalt!
- Altenpflegeeinrichtungen sind keine Orte für »Hygiene light«!
- Hygiene und Wohnlichkeit müssen sich nicht widersprechen! (Zwar ist der Flokati-Bettvorleger beim stuhlinkontinenten Bewohner inakzeptabel, von der Sturzgefahr einmal abgesehen, aber es gibt sehr wohl andere »wohnliche Lösungen«.)
- Wenn es Differenzen mit niedergelassenen Kollegen über die erforderlichen hygienischen Maßnahmen gibt, ist es Ihr gutes Recht, dies möglichst in verbindlicher und höflicher Form anzusprechen. Sie können den Arzt zu nichts zwingen, sollten aber dokumentieren, dass sein aus Ihrer Sicht mangelhaftes hygienisches Handeln mit ihm besprochen wurde (▶ Remonstration).
- Umgekehrt kann kein Arzt Sie zwingen, selbst unhygienisch zu arbeiten. Eine ärztliche Anweisung, die anerkannten Standards der Hygiene widerspricht, müssen Sie nicht ausführen. Entscheiden Sie sich, es doch zu tun, sollten Sie dokumentieren, dass Sie den Arzt auf die Fehlerhaftigkeit seiner Anweisung hingewiesen haben.
- Falls Sie fremde Dienstleister in Ihrer Einrichtung haben, z. B. Friseure, Kosmetikerinnen, Podologen, können Sie diesen durchaus mitteilen, dass es für deren Tätigkeiten in Ihrem Hause hygienische Standards gibt, auf deren Einhaltung Sie Wert legen.
- Falls Sie sich für eine Qualifizierung zum/zur Hygienebeauftragten interessieren, sollten Sie sich bezüglich des Umfangs an der Leitlinie der DGKH oder der Weiterbildungsordnung Ihres Bundeslandes orientieren.
- Sie sollten sich zu schade sein, mit einer »Miniqualifikation« zum/zur Hygienebeauftragten in Form eines 3-Tages-Kurses für Ihren Arbeitgeber eine Alibifunktion zu erfüllen. Auch wenn Sie, wie im Fallbeispiel geschildert, keinen ausreichenden Rückhalt für Ihre Hygienetätigkeit seitens Ihrer Vorgesetzten erfahren, sollten Sie überlegen, von dieser Funktion zurückzutreten, denn ein Hygienebeauftragter, den niemand ernst nimmt, bringt meist wenig Veränderung.
- Falls Sie die Funktion der/des Hygienebeauftragten ausführen, sollte Ihr Arbeitgeber Ihnen dafür ein Stundenkontingent zur Verfügung stellen, denn das ist keine Tätigkeit, die man »nebenbei« als »Hobby« ausübt; auch sollte er Ihre fortlaufende Fortbildung auf diesem Gebiet fördern.
- Wie im geschilderten Fall der dementen Bewohnerin gibt es nicht für alle Probleme eine hygienisch wirklich befriedigende Lösung. Manchmal muss man mit dem Kompromiss leben!

Arbeitnehmerhaftung

R. Höfert

R. Höfert, M. Schimmelpfennig, *Hygiene – Pflege – Recht*,
DOI 10.1007/978-3-642-30007-3_2,
© Springer-Verlag Berlin Heidelberg 2014

Gesetze und Vorschriften

— Bürgerliches Gesetzbuch (BGB) §§ 421 und 426

Erläuterung

- **Haftung des Arbeitnehmers aufgrund des Arbeitsvertrages**

Als Folge steigender Schadenersatzansprüche aus Behandlungs-, Pflegefehlern und nosokomialen Infektionen wurden die Haftpflichtprämien für
die Einrichtungsträger angehoben. Hierdurch kommt es vermehrt zu
Rückgriffsforderungen des Arbeitgebers auf den Arbeitnehmer.

- **Rückgriffsanspruch des Arbeitgebers auf den Arbeitnehmer**

Der Arbeitgeber kann nach allgemein üblichen Grundsätzen vom Arbeitnehmer Schadenersatz verlangen, wenn dieser seine arbeitsvertraglichen
Verpflichtungen verletzt hat. Als haftungsmildernd für den Arbeitnehmer
gegenüber seinem Arbeitgeber kann sich auswirken, wenn dem Arbeitgeber eine Mitschuld nachgewiesen werden kann. Dies ist dann der Fall,
wenn der Arbeitgeber (Träger der Einrichtung) weder die gebotenen
Anweisungen erteilt noch die erforderlichen Überwachungen durchgeführt hat, d.h. nur mangelhafte Arbeitsmaterialien zur Verfügung gestellt werden, die Arbeit nicht hinreichend organisiert ist, der Arbeitnehmer überlastet ist und seine Fähigkeiten offensichtlich überfordert
sind, sowie Arbeitszeitvorschriften in erheblicher Weise verletzt worden
sind.

Da die Pflegekraft in keinem vertraglichen Verhältnis mit dem Patienten steht, kommt eine direkte Inanspruchnahme aus deliktischem
(rechtswidrigem) Handeln auf Schadenersatz und Schmerzensgeld in
Betracht.

- **Mitverschuldungsaspekte des Arbeitgebers**
- Fehlende Desinfektions- und Hygienepläne für Räume und Geräte
- Nichtbeachtung der neuesten gesicherten Erkenntnisse aus Wissenschaft und Technik
- Weigerung des Arbeitgebers, die Arbeitnehmer auf Fortbildungsveranstaltungen zu schicken
- Fehlen von Anweisungen für die verschiedenen Desinfektionen
- Mangelnde Umsetzung des Medizinproduktegesetzes
- Keine Anweisungen zur Kontrolle von Ergebnissen
- Mangelnde Übergabezeiten zwischen den Schichtdiensten
- Personelle Unterbesetzung

Leistet der Arbeitgeber (Träger) dem Patienten wegen eines schuldhaften, fehlerhaften Handelns seines Angestellten einen Schadenersatz, so kann er vom Angestellten aufgrund des Arbeitsvertrages die Rückerstattung des an den Patienten gezahlten Schadenersatzbetrages fordern. Der Rückgriff ist in den §§ 421 und 426 BGB geregelt.

Diese Rückgriffsmöglichkeit wurde durch die Rechtsprechung des Bundesarbeitsgerichts eingeschränkt, da bei gefahr- und schadensgeneigter Arbeit der Arbeitnehmer von seinem Arbeitgeber nicht schadenersatzpflichtig gemacht werden kann, wenn das Verschulden des Arbeitnehmers im Hinblick auf die besonderen Gefahren der übertragenen Arbeit, nach den Umständen des Falles, nicht schwer ist (leichte Fahrlässigkeit). Der Arbeitnehmer, als Schädiger, haftet aber gegenüber dem Arbeitgeber, wenn er dem Patienten den Schaden vorsätzlich, mittel oder grob fahrlässig zufügte.

> ❯ War ein Arbeitnehmer als Schädiger verpflichtet, dem Patienten (Geschädigten) Schadenersatz zu leisten, kann er im Rahmen der gefahrengeneigten Arbeit von seinem Arbeitgeber auf dem Wege des Rückgriffs diese Schadenersatzleistung zurückfordern, sofern er leicht fahrlässig gehandelt hat. Dieser Rückgriff ist jedoch nicht möglich, wenn der Schaden vorsätzlich oder grob fahrlässig zugefügt wurde.

Fallbeispiele und Urteile

Urteil 1: gefahrengeneigte Arbeit

Schäden, die ein Arbeitnehmer bei gefahrengeneigter Arbeit nicht grob fahrlässig verursacht, sind bei normaler Schuld (auch normale, leichte oder mittlere Fahrlässigkeit oder mittleres Verschulden genannt) in aller Regel zwischen Arbeitgeber und Arbeitnehmer zu teilen, wobei die Gesamtumstände von Schadensanlass und Schadensfolgen nach Billigkeitsgrundsätzen und Zumutbarkeitsgesichtspunkten gegeneinander abzuwägen sind (BGH, Urteil vom 29.11.1990, IZR 45/89).

Urteil 2: Haftung des Arbeitnehmers

- Wenn er im Dienst dem Arbeitgeber einen hohen Schaden zufügt
- Bei grober Fahrlässigkeit in der Regel den Gesamtschaden
- Bei mittlerer Fahrlässigkeit unter Berücksichtigung des Einzelfalles zur Hälfte
- Bei leichtester Fahrlässigkeit nicht

(BAG, Urteil vom 23.01.1997, 8AZR 893/95)

Fallbeispiel 1: Bauchtuch vergessen

Ein Krankenhausträger hat einem Patienten wegen grober Fahrlässigkeit Schmerzensgeld zahlen müssen, weil nach einer Operation im Bauchraum ein Bauchtuch vergessen wurde. Die verantwortliche Krankenschwester konnte nicht beweisen, dass sie die Bauchtücher gezählt und diesen Vorgang dokumentiert hatte. Der Träger forderte daraufhin von ihr den Schadenersatz.

Fallbeispiel 2: Dekubitus

Ein Altenheimträger wurde zur Zahlung eines Schmerzensgeldes wegen eines entstandenen Dekubitus bei mangelnder Pflegedokumentation verurteilt. Er fordert den Ersatz von der Stationsleitung zurück, weil ihr grobe Fahrlässigkeit nachgewiesen werden konnte.

Fallbeispiel 3: Infektion nach Strumektomie
Eine Patientin fordert Schmerzensgeld, da sie nach einer Strumektomie eine postoperative Infektion erlitten hat. Die OP-Leitung wird haftbar gemacht, da sie nicht beweisen kann, dass zwischen den Operationen eine Desinfektion des OP-Saals stattgefunden hat.

Hinweise für die Praxis

- Bei Schäden in der Behandlung und Pflege muss zunächst der Träger der Einrichtung haften.
- Sie müssen bei Fahrlässigkeit mit einer Schadensbeteiligung oder vollen Haftung rechnen. Eine wesentliche Rolle in der Beweisführung spielt für Sie die Dokumentation.
- Wichtig für Sie ist, dass Sie, bei vorher erkannten Gefahren, diese schriftlich mitgeteilt haben (Remonstrationsrecht und -pflicht).
- Unbedingt zu empfehlen sind eine persönliche Berufshaftpflichtversicherung und eine Berufsrechtsschutzversicherung.

Arbeitsschutz

M. Schimmelpfennig

R. Höfert, M. Schimmelpfennig, *Hygiene – Pflege – Recht*,
DOI 10.1007/978-3-642-30007-3_3,
© Springer-Verlag Berlin Heidelberg 2014

Gesetze und Vorschriften

- Arbeitssicherheitsgesetz (ASiG)
- Arbeitsschutzgesetz (ArbSchuG)
- Arbeitsstättenverordnung (ArbStättV)
- Biostoffverordnung (BioStoffV)
- Vorschriften der Berufsgenossenschaften, insbesondere:
  - Berufsgenossenschaftliche Regeln (BGR)
  - Technische Regeln für biologische Arbeitsstoffe (TRBA), vor allem Nr. 250 »Gesundheitsdienst« und Nr. 500 »Wäschereien«
- Richtlinien des Robert Koch-Instituts (RKI) und der Fachgesellschaften (z. B. der DGKH)

Erläuterung

Die Vorschriften zum Arbeitsschutz binden Arbeitgeber und Arbeitnehmer. Der Arbeitgeber muss bestimmte Arbeitsschutzmaßnahmen bereitstellen, z. B. Schutzkleidung, Schulungen, arbeitsmedizinische Vorsorgeuntersuchungen, u. U. Schutzimpfungen.

Der Arbeitnehmer muss die vorgehaltenen Arbeitsschutzausrüstungen, z. B. Schutzkittel, Handschuhe, Mund-Nasen-Schutz (PSA=persönliche Schutzausrüstung), anwenden.

Ausnahme Schutzimpfungen: Diese stellen einen Eingriff in die körperliche Unversehrtheit dar und sind daher für den Mitarbeiter freiwillig. Nicht zur Schutzkleidung zählt übrigens die sog. Dienst(grund)kleidung oder auch Arbeitskleidung, also etwa Kasack und Hose. Diese hat der Beschäftigte zu stellen. Wünscht der Arbeitgeber hingegen ein einheitliches Erscheinungsbild seiner Mitarbeiter, wird er auch diese Kleidung zur Verfügung stellen.

Fallbeispiele und Urteile

> **Fallbeispiel 1: Verweigerung der Händedesinfektion**
> Eine Pflegekraft weigert sich, ihre Hände zu desinfizieren mit der Begründung, das schade ihrer Haut.

Ein solches Verhalten ist abmahnfähig und im Wiederholungsfalle kündigungsbegründend.

▶ Die sorgfältige Händedesinfektion gehört zu den grundlegenden arbeitsvertraglichen Pflichten einer Pflegekraft. Dazu gehört auch, dass der Arbeitgeber von ihr verlangen kann, alle Umstände, die die Händedesinfektion behindern, zu unterlassen, also z. B. das Tragen von Ringen, Armreifen, Freundschaftsbändern, Armbanduhren, Kunstnägeln oder lackierten Nägeln (▶ Piercing, Schmuck und Fingernägel).

> **Fallbeispiel 2: Dienstkleidung wird verweigert**
> Eine Pflegekraft weigert sich, Dienstkleidung zu tragen. Sie begründet ihr Handeln damit, dass im Seniorenheim die Leute wohnten und sie wolle vermeiden, dass sich die Bewohner fühlten, als seien sie im Krankenhaus.

Die Vorschriften hierzu sind eindeutig: Wer Menschen pflegt und körperliche Verrichtungen an ihnen ausübt, hat Kleidung zu tragen, an der eine Verschmutzung leicht erkennbar ist und die einem desinfizierenden Waschverfahren zugeführt werden kann.

Das heißt, die Kleidung muss zwar nicht zwingend einrichtungs-uniform sein, aber die dunkelblaue Jeans, der weinrote Angora-Pulli, sämtliche Strickwaren und das schwarze T-Shirt sind am Arbeitsplatz tabu, da sie sämtlich eine Verschmutzung eben nicht leicht erkennen lassen und/oder nicht desinfizierend gewaschen werden können.

Fallbeispiel 3: Pausen im Dienstzimmer
Der Arbeitgeber stellt keinen Pausenraum zur Verfügung und fordert, dass die Pausen im Dienstzimmer verbracht werden. Die Pflegekräfte nehmen im Dienstzimmer deshalb auch Getränke und Lebensmittel zu sich.

Das ist ein klarer Verstoß gegen die Arbeitsstättenverordnung. Nach dieser Verordnung ist ein Pausenraum vorgeschrieben.

Bitte beachten: Die Mitarbeiter müssen bei Verstößen des Arbeitgebers immer zuerst versuchen, das Problem betriebsintern im Dialog mit dem Arbeitgeber zu lösen. Erst wenn diese Gespräche scheitern, dürfen sie sich an die Aufsichtsbehörde (in diesem Fall an das Gewerbeaufsichtsamt) wenden.

> Dokumentieren Sie die Bemühungen um eine interne Klärung schriftlich. Wird kein innerbetrieblicher Lösungsversuch unternommen, sondern von Anfang an vom Mitarbeiter die Aufsichtsbehörde eingeschaltet, kann dies als Störung des Betriebsfriedens ausgelegt werden und den Arbeitsplatz kosten!

Fallbeispiel 4: Schutzhandschuhe gespart
Der Arbeitgeber stellt für den Umgang mit Sekreten, Exkreten und Blut keine oder nicht ausreichend Schutzhandschuhe zur Verfügung mit der Begründung, es müsse gespart werden und eine Händedesinfektion sei auch in diesen Fällen ausreichend.

Das ist ein klarer Verstoß gegen die Berufsgenossenschaftliche Vorschrift (BGR) 250, wonach der Arbeitgeber verpflichtet ist, ausreichend Schutzmittel zur Verfügung zu stellen. In diesem Falle ist die Berufsgenossenschaft die Aufsichtsbehörde (meist »Gesundheitsdienst und Wohlfahrtspflege«, bei kommunalen Einrichtungen der Gemeindeunfallversicherungsverband). Für die Regelung gilt das Gleiche, wie im ▶ Fallbeispiel 3 »Pausenraum« geschildert.

Hinweise für die Praxis

– **Allergien:** Der Arbeitgeber muss für Schutzausrüstung Sorge tragen, die vom Mitarbeiter gefahrlos angewendet werden kann. Hat z. B. eine Mitarbeiterin eine Latexallergie, kann sie selbstverständlich nicht gezwungen werden, Latexhandschuhe zu tragen. Der Arbeitgeber hat in einem solchen Fall Handschuhe aus anderen Materialien bereitzustellen, z. B aus Vinyl oder Nitril, auch wenn diese teurer sind.

- **Ärztliche Untersuchung:** Die betriebsärztliche Untersuchung ist durch den Arbeitnehmer duldungspflichtig, er muss sie durchführen lassen. Ist allerdings das Vertrauensverhältnis zwischen Arbeitnehmer und Betriebsarzt gestört, darf der Arbeitnehmer einen anderen Betriebsmediziner in Anspruch nehmen, als denjenigen, der beim Arbeitgeber unter Vertrag steht.

- **Schutzimpfungen:** Schutzimpfungen muss der Arbeitgeber nur dann anbieten, wenn seine einrichtungsbezogene Gefährdungsanalyse ergibt, dass die Mitarbeiter tatsächlich Infektionsgefahren ausgesetzt sind. Hierbei darf er nicht willkürlich vorgehen, sondern hat sich in seiner Einschätzung ggf. unter Hinzuziehung sachkundigen Rates (Betriebsarzt!) an die allgemein anerkannten Maßstäbe zu halten. Im Klartext heißt das, dass im ambulanten wie stationären Pflegedienst die Gefahr, an einer Grippe zu erkranken, im Winterhalbjahr praktisch nicht verneint werden kann. Deshalb muss der Arbeitgeber die entsprechende Impfung zu seinen Lasten anbieten, wenn nicht eine Kostenübernahme seitens der GKV erfolgt, weil die Impfung allgemein empfohlen ist. Die Hepatitis-B-Impfung hingegen wird für Erwachsene im Inland nicht allgemein empfohlen. Wenn also eine Hepatitis-B-Gefahr am Arbeitsplatz gegeben ist, muss der Arbeitgeber diese Impfung anbieten und bezahlen.

- **Schutzkleidung:** Schutzkleidung ist vom Arbeitgeber nicht nur zu stellen, sondern auch instandzuhalten, also desinfizierend zu waschen und zu reparieren. Für die Dienstkleidung ist der Arbeitnehmer verantwortlich. **Ausnahme:** Wurde die Dienstgrundkleidung im Dienst mikrobiell verunreinigt, was eher die Regel ist als die Ausnahme, z. B., weil die Hose Kontakt zu Bettgestell oder Bettwäsche des Bewohners hatte, gilt sie als »infektionsverdächtige Wäsche«. Sie ist damit vom Arbeitgeber einem desinfizierenden Waschverfahren zuzuführen, darf also nicht von der Pflegekraft zuhause gewaschen werden.

Beweislast

R. Höfert

R. Höfert, M. Schimmelpfennig, *Hygiene – Pflege – Recht*,
DOI 10.1007/978-3-642-30007-3_4,
© Springer-Verlag Berlin Heidelberg 2014

Gesetze und Vorschriften

— Altenpflege- und Krankenpflegegesetz § 3

Erläuterung

Die Haftungsansprüche gegen Pflegende steigen sowohl im Krankenhaus als auch im Altenheim und im ambulanten Pflegebereich. Auf der Grundlage des Altenpflege- und Krankenpflegegesetzes mit der Zuordnung eigenverantwortlicher Aufgaben (§ 3) ist die Haftung für Pflegefehler bedingt.

Risiken aus dem Krankenhausbetrieb müssen insbesondere durch sachgerechte Organisation, Dienstanweisungen, Standards der Hygienesicherheit und Sorgfalt aller Beschäftigten voll beherrschbar sein. Sind diese Faktoren vernachlässigt worden, so verwirklicht sich die Beweiserleichterung zugunsten des Patienten.

Eine Beweislastumkehr bzw. Beweiserleichterung für den klagenden Patienten oder seine Angehörigen bedeutet, dass von Seiten des Krankenhauses, Altenheimes, ambulanten Pflegedienstes und seiner »Erfüllungsgehilfen« dem Patienten bewiesen werden muss, dass alles Erforderliche getan wurde, um nicht zusätzliche Risiken bzw. Schäden für ihn aufkommen zu lassen. Auch Kostenträger klagen in den letzten Jahren konsequent gegen Krankenhäuser und Pflegeeinrichtungen, um Schadenersatz für zusätzliche Behandlungskosten wegen vermeintlicher Pflegefehler, z. B. Dekubitus, Mangelernährung oder nosokomialer Infektionen, zu erwirken.

Patienten mit einem erhöhten individuellen Infektionsrisiko sind darüber aufzuklären. Dieses trifft u. a. zu bei bekannter MRSA-Anamnese, liegenden Kathetern, chronischen Wunden oder bei längerer Antibiotikatherapie.

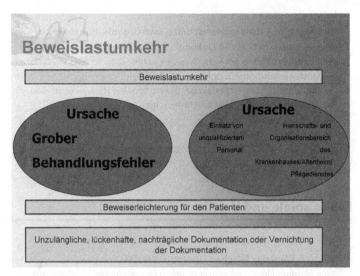

Abb. 4.1 Beweislastumkehr. (Aus Höfert 2011, S. 79. Springer, Heidelberg)

- **Risikoaufklärung des Patienten**

Der Patient ist auch darüber aufzuklären, wenn zum Zeitpunkt seiner Aufnahme in das Krankenhaus oder in die Pflegeeinrichtung zahlreiche MRSA-Infektionen im betroffenen Bereich vorhanden sind. So liegt es in der Entscheidung des Patienten, ob er in dieser Einrichtung bleiben möchte.

> Die Aufklärung zu den individuellen bzw. institutionellen Risiken ist zu dokumentieren.

Die Beweislastumkehr setzt vornehmlich bei Risiken ein, die insbesondere aus dem Krankenhaus- oder Altenheimbetrieb entstehen und die vom Träger des Hauses und von den Beschäftigten sicher beherrscht werden können. Hierzu rechnet der BGH die Organisation und Koordination des Behandlungsgeschehens sowie den Zustand der dazu benötigten Geräte und Materialien. Die vom BGH entschiedenen Fälle betreffen vorwiegend auch den Arbeitsbereich der Pflegeberufe. Nach dessen Auffassung ist die Beweislastverteilung besonders im Bereich der Risikosphäre des Pflegedienstes gegeben, wenn das Pflegepersonal in seinem eigenen Aufgabenbereich tätig wird und nicht etwa Hilfsdienste im Kernbereich des ärztlichen Handelns leistet (■ Abb. 4.1).

Ursachen für Fehler im Herrschafts- und Organisationsbereich
- Unbemerkt gebliebene Entkopplung des Infusionssystems
- Keimübertragung bei Aids, MRSA, Hepatitis, Tbc
- Unsterile Infusionsflüssigkeit
- Vernachlässigung der Infektionsprävention und Hygienerichtlinien
- Mangelhaftes Screening von Risikopatienten bei MRSA
- Desinfektionsmängel

Quelle: Aus: Höfert (2011) Von Fall zu Fall. Springer Heidelberg. S. 80

Fallbeispiele und Urteile

Urteil 1: Wahl des falschen Operationssaales

Eine Mamma-Operation wurde in einem Operationssaal durchgeführt, in dem zuvor eine Blinddarmoperation stattgefunden hatte. Bei der brustoperierten Patientin trat anschließend eine Infektion auf. Das Kammergericht sah einen groben Behandlungsfehler darin, dass die Operation in einem Saal stattfand, in dem zuvor eine Blinddarmoperation stattgefunden hatte. Außerdem fehlte die Sterilisationskontrolle der Instrumente (KG-Berlin, Urteil vom 17.04.1980).

Urteil 2: unzureichende Händedesinfektion

»Die unzureichende Desinfektion der Hände verstößt gegen elementare Behandlungsregeln und stellt einen groben Behandlungsfehler dar. Wird ein solcher festgestellt, muss der Arzt den Beweis erbringen, dass der eingetretene Schaden nicht auf diesem groben Fehler beruht.« (OLG Düsseldorf)

Ein Patient forderte von einem niedergelassenen Chirurgen wegen Teilversteifung des Ellbogens mit 20%iger Erwerbsminderung die Zahlung von Schmerzensgeld. Das OLG gab der Klage statt, nachdem die Beweisaufnahme ergeben hatte, dass der Beklagte nach der Untersuchung zweier anderer Patienten bei dem Kläger eine Injektion im Bereich des rechten Ellbogens vorgenommen hatte, ohne zuvor seine Hände desinfiziert zu haben. Dieses insbesondere, da sich die Nadel

▼

nach der Einführung von der Spritze gelöst hatte und vom Arzt wieder aufgesetzt wurde. Der Patient bekam eine schwere Entzündung des Ellbogens und musste zweimal stationär im Krankenhaus behandelt werden (OLG Düsseldorf, Urteil vom 04.06.1987, AZ: 8U 113/85).

Urteil 3: Infektion nach Blasenspiegelung

Nach einer Zystoskopie wurden Pyocyaneusbakterien im Urin festgestellt. Bei der Spiegelung selbst war der Patient völlig ohne Befund. Da das restliche zur Füllung verwendete Wasser jeweils erst am nächsten Tag mit neuem Wasser aufgefüllt und nur einmal wöchentlich der Glasbehälter sterilisiert wurde, sah das OLG Münster eine Verletzung der notwendigen sterilen Vorkehrungen. Die Infektion samt Nebenhodenentzündung wurde als ersatzpflichtiger Schaden anerkannt (OLG Münster, Urteil vom 25.02.1982).

Urteil 4: Schmerzensgeld nach Darmverletzung durch Klysma

»Wird ein Patient bei der Behandlung durch einen Krankenpfleger verletzt, haftet das Pflegepersonal, ohne dass der Patient einen Behandlungsfehler nachweisen muss.« Das LG Kaiserslautern sprach mit seinem Urteil einem Patienten Schmerzensgeld von mindestens € 60.000,- wegen einer Darmverletzung zu. Die Richter betonten, ein Patient sei häufig gar nicht in der Lage, den Nachweis eines Behandlungsfehlers zu führen. Daher gelte auch bei pflegerischen Maßnahmen eine so genannte Beweislastumkehr. Wenn feststehe, dass es im Zusammenhang mit einer Behandlung zu einer Verletzung des Patienten gekommen sei, müsse der behandelnde Arzt oder Pfleger nachweisen, ordnungsgemäß gearbeitet zu haben.

Der Patient (Kläger) beanspruchte von der Klinik und dem Krankenpfleger (Beklagten) Schmerzensgeld wegen einer Darmverletzung bei einer Einlaufbehandlung. Der Krankenpfleger verabreichte dem Patienten 2 Tage nach einer Bypassoperation einen Darmeinlauf (Klysma). Der Patient wurde nicht über besondere Risiken der Behandlung aufgeklärt. Wegen plötzlich auftretender Bauchschmerzen und danach festgestellten Kontrastmittelaustritts aus dem Enddarm wurde der Kläger notfallmäßig laparotomiert. Wegen einer Rektumperforation erfolgte eine Hartmann-Stumpf-Operation mit Anlage eines Sigmastomas (künst-

▼

licher Darmausgang). Nach Entlassung aus dem Krankenhaus nahm der Kläger an einer Rehabilitationsmaßnahme teil. Bald darauf wurde der künstliche Darmausgang rückverlegt. Der Patient leide nach eigenen Angaben bis heute unter Stuhlinkontinenz und sei depressiv. Die Zivilkammer des OLG hat den Klageanspruch des LG Kaiserslautern als dem Grunde nach für gerechtfertigt erklärt.

Aus dem Urteil: Die zulässige Berufung der Beklagten (Klinik und Krankenpfleger) ist unbegründet. Das Landgericht hat eine vertragliche Haftung der beklagten Klinik nach §§ 253 Abs. 2, 280 Abs. 1 Satz 1, 278 BGB und eine deliktische Haftung des Krankenpflegers nach §§ 253 Abs. 2, 823 Abs. 1 BGB dem Grunde nach zu Recht angenommen. Das Landgericht hat zu Recht eine gesamtschuldnerische Haftung der Beklagten für einen Schmerzensgeldanspruch des Klägers bejaht. Da die Parteien weiterhin über bleibende Folgen der Darmverletzung, insbesondere eine fortbestehende Inkontinenz des Klägers, streiten und für die Entscheidung dieser Frage die Einholung eines weiteren medizinischen Gutachtens erforderlich ist, konnte in diesem Rechtsstreit nicht über die Höhe des Anspruchs entschieden werden (OLG Zweibrücken, Urteil vom 16.01.2007, AZ: 5U 48/06).

Urteil 5: Organisation des Pflegedienstes
Der Pflegedienst in Krankenhäusern muss so organisiert sein, dass kein Patient zu Schaden kommt. Mit dieser Entscheidung wurde festgelegt, dass bei Unfällen grundsätzlich das Krankenhaus sein pflichtgemäßes Handeln nachweisen muss. Die Beweislastumkehr gelte in allen Fällen, die nicht im Kernbereich des ärztlichen Handelns angesiedelt sind. Zwar besitze der Krankenhauspatient keinen Rechtsanspruch auf Heilung, er könne aber das sorgfältige Bemühen um Hilfe und Heilung erwarten.

Dieses bedeutet, dass im Krankenhausbetrieb alle beherrschbaren Risiken ausgeschaltet werden müssen. Diese Rechtslage macht die Notwendigkeit von Qualitätsstandards deutlich. Denn kommt es zu einer Patientenklage, helfen verbindliche Qualitätsstandards dem Krankenhausträger, die jeweiligen Verantwortungsbereiche zu hinterfragen und ggf. die Haftungsverantwortung bei Mangelleistung abzulehnen. Dies wirkt sich sowohl auf die Patientenaufklärung als auch auf Pflegestandards und Hygienepläne aus, die dem Qualitätsmanagement ent-

▼

sprechend angepasst werden sollten. So muss im konkreten Fall nachweisbar sein, dass und von wem diese vorgegebenen Maßnahmen durchgeführt wurden.

Die Dokumentation ist hierbei zwingend erforderlich. Bei Lagerungsfehlern liegt die Beweislast nicht beim Patienten, sondern beim Krankenhaus bzw. beim verantwortlichen Pflegenden. Sie müssen beweisen, dass alles geschehen ist, um einen Dekubitus zu verhindern. Die Richter sind sich darin einig, dass die gleichen Grundsätze auch für die schadlose, d. h. richtige und sorgfältige Lagerung auf einem Operationstisch Geltung haben. Nach der ständigen Rechtsprechung des BGH haben Krankenhausträger und behandelnde Ärzte die Beweislast dafür zu tragen, dass sich der jeweilige Operateur vor Behandlungsbeginn von der richtigen Lagerung des Patienten überzeugt hat (BGH, Urteil vom 18.12.1990, AZ: VI ZR 169/90).

Urteil 6: Schadenersatz bei ärztlichen Kunstfehlern
Der BGH hat mit seiner Entscheidung den Patienten die Durchsetzung von Schadenersatzansprüchen bei ärztlichen Kunstfehlern erleichtert. Er stellte klar, dass die Beweislastumkehr in Arzthaftungsprozessen grundsätzlich patientenfreundlich gehandhabt werden muss. Unter bestimmten Voraussetzungen soll nicht der klagende Patient, sondern der Mediziner die Ursachenzusammenhänge des Behandlungsfehlers zu beweisen haben (BGH, Urteil vom 27.04.2004, AZ: VI ZR 34/03).

Hinweise für die Praxis

- Schriftliche Standards für pflegerische Aufgaben im Hygienemanagement und die Dokumentation der Maßnahmen sind wesentliche Bestandteile für eine spätere juristische Auseinandersetzung im Rahmen der Beweislastumkehr. Nur so können Sie auch nach beispielsweise 15 Jahren bei zivilrechtlichen Ansprüchen des Patienten den Beleg über die zum Zeitpunkt der durchgeführten Maßnahmen gültigen Standards und über Person und Zeit der Leistung führen.
- Eine mangelhafte Dokumentation führt zur Beweiserleichterung des Klägers bis zur Beweislastumkehr in einem Haftungsprozess.

Biostoffverordnung/TRBA (=BGR) 250

M. Schimmelpfennig

R. Höfert, M. Schimmelpfennig, *Hygiene – Pflege – Recht*,
DOI 10.1007/978-3-642-30007-3_5,
© Springer-Verlag Berlin Heidelberg 2014

Gesetze und Vorschriften

— Arbeitsschutzgesetz (ArbSchG)
— Arbeitssicherheitsgesetz (ASiG)
— EU-Richtlinien 2000/54/EG und 2010/32/EG

Erläuterung

Generell ist eine **Verordnung** die vom Gesetzgeber vorgegebene »Umsetzungsanleitung« zu einem Gesetz. Sie wird daher auch, wie jedes Gesetz, im Bundesgesetzblatt veröffentlicht und ist in ihrer Verbindlichkeit gesetzesgleich, also einzuhalten wie ein Gesetz.

Eine **technische Regel (TR)** oder **berufsgenossenschaftliche Regel (BGR)** wiederum ist eine Hilfestellung der Berufsgenossenschaften für die Unternehmer bei der Umsetzung staatlicher Arbeitsschutzvorschriften oder Unfallverhütungsvorschriften zur Vermeidung von Arbeitsunfällen, Berufskrankheiten und arbeitsbedingten Gesundheitsgefahren. Sie tragen eine Nummer, in unserem Falle die Nr. 250 und einen Titel, in unserem Falle »Biologische Arbeitsstoffe im Gesundheitswesen und in der Wohlfahrtspflege«. Wir beziehen uns auf die Fassung vom November 2007, eine Neufassung ist für 2014 angekündigt.

Da die technischen bzw. berufsgenossenschaftlichen Regeln ihrerseits aus Gesetzen und Verordnungen abgeleitet sind, haben sie »Quasi-Gesetzescharakter«. Somit sind auch sie gesetzesgleich verbindlich.

Die **Biostoffverordnung** (im vollen Wortlaut »Verordnung über Sicherheit und Gesundheitsschutz bei Tätigkeiten mit biologischen Arbeitsstoffen«) ist die Umsetzung der europarechtlichen Richtlinien 2000/54/EG

(Schutz der Arbeitnehmer gegen Gefährdung durch biologische Arbeitsstoffe bei der Arbeit) und 2010/32/EG (Vermeidung von Verletzungen durch scharfe/spitze Instrumente im Krankenhaus und Gesundheitssektor) in deutsches Arbeitsrecht. Die aktuelle Fassung ist am 23.07.2013 in Kraft getreten.

- **Worum geht es in der Biostoffverordnung?**

Biostoffe im Sinne dieser Vorschrift sind im Gesundheitswesen vor allem Mikroorganismen, Endoparasiten und Ektoparasiten, die beim Menschen Erkrankungen verursachen können.

Die Gesundheitsberufe unterliegen dieser Vorschrift, weil – bedingt durch die Arbeit am Menschen – Biostoffe auftreten oder freigesetzt werden und Beschäftigte damit in Kontakt kommen können.

Die Biostoffe werden in vier Risikogruppen eingeteilt (◘ Tab. 5.1).

- **Gefährdungsbeurteilung**

Der Arbeitgeber hat im Rahmen seiner Verpflichtung zur Gefährdungsbeurteilung nach § 5 Arbeitsschutzgesetz die Gefährdung der Beschäftigten durch ihre Tätigkeit mit Biostoffen (erforderlichenfalls unter fachkundiger Beratung) **vor** Aufnahme der Tätigkeit zu beurteilen und je nach neuer Situation am Arbeitsplatz oder neuen Erkenntnissen unverzüglich zu aktualisieren. Spätestens jedes zweite Jahr ist die Gefährdungsbeurteilung zu überprüfen und ggf. zu aktualisieren. Ergibt die Überprüfung, dass ein Aktualisierungsbedarf nicht besteht, ist auch dies vom Arbeitgeber zu dokumentieren.

- **Schutzstufen und Schutzstufenzuordnung**

Abgeleitet aus der Gefährdungsbeurteilung ist der Arbeitgeber verpflichtet, die Tätigkeiten seiner Beschäftigten Schutzstufen zuzuordnen.

So wie es vier Risikogruppen für Biostoffe gibt, gibt es vier Schutzstufen.

Schutzstufe 1 Sie ist anzuwenden bei Tätigkeiten, bei denen kein Umgang oder sehr selten geringfügiger Kontakt mit potentiell infektiösem Material wie Körperflüssigkeiten, -ausscheidungen oder -gewebe und auch keine offensichtliche Ansteckungsgefahr durch Aerosolinfektion besteht, sodass eine Infektionsgefährdung unwahrscheinlich ist. Als Beispiele für solche Tätigkeiten werden seitens der BG angeführt: Anwendung bildgebender Verfahren ohne Kontrastmittel, z. B. Ultraschall- oder Röntgenuntersuchungen, EKG und EEG, Auskultation, Perkussion, Visusprüfung.

Schutzstufe 2 Sie gilt für Tätigkeiten, bei denen es regelmäßig und in größerem Umfang zum Kontakt mit Körperflüssigkeiten, -ausscheidungen

☐ Tab. 5.1 Risikogruppen für Biostoffe

Risikogruppe 1	Biostoffe, bei denen es unwahrscheinlich ist, dass sie beim Menschen eine Krankheit hervorrufen (z. B. Saccharomyces cerevisiae, Bäcker-, Bier-, Weinhefen)
Risikogruppe 2	Biostoffe, die eine Krankheit beim Menschen hervorrufen können und eine Gefahr für Beschäftigte darstellen könnten; eine Verbreitung in der Bevölkerung ist unwahrscheinlich; eine wirksame Vorbeugung oder Behandlung ist normalerweise möglich (z. B. Staphylococcus aureus, Streptococcus pyogenes, Enteritis-Salmonellen, Clostridium tetani, Candida albicans, Hepatitis A)
Risikogruppe 3	Biostoffe, die eine schwere Krankheit beim Menschen hervorrufen und eine ernste Gefahr für Beschäftigte darstellen können; die Gefahr einer Verbreitung in der Bevölkerung kann bestehen, doch ist normalerweise eine wirksame Vorbeugung oder Behandlung möglich (z. B. Mycobacterium tuberculosis, Shigellen, Typhus-Salmonellen, Blastomyces dermatidis, Hepatitis B)
Risikogruppe 4	Biostoffe, die eine schwere Krankheit beim Menschen hervorrufen und eine ernste Gefahr für Beschäftigte darstellen; die Gefahr einer Weiterverbreitung in der Bevölkerung ist unter Umständen groß; normalerweise ist eine wirksame Vorbeugung oder Behandlung nicht möglich (z. B. virale hämorrhagische Fieber mit direkter Übertragungsmöglichkeit von Mensch zu Mensch wie Lassa oder Ebola). (Alle Beispiele lt. Thüringer Landesbetrieb für Arbeitsschutz und technischen Verbraucherschutz)

oder -gewebe kommen kann, sodass eine Infektionsgefährdung durch Erreger der Risikogruppen 2 oder 3 bestehen kann. Die Beispielliste der BG liest sich wie eine Kurzbeschreibung eines Teils des pflegerischen und ärztlichen Alltags: Punktionen, Injektionen, Blutentnahmen, Legen von Gefäßzugängen, Nähen von Wunden, Wundversorgung, Operieren, Instrumentieren, Intubation, Extubation, Absaugen respiratorischer Sekrete, Umgang mit benutzten Instrumenten, z. B. auch Kanülen, Skalpellen, Pflege von inkontinenten Patienten, Entsorgung und Transport von potentiell infektiösen Abfällen, Reinigung und Desinfektion von kontaminierten Flächen und Gegenständen, Reparatur, Wartung und Instandsetzung von kontaminierten medizinischen Geräten. (Wie deutlich wird, trifft diese Liste teilweise auch auf die technischen und Reinigungsdienste zu und ebenso auf die Medizinprodukteaufbereitung/Sterilgutversorgung).

> Tätigkeiten mit Erregern der Risikogruppe 3 sind unter Berücksichtigung der Gefährdungsbeurteilung in die Schutzstufe 2 oder 3 einzuordnen.

Schutzstufe 3 Tätigkeiten sind dann der Schutzstufe 3 zuzuordnen, wenn bekannt ist oder der Verdacht besteht, dass Erreger der Risikogruppe 3 vorhanden sind und die Gefährdungsbeurteilung eine Einordnung in die Schutzstufe 2 nicht erlaubt. (So ist z. B. die zahntechnische Versorgung von Patienten mit Hepatitis B oder HIV der Schutzstufe 2 zuzuordnen, Tätigkeiten mit der Gefahr der Haut- oder Schleimhautkontamination durch diese Erreger durch Spritzer der Schutzstufe 3. Die Schutzstufe 3 ist auch dann anzuwenden, wenn Erreger der Risikogruppe 3 bei Arbeiten mit erhöhter Verletzungsgefahr oder erheblicher Aerosolbildung vorliegen, ersteres ist z. B. beim Operieren, letzteres bei der Versorgung eines Patienten mit offener Lungentuberkulose der Fall.)

Schutzstufe 4 Erreger der Risikogruppe 4 sind der Schutzstufe 4 zuzuordnen. Dies dürfte aber im medizinischen Alltag eine extreme Ausnahme sein, als Beispiele seien Sonderbehandlungseinheiten für HKLE (hochkontagiöse lebensbedrohliche Erkrankungen wie Lassa oder Ebola) genannt.

- **TRBA – hilfreiches Nachschlagewerk bei Hygienefragen**
Die **TRBA 250** beschreibt allgemeine Anforderungen an Schutzmaßnahmen, gegliedert in bauliche, technische, organisatorische und hygienische, die ab Schutzstufe 1 gelten, und sie definiert die weitergehenden Maßnahmen mit steigenden Schutzstufen.

Sie enthält außerdem Anweisungen zur praktischen Umsetzung der in Abhängigkeit von der jeweiligen Schutzstufe zu treffenden Maßnahmen und ist für alle Leitungskräfte wie Beschäftigten ein wertvolles Nachschlagewerk, wenn es in der Umsetzung hygienischer Belange um die berühmte Frage geht: »Wo steht das?«

> In der TRBA 250 sind die wesentlichen Pflichten von Arbeitgeber
> und Arbeitnehmer niedergelegt, wie z. B. das Stellen von Schutzklei-
> dung, Hygieneausstattung, Unterweisungen und Schulungen, die
> Bereitstellung von Betriebsanweisungen, das Verbot Schmuck zu
> tragen, die Verpflichtung zu Desinfektionsmaßnahmen und zum Tra-
> gen von persönlicher Schutzausrüstung (PSA) etc. Sie benennt kon-
> kret Pflichten bei Reinigung, Desinfektion und Sterilisation, im Um-
> gang mit benutzter Wäsche, bei der Entsorgung von Abfällen, der
> Durchführung von Instandhaltungsarbeiten, bei der Endoskopie, im
> Umgang mit MRE, in der Zusammenarbeit mit Fremdfirmen und –
> besonders wichtig für die Beschäftigten – bezüglich des Angebots
> arbeitsmedizinischer Vorsorgeleistungen einschließlich der berufs-
> bezogenen Schutzimpfungen.

Fallbeispiele und Urteile

**Fallbeispiel 1: schmutzige Bettwäsche gehört direkt in den
Wäschesack**
Krankenpfleger Herbert und seine Kollegin, Schwester Susanne, haben
gerade einen Patienten gesäubert und sein Bett frisch bezogen, nachdem dieser, bedingt durch eine Norovirusinfektion, durchfälligen Stuhl
im Bett abgesetzt hatte. Herbert will die verschmutzte Bettwäsche
auf dem Fußboden »zwischenablegen«. »Stopp«, sagt Susanne, »die
Wäsche gehört direkt in den Wäschesack!«

Sie hat recht. Warum? Tätigkeiten, bei denen es regelmäßig und in größerem Umfang zum Kontakt mit Körperflüssigkeiten, -ausscheidungen oder
-gewebe kommen kann, sodass eine Infektionsgefährdung durch Erreger
der Risikogruppe 2 bzw. 3 bestehen kann, sind in der Regel der Schutzstufe 2 zuzuordnen. Dies ist bei der pflegerischen Versorgung eines an Noro-
viren-bedingtem Durchfall leidenden Patienten der Fall! Hierzu bestimmt
die TRBA 250 als Schutzmaßnahme: Wäsche, die bei entsprechenden Tätigkeiten anfällt, ist unmittelbar im Arbeitsbereich in ausreichend wider-
standsfähigen und dichten Behältnissen zu sammeln. Das Einsammeln ist
in der Regel der Schutzstufe 2 zuzuordnen. Die Wäsche ist so zu transportieren, dass Mitarbeiter den Einwirkungen von biologischen Arbeitsstoffen
nicht ausgesetzt sind. Die Behältnisse sind zu kennzeichnen.

Fallbeispiel 2: Handschuhe sind für alle da

Im Pflegeheim »Abendruhe« hat Altenpflege-Schülerin Annegret ihre Ausbildung aufgenommen. Als sie für die Steckbeckenentsorgung eines Bewohners Handschuhe anziehen will, wird ihr gesagt, sie solle ohne Handschuhe arbeiten, die seien nur für Examinierte bestimmt.

Dieser leider auch authentische Fall zeigt eine grobe Unkenntnis des Anordnungsverantwortlichen. Die Biostoffverordnung gilt auch für Auszubildende, wie in § 2, Ziffer 9 nachzulesen ist: »Den Beschäftigten stehen folgende Personen gleich, sofern sie Tätigkeiten mit Biostoffen durchführen: 1. Schülerinnen und Schüler,...«.

> Da die TRBA 250 eine Umsetzungsanleitung der Biostoffverordnung ist, gilt sie natürlich auch für Schülerinnen und Schüler!

Zum Thema »persönliche Schutzausrüstung« heißt es dort: »Der Unternehmer hat erforderliche Schutzkleidung und sonstige persönliche Schutzausrüstungen, insbesondere dünnwandige, flüssigkeitsdichte, allergenarme Handschuhe in ausreichender Stückzahl zur Verfügung zu stellen...«.

Bezüglich der Schutzmaßnahmen gibt es also keine Unterschiede zwischen Ausgebildeten und Auszubildenden! (Das wäre auch noch schöner, schließlich ist der Auszubildende aufgrund seines Mangels an Erfahrung häufig gefährdeter als der Ausgelernte!)

Fallbeispiel 3: Schutzimpfung für Reinigungspersonal

Im Rahmen der arbeitsmedizinischen Vorsorge im Pflegeheim »Sonnenhof« bietet der Betriebsarzt im Haus die Durchführung der Hepatitis-B-Schutzimpfung an. Für das Reinigungspersonal will der Arbeitgeber die Kosten hierfür nicht übernehmen mit der Begründung, nach seiner Gefährdungsbeurteilung bestehe keine pflegegleiche Gefährdung des Reinigungspersonals. Tatsächlich ist das Reinigungspersonal in der Einrichtung aber z. B. mit der Reinigung und Desinfektion patientennaher Flächen, der Sanitärräume und der Böden befasst und hat daher durchaus auch Kontakt mit Körperflüssigkeiten und -ausscheidungen. Auch zählt die Abfallentsorgung zu seinen Aufgaben.

Tatsächlich kann es richtig sein, in einer Pflegeeinrichtung in der Gefährdungsbeurteilung zu dem Schluss zu kommen, dass eine Impfung des Reinigungspersonals erforderlich ist, in einer anderen hingegen nicht. Das hängt unter anderem auch davon ab, mit welchen Bewohnern eine Einrichtung belegt ist und welche Aufgaben das Reinigungspersonal wie zu erledigen hat.

Im geschilderten Fall halten wir eine Impfung auch für die Reinigungskräfte für geboten.

Entscheidend ist, dass der Arbeitgeber die Gefährdungsbeurteilung fachkundig durchzuführen hat. Wenn er diese Fachkunde nicht besitzt, hat er sich bei der Gefährdungsbeurteilung Fachkundiger zu bedienen. Wenn also beispielsweise sowohl der Betriebsarzt der Einrichtung als auch die Fachkraft für Arbeitssicherheit zu dem Schluss kommen, die Hepatitis-B-Impfung auch für das Reinigungspersonal als erforderlich anzusehen, wäre ein Arbeitgeber schlecht beraten, das anders zu entscheiden.

Hinweise für die Praxis

- Die Biostoffverordnung und insbesondere die TRBA 250 sind typische Beispiele dafür, dass es sich für Pflegende lohnt, nicht nur fachlich fit zu sein, sondern sich auch mit den Vorschriften zu befassen, die für die Erbringung pflegerischer Leistungen maßgeblich sind. Deren Kenntnis trägt zu Sicherheit, Klarheit und weniger Willkür wesentlich bei.
- Die TRBA 250 regelt sehr konkret und alltagsbezogen die wesentlichen Schutzmaßnahmen, die von Arbeitnehmer und Arbeitgeber in der Pflege einzuhalten sind. Dabei geht es zuvorderst um den Schutz der Beschäftigten, denn es handelt sich um Arbeitsschutzvorschriften.
- Wer die Vorschriften der TRBA 250 einhält, dient damit auch der Sicherheit der ihm anvertrauten Patienten/Bewohner.
- Fazit: Jeder Pflegende sollte ein Exemplar der TRBA 250 besitzen und darin lesen, um dessen Inhalt zu kennen. Bezogen auf Hygiene gibt es nämlich kaum eine Vorschrift, die für Pflegende nützlicher ist!

Blasenkatheter

R. Höfert

R. Höfert, M. Schimmelpfennig, *Hygiene – Pflege – Recht*,
DOI 10.1007/978-3-642-30007-3_6,
© Springer-Verlag Berlin Heidelberg 2014

Gesetze und Vorschriften

Anerkannte Leitlinien/Standards der medizinischen und pflegerischen
Fachgesellschaften

Erläuterung

Harnwegsinfektionen stellen mit 30–40% die häufigsten nosokomialen Infektionen dar und sind bei bis zu 90% in einem Katheter begründet. Die
häufigsten Erreger sind Escherichia coli, Pseudomonas aeruginosa und
Staphylococcus aureus. Das Legen eines transurethralen Katheters/Dauer-
katheters gehört inzwischen zur selbstverständlichen Aufgabe der 3-jährig
ausgebildeten Pflegefachkräfte.

> ❯ Bei liegendem Dauerkatheter sind die bedeutendsten Risikofakto-
> ren: Urethritis, Prostatitis, Harnröhrenstriktur, Zystitis, Pyelonephri-
> tis, Bakteriämie und Urosepsis. Daher ist die Prävention nosokomia-
> ler Harnwegsinfektionen von großer individueller, sozioökonomi-
> scher und rechtlicher Bedeutung.

Blasenverweilkatheter sollten nur nach strenger Indikationsstellung gelegt und so früh wie möglich wieder entfernt werden. Wesentliche hygienische Komponenten sind: Händehygiene und Händedesinfektion,
aseptische Katheterisierung mithilfe eines Katheterisierungssets, wie
sterile Handschuhe, steriles Abdeckmaterial, sterile Tupfer, ggf. sterile
Pinzette zur aseptischen Katheterisierung, steriles Gleitmittel, Ballon-
füllung des Blasenverweilkatheters mit sterilem Aquadest, vorzugsweise
mit einer sterilen 8–10%igen Glycerinwasserlösung, Benutzung steriler
geschlossener Ableitungssysteme, die den Anforderungen an die Probe-
entnahme für bakteriologische Harnuntersuchungen, an die Rückfluss-

sperre, das Luftausgleichungsventil, den Ablassstutzen sowie an das Ablass-
ventil erfüllen.

Bei einer unvermeidbaren Diskonnektion muss die Konnektionsstelle
vorher desinfiziert (Wischdesinfektion mit alkoholischen Präparaten) werden:

- Sicherung des Harnhabflusses, dabei ein Abknicken des Katheters
  oder Katheterableitungssystems vermeiden,
- Reinigung des Genitales mit Wasser und Seifenlotion,
- Vermeidung des Zugs am Katheter,
- Verwendung von Einmal-Handschuhen.

Besondere Infektionsgefahren im Umgang mit der Harndrainage sind
unzureichender Ausbildungsstand, unsachgemäße Manipulationen an Katheter und Ableitungssystem, mangelhafte Grundpflege von Patient und
Katheter, Infektionsprophylaxe mit Antibiotika mit dem Risiko der Keim-
selektion und damit therapieresistenten nosokomialen Harnwegsinfektionen.

Fallbeispiele und Urteile

Keine

Hinweise für die Praxis

- Die Katheterisierung sollte nur von Personen durchgeführt werden,
  die mit der korrekten Indikationsstellung, Technik und Erfordernis-
  sen der Aseptik, Antiseptik und Katheterhygiene vertraut sind. Hierzu gehören auch regelmäßige Schulungen, um katheterassoziierte
  Komplikationen erkennen zu können.
- Der Wechsel von Blasenverweilkathetern sollte nur bei Bedarf,
  z. B. Obstruktion oder Verschmutzung, vorgenommen werden.
- Das Legen eines suprapubischen Blasenverweilkatheters zur Um-
  gehung der Harnröhre bei längerfristig Katheterisierten und nach
  größeren operativen Eingriffen, ist eine ärztlich durchzuführende
  Maßnahme.

Dokumentation

R. Höfert

R. Höfert, M. Schimmelpfennig, *Hygiene – Pflege – Recht*,
DOI 10.1007/978-3-642-30007-3_7,
© Springer-Verlag Berlin Heidelberg 2014

Gesetze und Vorschriften

- Krankenversicherungsgesetz (KVG) §§ 112, 137, 294
- Pflegeversicherungsgesetz (PflVG) §§ 114a, 104, 105
- Krankenpflegegesetz (KrPflG) § 3, Abs. 2,1
- Altenpflegegesetz (AltPflG) § 3
- Heimgesetze
- Vertragsrecht in Gestalt des Krankenhausaufnahmevertrages, Heim-vertrages, Pflegevertrages
- BGH, Urteil vom 27.06.1976
- BGH, Urteil vom 18.03.1986, AZ: VI ZR 215/84
- BGH, Urteil vom 18.12.1990, AZ: VI ZR 169/90
- OLG Düsseldorf, Urteil vom 16.06.2004 AZ: I–15 U 160/03
- Strafgesetzbuch (StGB) § 267 (Urkundenfälschung)
- Infektionsschutzgesetz (IfSG) §§ 6, 23 und 36
- Rechtsverordnung der Länder

Erläuterung

Die Pflegedokumentation und somit auch die Dokumentation der hygie-nischen Maßnahmen gehört zu den wesentlichen und selbstverständlichen Instrumenten der Pflege. Pflegende haben ihre Aufgaben eigenverantwort-lich im Sinne des Altenpflege- und Krankenpflegegesetzes sowie der Qua-litätssicherung und des Hygiene-Managements zu erfüllen. Darum auch gewährleistet die Dokumentation eine fachliche und sichere Kommunika-tion aller an der Pflege und Behandlung beteiligten Leistungserbringer. Eine ausführliche, sorgfältige und vollständige Dokumentation der ärztli-chen und pflegerischen Maßnahmen gehört darüber hinaus zu den selbst-verständlichen Pflichtleistungen gegenüber dem Patienten und ist im Interesse des geschlossenen Krankenhausaufnahme-, Heim- oder Pflegevertrages. Für die Umsetzung einer einwandfreien Pflegedokumentation hat der Träger der Einrichtung Sorge zu tragen. Auch in straf- und zivilrechtlichen Prozessen spielt die Dokumentation eine wesentliche Rolle als Qualitäts-, Therapie- und Pflegebeweissicherung.

Eine mangelhafte oder lückenhafte Dokumentation hat im Schadensfall weitreichende Folgen für Einrichtungsträger, Arzt oder Pflegeperson. Viele Gerichtsprozesse gegen Pflegeeinrichtungen und Pflegende gehen für klagende Patienten erfolgreich aus, weil die Dokumentation mangelhaft war.

Der MDK-Bericht 2004 zur Pflegequalität etwa verweist auf die Hauptmängel im Bereich des Pflegeprozesses und der Pflegedokumentation. Es sind sowohl Anordnungen pflegerischerseits als auch ärztlicherseits schriftlich in der Dokumentation zu fixieren und mit Unterschrift abzuzeichnen. Eine nicht schriftlich erteilte Anordnung gilt als nicht erteilt. Die Dokumentation darf nur mit dokumentenechtem Kugelschreiber oder in der EDV mit Sicherheitskriterien erfolgen. Fehler werden mit einem waagerechten Strich markiert, sodass der ursprüngliche Text lesbar bleibt. Radierungen, Überklebungen und Überschreibungen sind verboten. Anordnung und Durchführung von pflegerischen Tätigkeiten sind von der betreffenden Pflegeperson oder dem Arzt mit Datum, Zeit und dem entsprechend zuzuordnenden Handzeichen zu dokumentieren. Für die verschiedenen Schichten (Früh-, Spät- und Nachtdienst) sollten unterschiedliche Farben dienen wie z. B. schwarz, blau oder rot. Eine Identitätsliste der Handzeichen mit Namen der Mitarbeiter muss stets parallel zur Dokumentation geführt und später archiviert werden. Die Archivierung sollte zentral über die PDL erfolgen.

Das Infektionsschutzgesetz vom 28.07.2011 fordert in § 36 Hygienepläne und die Festlegung innerbetrieblicher Verfahrensweisen zur Infektionshygiene. Die Dokumentation gilt hierbei als Beleg für die Umsetzung.

Insbesondere für Krankenhäuser und Einrichtungen für ambulantes Operieren gilt nach § 23 Abs. 4 des Infektionsschutzgesetzes die Verpflichtung zur gezielten Erfassung und Bewertung bestimmter nosokomialer Infektionen (Surveillance und Überwachung) sowie zur Erfassung von Erregern mit besonderen Resistenzen und Multiresistenzen. Diese Aufzeichnungsverpflichtung soll die Einrichtungen in die Lage versetzen, eigene Schwächen im Hygienemanagement zu erkennen und die ggf. notwendigen Hygienemaßnahmen einzuleiten.

Die Verpflichtung zur Meldung eines Ausbruchs nosokomialer Infektionen nach § 6 Abs. 3 des Infektionsschutzgesetzes betrifft auch medizinische Einrichtungen außerhalb von Krankenhäusern, so z. B. Pflegestationen in Alten- und Pflegeheimen.

Eine Institution zur Auswertung epidemiologischer Daten ist das Krankenhaus-Infektions-Surveillance-System (KISS) des Nationalen Referenzzentrums (NRZ) für die Surveillance nosokomialer Infektionen. In freiwillig teilnehmenden Krankenhäusern werden täglich zum gleichen Zeitpunkt Neuentwicklungen und Risikofaktoren von nosokomialen Infektionen, z. B. bei invasiver Beatmung, zentralem Gefäßkatheter oder Harnwegekatheter, dokumentiert und an das NRZ elektronisch übermittelt.

Anforderungen an die Dokumentation
Grundlagen
- Warum?: Qualitätssicherung, Therapiesicherung, Abrechnungs- sicherung, Beweissicherung, Dokumentation ist Urkunde
- Wer?: Jeder, der medizinische, pflegerische oder hygienische Maß- nahmen am Patienten vornimmt
- Wann?: Zeitnah
- Wie?: Lesbar und verständlich
- Was?: Diagnose, Therapie, Pflege (Anamnese, Planung, Maßnah- men, Bericht), Verweis auf Standards, Hygieneplan, Prophylaxe, atypische Verläufe, Anordnungen, durchgeführte Maßnahmen, Ergebnisse der Maßnahmen und Komplikationen

Ziele und Wirkung
- Nachweis über sichere Pflege und Umsetzung des Hygiene- managements
- Nachweis über Art und Umfang der Pflegebedürftigkeit und der Pflegeleistungen
- Nachweis der Pflegequalität/Qualitätssicherung
- Nachweis der Pflegebedürftigkeit und Pflegeleistung gegenüber dem MDK oder Heimaufsicht
- Sichere Überleitung des Patienten an die weiteren Pflegeeinheiten (Überleitungsdokumentation)
- Umsetzung der Verpflichtung aus den §§ 3 des Krankenpflege- gesetzes und Altenpflegegesetzes
- Ermittlung des qualitativen und quantitativen Pflegebedarfs
- Sicherung der fachlichen Kommunikation und Information zwischen den verschiedenen Leistungserbringern, Arbeitsgruppen und Bereichen
- Risikoerhebung
- Koordinationsinstrument der Pflegeplanung/des Pflegeprozesses
- Urkunde Pflegedokumentation
- Beweissicherung

■ **Verantwortung**

Die Stationsleitung bzw. Pflegedienstleitung (Organisations- bzw. Anordnungsverantwortung) hat dafür Sorge zu tragen, dass Pflegedokumenta-
tionen sorgfältig, vollständig und richtig erstellt werden. Jede Pflegeperson,
die eine Pflegemaßnahme beim Patienten anordnet oder durchführt, verpflichtet sich, diese Maßnahme zu dokumentieren (Anordnungs- und
Durchführungsverantwortung). Die schriftliche Fixierung von durchgeführten Maßnahmen oder auch von Beobachtungen am Patienten sollten
unverzüglich erfolgen, damit später nicht die Korrektheit der Aufzeichnung in Frage gestellt werden kann/muss, falls es zu einer Zeitverzögerung
kommt.

■ **Umfang**

Grundsätzlich ist zu beachten: Was nicht dokumentiert ist, ist auch nicht
geschehen. Daher sind alle pflegerisch und medizinisch relevanten Wahr-
nehmungen, atypische Verläufe und Vorkommnisse zu dokumentieren. Bei
Pflegeanamnese, Pflegediagnose und Pflegemaßnahmen sind folgende
Module zu beachten:

— Name des Patienten/Bewohners
— Durchzuführende Maßnahme
  — Art
  — Form
  — Zeitpunkt
— Durchführender
— Anordnender
— Handzeichen des Durchführenden

Bestandteile einer Dokumentation
— Stammblatt: Pflegeanamnese mit Darstellung der pflegerischen
  Leistungen bezogen auf den Pflegebedarf des Patienten
— Pflegeplanung: mit Ressourcen, Problemen, Pflegezielen und
  geplanten Maßnahmen, Bewertung der Maßnahmen
— Pflegebericht: mit Darstellung des aktuellen Zustandes des
  Patienten mit Empfehlung weiterer Maßnahmen
— Ärztliches Verordnungsblatt
— Durchführungsnachweis: mit Dokumentationen der allgemeinen,
  speziellen Pflege und Ausführung ärztlicher Verordnungen
— Überwachungsbogen: mit Protokoll der Vitalzeichen
— Risikodokumentation: z. B. bei Dekubitus, Mangelernährung, Sturz,
  Thrombose, Infektionen

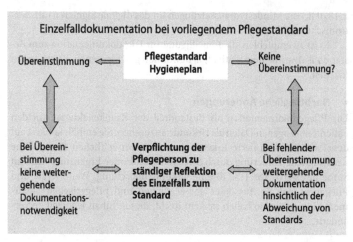

Einzelfalldokumentation bei vorliegendem Pflegestandard

Übereinstimmung ⟸ **Pflegestandard Hygieneplan** ⟹ Keine Übereinstimmung?

Bei Übereinstimmung keine weitergehende Dokumentationsnotwendigkeit ⟺ **Verpflichtung der Pflegeperson zu ständiger Reflektion des Einzelfalls zum Standard** ⟺ Bei fehlender Übereinstimmung weitergehende Dokumentation hinsichtlich der Abweichung von Standards

◘ **Abb. 7.1** Einzelfalldokumentation bei vorliegendem Pflegestandard/Hygieneplan

■ **Einzelfalldokumentation, Pflegestandard und Hygieneplan**

Liegen für die verschiedenen Pflege- und Hygienemaßnahmen umfangreiche Standards vor, so wird in der Dokumentation bei der Formulierung von Anforderungen nur auf den jeweils angewandten Standard verwiesen. Ausführlich beschrieben werden müssen lediglich begründete Abweichungen vom Standard im konkreten Fall. Liegen jedoch keine Standards für die Durchführung bestimmter Maßnahmen in der allgemeinen und speziellen Pflege vor, so müssen die jeweiligen Tätigkeiten, die am Patienten ausgeführt werden, ausführlich beschrieben und dokumentiert werden. In der Dokumentation sollten die Beweggründe für eine Abweichung vom Standard belegt sein und zudem unbedingt Uhrzeit, Name der/des Durchführenden und ein Handzeichen aufführen (◘ Abb. 7.1).

■ **Fotodokumentation**

Im Straf- und Zivilprozess werden Schadens- und Unfallfotos der Ermittlungsbehörden, u. a. der Polizei, als Urkundenbeweis gewertet, die aktuell digital erfasst und aufgezeichnet sind. Beweissicherheit für das digital übermittelte medizinische Dokument lässt sich nur durch den Sicherheitsstandard eines digitalen Signaturverfahrens (Verschlüsselungsverfahren) verwirklichen. Beim Transport von Dokumenten in digitale Netze, z. B. beim Datenaustausch, schützt eine verschlüsselte Übertragung vor dem Zugriff Unbefugter. Das am 01.08.1997 in Kraft getretene Signaturgesetz regelt als Teil des Informations- und Kommunikationsdienstgesetzes (BGBl. 1997 I,

S. 1870 ff.) die Mindestvoraussetzungen für das digitale Signieren mit elektronischen Schlüsseln.

Es ist zu empfehlen, die Einwilligung zur Fotodokumentation zum Bestandteil des mit dem Patienten/Bewohner geschlossenen Vertrages zu machen.

■ Nachträgliche Änderungen

Die Pflegedokumentation als Bestandteil der Krankenakte ist mit den patientenbezogenen Daten als Urkunde anzusehen. Sie enthält konkret auf den Patienten definierte Erkenntnisse aus dem zeitlichen Bezug. Eine nachträgliche Änderung durch Streichung und/oder Ergänzung wäre im Sinne des § 267 Abs. 1 StGB eine Urkundenfälschung. Wenn Ärzte und Pflegepersonal als Aussteller der ärztlichen und pflegerischen Dokumentation gelten, so haben sie kein Recht, diesen Inhalt jederzeit zu verändern.

■ ■ § 267 Strafgesetzbuch

(1) Wer zur Täuschung im Rechtsverkehr eine unechte Urkunde herstellt oder eine unechte oder verfälschte Urkunde gebraucht, wird mit einer Freiheitsstrafe bis zu 5 Jahren oder mit einer Geldstrafe bestraft.

(2) Der Versuch ist strafbar.

(3) In besonders schweren Fällen ist die Freiheitsstrafe nicht unter einem Jahr.

■ Aufbewahrung

Die Pflegedokumentation ist Bestandteil der Krankendokumentation. Sie dient dem klagenden Patienten vor Gericht als Beweiserleichterung, wenn es zu beweisrechtlichen Konsequenzen im Rahmen von Behandlungs- und Pflegefehlern kommen sollte. Dies kann u. U. sogar bis hin zur Umkehr der Beweislast führen. Dieses wurde u. a. in dem BGH-Urteil vom 18.03.1986 (AZ: VI ZR 215/84) bestätigt. Die Krankenunterlagen einschließlich der Pflegedokumentation müssen für die Dauer von 30 Jahren aufbewahrt werden, damit in einem Schadenersatzprozess die Beweislage aus den gegebenen Umständen auf der Grundlage der Dokumente erfolgen kann (BGB § 199). Eine Aufbewahrung muss mindestens so lange bestehen, bis feststeht, dass aufgrund der Behandlung und Pflege durch den Patienten keine Schadenersatzansprüche mehr erhoben werden können. Nach dem Heimgesetz besteht eine Aufbewahrungsfrist für Pflegeplanung, Pflegeverläufe sowie Angaben über die Heimbewohner von 5 Jahren. Die Berufsordnung der Ärzte sieht eine Aufbewahrungsfrist für Patientenakten von 10 Jahren vor.

Fallbeispiele und Urteile

Urteil 1: zur Pflegedokumentation

1. Im Krankenblatt eines Krankenhauspatienten, bei dem die ernste Gefahr eines Durchliegegeschwürs (Dekubitus) besteht, sind sowohl die Gefahrenlage als auch die ärztlich angeordneten Vorbeugungsmaßnahmen zu dokumentieren.

2. Die Beweiserleichterungen zugunsten des Patienten bei lückenhafter bzw. unzulänglicher ärztlicher Dokumentation gelten auch für den Fall, dass erforderliche Aufzeichnungen über Maßnahmen der Krankenpflege fehlen, die nicht die normale Grundpflege betreffen, sondern wegen eines aus dem Krankheitszustand des Patienten folgenden spezifischen Pflegebedürfnisses Gegenstand ärztlicher Beurteilung und Anordnung sind. Ebenso wie die vom Arzt angeordnete Medikation in das Krankenblatt aufzunehmen ist, ist auch ein derartiges besonderes Pflegebedürfnis und die aus diesem Anlass erforderlichen Maßnahmen zu dokumentieren.

Begründung: Nach der Rechtsprechung des erkennenden Senats kommen zugunsten eines Patienten Beweiserleichterungen dann in Betracht, wenn die gebotene ärztliche Dokumentation lückenhaft bzw. unzulänglich ist und deswegen für ihn im Falle einer Schädigung die Aufklärung des Sachverhalts unzumutbar erschwert wird (BGHZ 72, 132, 136; Senatsurteile vom 21.09.1982 – VI ZR 302/80 – VersR 1982, 1193, 1195; vom 10.01.1984 – CI ZR 122/82 – VersR 1984, 354, 355 und vom 24.01.1984 – VI ZR 203/82 – VersR 1984 – 386, 387). Dasselbe hat zu gelten, wenn erforderliche Aufzeichnungen über Maßnahmen der Krankenpflege fehlen, die nicht die normale Grundpflege betreffen, sondern wegen eines aus dem Krankheitszustand des Patienten folgenden spezifischen Pflegebedürfnisses Gegenstand ärztlicher Beurteilung und Anordnung sind. Ebenso wie die vom Arzt angeordnete Medikation in das Krankenblatt aufzunehmen ist, sind auch ein derartiges besonderes Pflegebedürfnis und die aus diesem Anlass erforderlichen Maßnahmen zu dokumentieren.

Diese Verpflichtung bestand auch während der Behandlung der Klägerin im Krankenhaus der Beklagten. Das Berufungsgericht entnimmt dem Gutachten der Sachverständigen, dass bei der Klägerin die hochgradige Gefahr des Entstehens eines Durchliegegeschwürs gegeben

▼

war, da sie halbseitig gelähmt gewesen sei und die Lähmung über Wochen und Monate angehalten habe. Aus dem Gutachten ergibt sich aber außerdem, dass bei einem solchen Risikopatienten intensive vorbeugende Maßnahmen getroffen werden müssen, um ein solches Geschwür zu verhindern, und dass deren Unterlassung als schweres Versäumnis zu werten ist (BGH, Urteil vom 18.03.1986, AZ: VI ZR 215/84).

Bereits in seinem Urteil vom 27.06.1976 hatte der BGH festgestellt, dass der Arzt aufgrund des Behandlungsvertrages dem Patienten gegenüber zur ordnungsgemäßen Dokumentation verpflichtet ist. Wenn der Krankenhausträger Vertragspartner des Patienten im Rahmen des Krankenhausaufnahmevertrages ist, so trägt er die Verpflichtung zur Dokumentation. Daraus ergibt sich, dass Ärzte und Angehörige der Fachberufe im Gesundheitswesen als Erfüllungsgehilfen des Trägers tätig werden und in dessen Auftrag für eine umfangreiche Patientendokumentation Sorge tragen müssen. Durch diese Dokumentationsverpflichtung hat sich die Rechtsprechung zugunsten des Patienten bis zur Beweislastumkehr entwickelt, demzufolge durch das Krankenhaus zu belegen ist, dass alle Erkenntnisse in der Behandlung und Pflege des Patienten in Maßnahmen zur Verhütung einer eventuellen Komplikation umgesetzt wurden. Eine fachlich umfangreiche Dokumentation stützt sich auf vorhandene Standards und wird dadurch konzentriert.

Urteil 2: Schadenersatz wegen fehlender Dekubitusprophylaxe
Ein Altenheim wurde verurteilt, € 16.318,- an die Krankenkasse einer Bewohnerin zu zahlen. Aus den Entscheidungsgründen geht hervor, dass die unzulängliche Dokumentation auf schuldhaft fehlerhafte Maßnahmen schließen lässt (OLG Düsseldorf, Urteil vom 16.06.04, AZ: I–15 U 160/03).

Hinweise für die Praxis

— Beachten Sie, dass die Dokumentation ein wesentliches Instrument zur fachlichen Kommunikation, Koordination und ein Beweismittel zur Realisierung hygienischer Maßnahmen bei Rechtsstreitigkeiten ist.

— Grundsätzlich gilt: Was nicht dokumentiert ist, ist auch nicht geschehen!

— Eine unvollständige bzw. fehlerhafte Dokumentation kann zur Beweislastumkehr führen.

— Änderungen dürfen nur zeitnah dokumentenfest durchgeführt werden und müssen durch den Korrigierenden mit Initialisierung versehen sein.

Entlassungsmanagement

R. Höfert

R. Höfert, M. Schimmelpfennig, *Hygiene – Pflege – Recht*,
DOI 10.1007/978-3-642-30007-3_8,
© Springer-Verlag Berlin Heidelberg 2014

Gesetze und Vorschriften

— GKV-Versorgungsstrukturgesetz (GKV-VStG)
— Nationaler Expertenstandard Entlassungsmanagement in der Pflege

Erläuterung

Wird ein Patient bzw. Bewohner entlassen oder einer anderen Pflegeeinheit überantwortet, spielen dokumentierte Informationen für Träger und Pflegende eine zentrale Rolle, denn sie dienen letztlich der Beweiserleichterung. Vorrangiges Ziel hierbei ist, den Patienten und bei Infektionen Dritte vor Schaden zu bewahren. Darum muss in der integrierten Versorgung die reibungslose und sichere Kommunikation aller Beteiligten im Sinne einer Infektionsprophylaxe gewährleistet sein.

Dem Entlassungsmanagement zugrunde liegen muss in diesem Fall das vierstufige Verfahren zur Entlassung vom Beginn des Aufenthaltes an.

1. Feststellung der Infektionsrisiken
2. Planung der Entlassung
3. Durchführung der Entlassung
4. Evaluation der durchgeführten Tätigkeiten

Es handelt sich nicht nur um die Organisation der »Entlassung«, sondern auch um das Managen von Prozessen wie Schulung, Anleitung und Beratung von Patienten, Angehörigen und die übernehmende Versorgungseinheit. Mit dem Überleitungsmanagement soll dem Patienten mit poststationärem Unterstützungsbedarf und besonderen Infektionsproblemen eine kontinuierliche und bedarfsgerechte Versorgung gesichert und den nachfolgenden Leistungserbringern das Infektionsrisiko bekannt sein.

Hierbei wird das Entlassungsmanagement um die Aspekte der Zusammenarbeit zwischen Einrichtungen, seien es nun Pflegedienste oder stationäre Einrichtungen, erweitert. Es soll sichergestellt werden, dass der Patient nach Verlassen des Krankenhauses nicht in eine Hygienelücke fällt, sondern in seiner neuen Umgebung und zum Schutz seiner Umwelt weiterhin optimal und bedürfnisgerecht versorgt wird.

Wie beim Entlassungsmanagement wird auch bei der Planung der Überleitung bereits bei der Aufnahme in die Einrichtung eingeschätzt, wie sich der Pflegebedarf und Hygieneaufwand des Patienten nach seinem Aufenthalt gestaltet. Bei der Planung der Entlassung wird jetzt aber die übernehmende Einrichtung mit eingebunden.

▪ Expertenstandard

Mit der Entwicklung der Krankenhausversorgung bei deutlich kürzerer Verweildauer spielt die Qualität des Entlassungsmanagement künftig eine zentrale Rolle.

Der im November 2002 verabschiedete »Nationale Expertenstandard Entlassungsmanagement in der Pflege« des Deutschen Netzwerks für Qualitätsentwicklung in der Pflege (DNQP) richtet sich an Pflegefachkräfte der Altenpflege, Krankenpflege und Kinderkrankenpflege. Dieser Expertenstandard ist seither verbindlich für alle Pflegenden in Deutschland. Mit seiner Hilfe sollen Versorgungsbrüche bei der Entlassung, gesundheitliche Risiken des Patienten, negative Auswirkungen für die Angehörigen und Folgekosten vermieden werden.

▪ Überleitungsbogen

Der Überleitungsbogen ist bestimmt für weiter betreuende Einrichtungen und Ärzte bei Einweisung, Verlegung und Entlassung von MRE-positiven Patienten.

Elemente für Inhalte
— Bei dem Patienten
  – lag eine MRSA-Kolonisation bzw. Infektion vor
  – liegt zurzeit eine MRSA-Besiedelung vor
  – Lokalisationen: …
  – liegt zurzeit eine MRSA-Infektion vor
  – Lokalisationen: …
— MRSA-positive Abstrichbefunde
  – Im Rahmen der Behandlung wurden jeweils MRSA-positive Abstrichbefunde ermittelt
▼ – Nasenvorhöfe – Mund/Rachen – Haut – Urin – Wunden

- Sanierungsmaßnahmen
  - Es wurden bisher keine Sanierungsversuche unternommen.
  - Eine Sanierung wurde mit Erfolg/ohne Erfolg durchgeführt.
  - Es wurde eine Sanierung begonnen, konnte aber nicht mehr abgeschlossen werden. Es wird gebeten, diese unbedingt nach dem begonnenen Schema und anhängendem Sanierungs-schema fortzusetzen, um den Erfolg durch Abstrichkontrollen zu sichern.

Beachten Sie dazu auch die Empfehlungen des Robert Koch-Institutes (RKI).

> Spezifische Überleitungsbögen sind auch bei Patienten mit chroni-schen und schlecht heilenden Wunden erforderlich. Ergänzend zu den Überleitungsbögen sind Informationsblätter zu dem jetzigen Risiko für Patienten, Angehörige, Rettungsdienste, Pflegeheime und ambulante Dienste zu empfehlen.

Fallbeispiele und Urteile

Fallbeispiel 1: Krankenhausentlassung einer Heimbewohnerin mit MRSA-Verdacht
Ein ganz typischer Fall: Freitagnachmittag gegen 17.30 Uhr steht plötz-lich und unangemeldet der Rettungswagen vor der Pflegeeinrichtung »Feierabend«. Das Rettungspersonal bringt Frau Knappe, eine Heimbe-wohnerin, unangemeldet und ohne Überleitungsbogen, lediglich mit dem ärztlichen Kurzentlassungsbericht im verschlossenen Umschlag, in die Einrichtung zurück. Auch eine Überbrückungsmedikation für das Wochenende wurde Frau Knappe nicht mitgegeben.
Schwester Alexandra lässt die Bewohnerin in deren altes Doppel-zimmer bringen, das sie schon lange mit der tracheotomierten Frau Waßmut teilt.
Im Kurzentlassungsbrief, den Schwester Alexandra öffnet, obwohl er an den weiterbehandelnden Arzt adressiert ist, wird wenigstens die aktuelle Medikation aufgeführt, so dass mit einem bisschen Improvisa-tionstalent und freundlichen »Medikamentenleihgaben« von anderen

▼

Bewohnern wenigstens die Medikation von Frau Knappe akut sichergestellt werden kann. So hangelt sich die Pflegeeinrichtung über das
Wochenende.

Am Montag ruft gegen 10 Uhr morgens Pfleger Kurt von Station C 4
des behandelnden Krankenhauses im Heim an und teilt Schwester
Susanne mit, man habe eben einen MRSA-Befund von Frau Knappe
erhalten, diese sei nasal und in der Leiste MRSA-positiv.

Zu diesem Zeitpunkt liegt Frau Knappe schon den vierten Tag im Doppelzimmer mit der tracheotomierten Frau Waßmut, im Heim hat
niemand von der MRSA-Kolonisierung gewusst und folgerichtig auch
niemand besondere Hygienemaßnahmen bei der Versorgung von Frau
Knappe eingehalten (z. B. Schutzkittel und Mund-Nasen-Schutz bei der
Körperpflege, Nichtzusammenlegung mit einer tracheotomierten
Patientin).

Hier liegt ein klarer Verstoß des Krankenhauses gegen das IfSG, den
Standard »Entlassungsmanagement« des Deutschen Netzwerks
Qualitätssicherung in der Pflege (DNQP) und die Länderhygieneverordnung
vor, die alle vorsehen, dass die Kolonisierung eines Patienten
mit einem multiresistenten Erreger (bzw. das Ausstehen eines entsprechenden Abstrichergebnisses bei Verdacht) der aufnehmenden
Einrichtung rechtzeitig mitzuteilen ist.

Es handelt sich um eine bußgeldbewehrte Ordnungswidrigkeit, durch
die die Mitbewohner von Frau Knappe in der Pflegeeinrichtung, insbesondere die tracheotomierte Zimmernachbarin, Frau Waßmut, sowie
das Personal im Haus »Feierabend« unnötig einer vermeidbaren
Infektionsgefahr ausgesetzt wurden.

Im Infektionsfalle könnte gegen das Krankenhaus wegen fahrlässiger
gefährlicher Körperverletzung Anzeige erstattet werden. Neben
diesem strafrechtlichen Aspekt kämen Schadensersatzansprüche
Geschädigter zum Ersatz der Behandlungskosten nach § 823 BGB und
zum Ausgleich eines immateriellen Schadens (früher Schmerzensgeld
genannt) gemäß § 253 BGB in Betracht.

Fallbeispiel 2: Patient verschweigt bei Einweisung ESBL-Infektion
Ganz typisch (andersherum): Herr Krause hat nach wochenlangem
Warten endlich bei Zustand nach Einsetzen einer Knie-Endoprothese
einen Rehaplatz erhalten. Aus Angst, dass er einen solchen Platz gar
nicht erst bekommt, wenn bekannt wird, dass er ESBL-Träger (im Darm)
ist, wurde diese Information der Rehaklinik beim Aufnahmeantrag bewusst verschwiegen.
Durch einen dummen Zufall (ein ängstlicher Freund von Herrn Krause,
der diesen in der Reha besucht, fragt beim Personal, ob er einen
Schutzkittel anziehen müsse, weil doch Herr Krause ESBL-Träger sei)
kommt der ESBL-Trägerstatus des Patienten heraus.
Durch das Verschweigen wurden Mitpatienten unnötig gefährdet.
Wobei es im vorliegenden Falle völlig gereicht hätte, Herrn Krause eine
eigene Toilette oder einen eigenen Nachtstuhl zur Verfügung zu stellen, der Schutzaufwand also minimal gewesen wäre. Herr Krause ist ein
wacher, bewusstseinsklarer Patient, der geformten Stuhl hat und sich
natürlich nach jedem Besuch der Toilette problemlos die Hände desinfiziert hätte, wenn denn der Sachverhalt bekannt gewesen wäre und
er entsprechend hätte angewiesen werden können. (Man hätte ihn
auch nicht von bestimmten Reha-Übungen ausschließen müssen,
selbst das Bewegungsbad hätte er trotz bekanntem ESBL mitnutzen
können, denn gechlortes Wasser überlebt auch kein eventuell noch
anal anhaftender ESBL!)
Hier liegt der Regelverstoß beim einweisenden Arzt und beim Patienten
selbst, die aus Angst vor Nachteilen für den Patienten den ESBL im
Darm verschwiegen haben. Auch hier liegt seitens des Arztes ein Verstoß gegen das IfSG und die Länderhygieneverordnung vor, die beide
eine Informationspflicht gegenüber der aufnehmenden Einrichtung
vorsehen. Auch dieser Regelverstoß stellt eine bußgeldbewehrte Ordnungswidrigkeit dar.
Das Gefährdungspotential war zwar im vorliegenden Fall sicherlich
gering, aber der Vertrauensverlust stört die Beziehung zwischen Einweiser und Klinik wie auch zwischen Klinik und Patient (und gestörtes
Vertrauen ist schwer zurückzugewinnen).

Hinweise für die Praxis

- Sichern Sie die hygienische und pflegerische Versorgung des Patienten und Ihre Beweisführung bei evtl. aufgetretenen Schäden durch einen Verlegungs- oder Überleitungsbericht.
- Bestehen Sie auch auf einen solchen Bericht, wenn Sie die Pflege eines Patienten oder Bewohners übernehmen.
- Bei Entlassung von Patienten mit MRSA muss die nachsorgende Einrichtung vorab rechtzeitig informiert werden, damit dort die geeigneten Vorkehrungen getroffen werden können.

Fahrlässigkeit

R. Höfert

R. Höfert, M. Schimmelpfennig, *Hygiene – Pflege – Recht*,
DOI 10.1007/978-3-642-30007-3_9,
© Springer-Verlag Berlin Heidelberg 2014

Gesetze und Vorschriften

- Bürgerliches Gesetzbuch (BGB) §§ 276(2), 249, 253, 276, 280, 823, 831
- Strafgesetzbuch (StGB) §§ 222 (fahrlässige Tötung), 223, 224, 226, 227, 229
- Grundlage für die zivilrechtliche Haftung sind die §§ 241 ff. BGB (vertragliche Haftung), §§ 276 ff. BGB (Verantwortlichkeit) und §§ 823 ff. (Schadensersatzpflicht)

Erläuterung

> Fahrlässig handelt, wer die gebotene Sorgfalt verletzt, zu der er unter den zutreffenden Umständen und seinen persönlichen (beruflichen) Kenntnissen verpflichtet und im Stande ist.

Sorgfaltspflicht Sie berücksichtigt alle Erkenntnisse bezüglich der Situation des Patienten/Bewohners und seiner Umgebung. Der Tatbestand der Verletzung der Sorgfaltspflicht gilt als erfüllt, wenn das Pflegepersonal nicht die gesicherten Erkenntnisse berücksichtigt, die dem jeweiligen Stand der medizinischen Wissenschaft, Technik und Hygiene der aktuellen Pflegewissenschaft entsprechen.

■ Bürgerliches Gesetzbuch (BGB) – Auszug

Für den Pflegealltag zutreffende Paragraphen zur Haftung und zivilrechtlichen Verantwortung werden im Folgenden kurz angeführt.

▪▪ § 276 (2)Verantwortlichkeit des Schuldners

Die zivilrechtliche Haftung hat den Schadenersatz zum Ziel. Die Haftung des Trägers begründet sich aus dem mit dem Patienten/Bewohner geschlossenen Vertrag, der im rechtlichen Sinne ein Dienstvertrag ist. Die Einrichtung schuldet dem Patienten die ordnungsgemäße Behandlung, Pflege und sonstige Betreuung als Dienstleistung, sie schuldet ihm jedoch nicht einen Erfolg (Wiederherstellung der Gesundheit).

Diese vertragliche Haftung wird ergänzt durch das Risiko der deliktischen Haftung aus unerlaubter Handlung gemäß § 823, BGB. Es haftet insbesondere, wer vorsätzlich oder fahrlässig das Leben, den Körper oder die Gesundheit eines anderen verletzt. Für das Verschulden der Mitarbeiter haftet der Träger nur nach den Grundsätzen über die Haftung für Verrichtungsgehilfen gemäß § 831, BGB. Hiernach kann sich der Träger durch den Nachweis entlasten, bei der Auswahl und Anleitung des Verrichtungsgehilfen die im Verkehr erforderliche Sorgfalt beobachtet zu haben, oder dass der Schaden auch bei Anwendung dieser Sorgfalt entstanden wäre.

Die Ansprüche auf Schadenersatz aus Vertragsleistung und unerlaubter Handlung stehen nebeneinander. Wenn der Fall identisch ist, kann der Schadenersatz jedoch nur einmal gefordert werden. Der Schadenersatzanspruch aus der Vertragshaftung § 280 (1) 1, BGB beschränkt sich auf den materiellen Schaden. Bei der unerlaubten Handlung gemäß § 823, BGB besteht ein Anspruch auf Schmerzensgeld nach § 253, BGB, das bedeutet eine Entschädigung für einen Schaden, der kein Vermögensschaden ist. Die vertragliche Haftung unterliegt der allgemeinen Verjährungsfrist von 3 Jahren gemäß § 195, BGB. Schadenersatzansprüche wegen unerlaubter Handlung verjähren gemäß § 199, BGB nach 30 Jahren.

▪▪ § 249 Art und Umfang des Schadensersatzes

(1) Wer zum Schadensersatze verpflichtet ist, hat den Zustand herzustellen, der bestehen würde, wenn der zum Ersatze verpflichtende Umstand nicht eingetreten wäre.

(2) 1. Ist wegen Verletzung einer Person oder wegen Beschädigung einer Sache Schadensersatz zu leisten, so kann der Gläubiger statt der Herstellung den dazu erforderlichen Geldbetrag verlangen. 2. Bei der Beschädigung einer Sache schließt der nach Satz 1 erforderliche Geldbetrag die Umsatzsteuer nur mit ein, wenn und soweit sie tatsächlich angefallen ist.

▪▪ § 253 Immaterieller Schaden

(1) Ist wegen einer Verletzung des Körpers, der Gesundheit, der Freiheit oder der sexuellen Selbstbestimmung Schadensersatz zu leisten, kann auch wegen des Schadens, der nicht Vermögensschaden ist, eine billige Entschädigung in Geld gefordert werden.

■ ■ **§ 276 Verantwortlichkeit des Schuldners**

(1) Der Schuldner hat Vorsatz und Fahrlässigkeit zu vertreten, wenn eine strengere oder mildere Haftung weder bestimmt noch aus dem sonstigen Inhalt des Schuldverhältnisses, insbesondere aus der Übernahme einer Garantie oder eines Beschaffungsrisikos zu entnehmen ist.

(2) Fahrlässig handelt, wer die im Verkehr erforderliche Sorgfalt außer Acht lässt.

■ ■ **§ 280 Schadensersatz wegen Pflichtverletzung**

(1) 1. Verletzt der Schuldner eine Pflicht aus dem Schuldverhältnis, so kann der Gläubiger Ersatz des hierdurch entstehenden Schadens verlangen. 2. Dies gilt nicht, wenn der Schuldner die Pflichtverletzung nicht zu vertreten hat.

■ ■ **§ 823 Schadensersatzpflicht**

(1) Wer vorsätzlich oder fahrlässig das Leben, den Körper, die Gesundheit, die Freiheit, das Eigentum oder ein sonstiges Recht eines anderen widerrechtlich verletzt, ist dem anderen zum Ersatz des daraus entstehenden Schadens verpflichtet.

■ ■ **§ 831 Haftung für den Verrichtungsgehilfen**

(1) Wer einen anderen zu einer Verrichtung bestellt, ist zum Ersatz des Schadens verpflichtet, den der andere in Ausführung der Verrichtung einem Dritten widerrechtlich zufügt. Die Ersatzpflicht tritt nicht ein, wenn der Geschäftsherr bei der Auswahl der bestellten Person und, sofern er Vorrichtungen oder Gerätschaften zu beschaffen oder die Ausführung der Verrichtung zu leiten hat, bei der Beschaffung oder der Leitung die im Verkehr erforderliche Sorgfalt beobachtet oder wenn der Schaden auch bei Anwendung dieser Sorgfalt entstanden sein würde.

■   **Strafgesetzbuch (StGB) – Auszug**

Auch das Strafgesetzbuch findet im Pflegealltag durchaus Anwendung. Die wichtigsten Paragraphen sind:

■ ■ **§ 222 Fahrlässige Tötung**

Wer durch Fahrlässigkeit den Tod eines Menschen verursacht, wird mit Freiheitsstrafe bis zu fünf Jahren oder mit Geldstrafe bestraft (Siebzehnter Abschnitt Straftaten gegen die körperliche Unversehrtheit).

▪▪ § 223 Körperverletzung

(1) Wer eine andere Person körperlich misshandelt oder an der Gesundheit schädigt, wird mit Freiheitsstrafe bis zu fünf Jahren oder mit Geldstrafe bestraft.

(2) Der Versuch ist strafbar.

▪▪ § 224 Gefährliche Körperverletzung

(1) Wer die Körperverletzung
1. durch Beibringung von Gift oder anderen gesundheitsschädlichen Stoffen,
2. mittels einer das Leben gefährdenden Behandlung begeht, wird mit Freiheitsstrafe von sechs Monaten bis zu zehn Jahren, in minder schweren Fällen mit Freiheitsstrafe von drei Monaten bis zu fünf Jahren bestraft.

(2) Der Versuch ist strafbar.

▪▪ § 226 Schwere Körperverletzung

(1) Hat die Körperverletzung zur Folge, dass die verletzte Person
1. das Sehvermögen auf einem Auge oder beiden Augen, das Gehör, das Sprechvermögen oder die Fortpflanzungsfähigkeit verliert,
2. ein wichtiges Glied des Körpers verliert oder dauernd nicht mehr gebrauchen kann oder
3. in erheblicher Weise dauernd entstellt wird oder in Siechtum, Lähmung oder geistige Krankheit oder Behinderung verfällt, so ist die Strafe Freiheitsstrafe von einem Jahr bis zu zehn Jahren.

▪▪ § 227 Körperverletzung mit Todesfolge

(1) Verursacht der Täter durch die Körperverletzung (§§ 223 bis 226) den Tod der verletzten Person, so ist die Strafe Freiheitsstrafe nicht unter drei Jahren.

(2) In minder schweren Fällen ist auf Freiheitsstrafe von einem Jahr bis zu zehn Jahren zu erkennen.

▪▪ § 229 Fahrlässige Körperverletzung

Wer durch Fahrlässigkeit die Körperverletzung einer anderen Person verursacht, wird mit Freiheitsstrafe bis zu drei Jahren oder mit Geldstrafe bestraft.

Fallbeispiele und Urteile

Fallbeispiel 1: Zephirol statt Glycerin

Ein Krankenpfleger verwechselt beim Einlauf Glycerin und Zephirol. Die Desinfektionslösung Zephirol stand in einer unetikettierten Flasche im Pflegearbeitsraum.

Fallbeispiel 2: Spritzenlähmung

Eine Krankenschwester lässt eine Krankenpflegehelferin ein Antibiotikum intramuskulär injizieren. Es kommt zu einer Spritzenlähmung.

Fallbeispiel 3: Nadelspitze verbleibt im Rücken

Bei einer Bandscheibenprolapsoperation verbleibt eine vermeintliche Nadelspitze im Rücken des Patienten.

Fallbeispiel 4: Medikamentenverwechslung

Eine Patientin erleidet einen schweren allergischen Schock nach Medikamentenverwechslung.

Urteil 1: unerlaubte Haftung (BGB, § 823)

Für die mit einem Spritzenabszess verbundenen Komplikationen hat ein Krankenhausträger einzustehen, wenn er intramuskuläre Injektionen an nicht hinreichend qualifiziertes Personal überträgt

(OLG Köln, Urteil vom 22.01.1987, AZ: 7U 193/86).

Urteil 2: grober Behandlungsfehler

Eine wirksame Desinfektion vor einer Injektion setzt die Einhaltung einer Mindesteinwirkzeit des Desinfektionsmittels voraus. Ein Verstoß gegen diese elementaren und eindeutigen Regeln der Injektionstechnik ist ein grober Behandlungsfehler, mit der Folge einer Beweislastumkehr (OLG Stuttgart, Urteil vom 20.07.1989, AZ: 14U 21/88).

Urteil 3: ärztliche Behandlungsfehler

Legt ein Arzt bei einem Patienten kurz nacheinander wiederholt Katheter, deren Haltbarkeit bereits seit Jahren abgelaufen ist, begeht er einen groben ärztlichen Behandlungsfehler.

Ein älterer Mann wurde wegen Harninkontinenz ins Krankenhaus eingeliefert. Dort legte man ihm in den folgenden Wochen nacheinander drei Katheter, die eigentlich nicht mehr verwendet werden durften, weil das Verfallsdatum seit Jahren abgelaufen war. Auch erfolgten die Katheterwechsel viel zu häufig: Statt wie üblich erst nach 3–4 Wochen, wechselte der behandelnde Arzt sie bereits nach zehn Tagen. Einer der veralteten Katheter brach prompt im Bereich der Bauchdecke ab. Der Mediziner ersetzte ihn wiederum durch einen abgelaufenen Katheter. Der Patient erlitt kurz darauf eine Harnwegsinfektion, die zu einer schweren Blutvergiftung (Sepsis) führte. Bei einer Spülung der Harnwege wurden auch noch unentdeckte Silikonreste ausgeschwemmt, die von dem zerbrochenen Katheter stammten. Der geschundene alte Herr geriet in akute Lebensgefahr und musste mehrere Wochen intensivmedizinisch im Krankenhaus behandelt werden, um die Sepsis zu überwinden. Der Fall ging später vor Gericht.

Die Richter des OLG Köln stellten sich auf die Seite des Patienten und argumentierten wie folgt: Der zuständige Arzt habe mehrere Behandlungsfehler begangen, die als grobes ärztliches Versagen bewertet werden müssten. Das unangemessen häufige Wechseln von zudem total veralteten Kathetern sei völlig unverständlich. Die begrenzte Verwendbarkeit von Kathetern solle deren Sterilität sichern und einer Materialermüdung vorbeugen. Gerade das letztere Risiko habe sich dann ja fatalerweise mit dem Katheterbruch verwirklicht. Auch die im Körper des Patienten verbliebenen Reste dieses Katheters seien von dem behandelnden Arzt zunächst nicht entdeckt worden. Er habe insgesamt in grober Weise gegen bewährte medizinische Behandlungs-

▼

regeln verstoßen und den ohnehin angeschlagenen Patienten in Todesgefahr gebracht. Das Gericht verurteilte den nachlässigen Mediziner zur Zahlung von € 7.500,- Schadenersatz (OLG Köln, Urteil vom 30.01.2002, AZ: 5U 106/01).

Hinweise für die Praxis

- Dokumentieren Sie im Schadensfall konkret die Umstände und die eingeleiteten Maßnahmen, um bei einer späteren Klage Ihr korrektes Verhalten belegen zu können.
- Erkennen Sie Gefahren für den Patienten und seine Mitpatienten durch Fehler im Hygieneablauf, so melden Sie diese zeitnah an die verantwortliche Leitung.

Flächenreinigung und -desinfektion

M. Schimmelpfennig

R. Höfert, M. Schimmelpfennig, *Hygiene – Pflege – Recht*,
DOI 10.1007/978-3-642-30007-3_10,
© Springer-Verlag Berlin Heidelberg 2014

Gesetze und Vorschriften

- Infektionsschutzgesetz (IfSG)
- Richtlinien des Robert Koch-Instituts (RKI)

Erläuterung

Dass Flächen aller Art gereinigt werden müssen, ist unstrittig. Welche Flächen desinfiziert werden müssen, ist hingegen durchaus strittig. Das RKI fordert z. B. eine desinfizierende Reinigung von Böden nur in sensiblen Bereichen wie Intensivstation, OP u. Ä.

Die Autoren des Buches vertreten die Position, dass (mit Ausnahme der Verwaltungsabteilung) in allen Bereichen, in denen Patienten versorgt werden, also auch auf Normalstationen und in normalen Wohnbereichen der stationären (Alten-)Pflege eine desinfizierende Bodenreinigung erfolgen sollte. Die Aussage: »Vom Fußboden zum Patienten ist es ein weiter Weg« stimmt so nicht. Denken Sie allein an die Patienten, die barfuß unterwegs sind und die Bodenkeime so schon mal mindestens mit ins Bett nehmen!

Dass patientennahe Flächen desinfizierend aufbereitet werden müssen, ist wieder unstrittig (der sog. 1,5 m Radius um den Patienten). Hierzu zählen natürlich in erster Linie das Bett, der Nachtschrank, die Aufrichtehilfe (»Galgen«), der Nachtstuhl bzw. die Nasszelle, (Stations-)Bad und -dusche. Hinzu kommen aber eben auch der Rufknopf, die Fernbedienung von Elektrogeräten (u. a. Fernseher), Telefonhörer und -tastenfeld sowie auch Türklinken und Handläufe sowie sämtliche am Patienten verwendete Geräte, egal ob klein, wie z. B. Blutdruckmanschette, Stethoskop, Reflexhammer, oder groß, wie z. B. Lifter, Therapiestühle und Gehhilfen, zumindest soweit sie für mehrere Patienten verwendet werden. Desinfizierend aufbereitet werden sollten auch (Einrichtungs-) Gegenstände, die vom Pflegepersonal benutzt werden, wie Zugangstastaturen, PC-Tastaturen, Haushandys und Festtelefone, Bedienknöpfe des Stationszimmerradios und Griffe von Schränken und Schubladen.

Fallbeispiele und Urteile

Fallbeispiele für eine fehlerhafte Flächendesinfektion

- Die Arbeitsflächen, auf denen Spritzen aufgezogen, Infusionen vorbereitet, Medikamente gestellt oder Sondennahrung gerichtet werden, sind vor Beginn dieser Tätigkeiten nicht wischdesinfiziert.
- Bei einem MRSA-Ausbruch in einem Krankenhaus erfolgte eine Kolonisation zweier Nachfolgepatienten, die in zwei Intensivbetten gelegt wurden, die zuvor von MRSA-Patienten belegt waren (Schlussdesinfektion?).
- Die Matratzen in der Einrichtung haben keine atmungsaktiven Vollschutzbezüge und werden bei Patientenwechsel auf dem Stationsflur lediglich flüchtig sprühdesinfiziert.
- Die Inletts von Kopfkissen und Decken werden nach Patientenwechsel ohne desinfizierende Aufbereitung in der Wäscherei einfach mit frischer Bettwäsche bezogen und wieder verwendet.
- Im Getränkelager stehen die Kisten direkt auf dem Fußboden.
- An vorhandenen Regalen ist der unterste Boden so montiert, dass die Reinigungskräfte mit dem Schmutzaufnehmer nicht darunter kommen.
- In der Personalumkleide stehen zahlreiche Paar Schuhe auf dem Boden, weil das Schuhregal überfüllt bzw. nicht vorhanden ist. Der Boden ist so nicht sorgfältig zu reinigen.
- Die Reinigungskraft verwendet denselben Schmutzaufnehmer in mehr als einem Raum (Verschleppungsgefahr).
- Die Reinigungskraft hat zwar drei verschiedene Behälter für die desinfizierende Reinigung von Dusche, Toilette und Nachtkästchen, verwendet aber das gleiche Wischtuch.

Auf alle diese Fälle lässt sich das Urteil des BGH aus 2007 (AZ: VI ZR 158/06) anwenden. Es fordert die Einhaltung der anerkannten Standards der Hygiene und betont, dass es sich bei deren Einhaltung um einen seitens der Einrichtung garantiepflichtigen Anspruch des Patienten handelt. Kann der Patient Verstöße hiergegen nachweisen (indem er z. B. Begehungsprotokolle der Aufsichtsbehörden in das Gerichtsverfahren einführen lässt, in denen solche Mängel dokumentiert sind), führt dies zur Beweiserleichterung für den Geschädigten!

Man muss allerdings leider sagen, dass nur wenige Patienten oder deren Angehörige das Wissen und das Durchhaltevermögen aufbringen werden, so etwas im Schadensfalle letztinstanzlich durchzuziehen. Das ändert aber nichts an der Rechtslage an sich, führt nur dazu, dass etliche Einrichtungen genau auf diese Karte setzen und deshalb selbst erkannte Mängel nicht beseitigen nach dem rheinländischen Motto: »Es hätt' noch immer jotjegange.«

Hinweise für die Praxis

— Wenn das Prozentrechnen oder der Dreisatz Probleme bereitet, um die korrekte Desinfektionslösung herzustellen, helfen Dosierhilfen. Hier haben sich Tabellen, Messbecher oder Dosierbeutel bewährt, die auch dem guten Rechner den Alltag erleichtern.

— Wichtig: Nicht akzeptabel ist die »Schwapp-Methode«, mittels der dem Wasser eine undefinierte Menge Desinfektionsmittel zugeführt wird, weil dies entweder zur Unterdosierung (sprich Wirkungslosigkeit) oder Überdosierung (sprich vermeidbare Beanspruchung von Anwender und Material) führt.

— Das Sitzen auf Tischen und Arbeitsflächen ist zwar beliebt, aber hygienisch nicht in Ordnung, da hierdurch Fäkalkeime auf diese Flächen gelangen können.

— Unabhängig davon sind alle Arbeitsflächen mindestens täglich und nach Kontamination zu wischdesinfizieren.

• Textile Fußbodenbeläge

Ein besonderes Problem stellen textile Fußbodenbeläge dar. Sie werden, auch neuerdings wieder, gern verwendet, da sie rutschfest sind, schalldämmend wirken und besser aussehen, als manch feuchtwischbare Bodenbeläge. Hygienisch sind und bleiben sie problematisch, auch wenn die Hersteller das Gegenteil behaupten. Um einen erfahrenen Mitarbeiter einer großen Firma für Reinigungsprodukte zu zitieren: »Im Zusammenhang mit textilen Bodenbelägen kommt mir das Wort Hygiene nur schwer über die Lippen!«

Leider hat die Pflege darauf nur begrenzt Einfluss, erst recht, wenn es um Räume mit Selbstmöblierungsrecht geht, wie in vielen Altenpflegeheimen und im häuslichen Bereich.

Es kann sehr schwer sein, dem 90-jährigen urin- und stuhlinkontinenten Patienten seinen Flokatibettvorleger auszureden, an dem er so hängt, weil er ihn schließlich seit 30 Jahren besitzt. Immerhin kann man den noch desinfizierend waschen, was bei einem festverlegten Teppichboden im Schlafzimmer gar nicht geht.

- **Zusammenarbeit mit dem Reinigungsdienst fördert eine gute Hygiene**

Dies ist ein Buch für die Pflege. Trotzdem taucht in diesem Kapitel der Reinigungsdienst auf. Der Grund ist: Hygiene gelingt nie einer Berufsgruppe allein. Sie funktioniert nur, wenn alle beteiligten Berufsgruppen mitmachen und zwar in gegenseitiger Wertschätzung und ohne Standesdünkel. Natürlich arbeiten Pflegekräfte und Ärzte am meisten am Patienten, aber dies tut eingeschränkt auch die Stationshilfe, die Alltagsbegleiterin und andere patientennahe Berufsgruppen. Auch die Raumpflegerin wird manchmal vom Patienten um einen Gefallen gebeten und kommt so mitunter in direkten Patientenkontakt.

Wichtig ist, dass jeder weiß, wie viel an seinem Platz und von seiner eigenen Arbeit abhängt, damit Sicherheit und Gesundheit der Patienten, wie die eigene und die der Kollegen, geschützt bleiben. Das gilt auch für den technischen Dienst und Hausmeister. Sie alle müssen ein Bewusstsein dafür haben, dass hygienisches Verhalten in ihrem Gebiet unverzichtbar ist.

Pflege kommt mit allen Berufsgruppen zusammen und hat damit eine große integrative Kraft, wenn sie mit Geduld, Beharrlichkeit und Charme immer wieder für die Einhaltung der Hygiene wirbt und zwar nicht als »Oberaufseher«, sondern als freundlicher Helfer und Hinweisgeber. Hygienefachkraft und Hygienebeauftragte sind schließlich Ansprechpartner für alle, nicht nur für die Kollegen in der Pflege! Dass es da manchmal schwer oder nicht überwindliche Grenzen gibt, ist leider so. Mit zwei Pflegekräften für 30 Patienten kann ich keine sichere, hygienische Versorgung gewährleisten und wenn die Raumpflegerin nicht geschult ist, keine Produktkenntnis hat und pro Zeiteinheit viel zu viele Quadratmeter reinigen soll, kann das nicht gut gehen. Gleiches gilt, wenn Materialien nicht in ausreichender Menge oder in ausreichender Qualität zur Verfügung gestellt werden (z. B. Handschuhe, die schon beim Anziehen reißen, Einmalwischtücher mit schlechter Textur, die entweder zu viel oder zu wenig Desinfektionslösung abgeben).

In all diesen Fällen müssen die Betroffenen remonstrieren, d. h. ihre Vorgesetzten darauf aufmerksam machen, dass strukturelle Vorgaben oder Gegebenheiten eine ordnungsgemäße Aufgabenerledigung nicht zulassen.

> Unterbleibt ein Hinweis, hat sich der Mitarbeiter eines sog. Übernahmeverschuldens schuldig gemacht, d. h. eine Verantwortung übernommen, die ursprünglich seine gar nicht ist, für die er aber damit gleichwohl haftet.

Meldet er den entsprechenden Sachverhalt an seine Vorgesetzten und dieser stellt den Mangel nicht ab, handelt es sich um ein sogenanntes Organisationsverschulden des Betreibers, womit sich die Haftung des Ausführenden aufhebt oder deutlich reduziert (alte Bundeswehrweisheit: »Melden macht frei!«).

Die Remonstration muss nicht zwingend schriftlich erfolgen, es sollte aber wenigstens eine Notiz dazu vom mitteilenden Mitarbeiter für seine eigenen Unterlagen angefertigt werden.

Händedesinfektion

M. Schimmelpfennig

R. Höfert, M. Schimmelpfennig, *Hygiene – Pflege – Recht*,
DOI 10.1007/978-3-642-30007-3_11,
© Springer-Verlag Berlin Heidelberg 2014

Gesetze und Vorschriften

- Infektionsschutzgesetz (IfSG)
- Richtlinien des Robert Koch-Instituts (RKI)
- Technische Regel für biologische Arbeitsstoffe (TRBA) 250 (=BGR 250)
- DIN/EN 1500

Erläuterung

Die Händedesinfektion ist die grundlegendste Hygienemaßnahme in der Medizin überhaupt! Sie ist einfach durchzuführen, leicht verfügbar zu halten und kann einige (nicht alle!) Hygienefehler, die an anderer Stelle begangen werden, ausgleichen. Sie ist zugleich auch Hautpflege, weil moderne Händedesinfektionsmittel neben dem desinfizierenden Alkohol rückfettende und feuchtigkeitsspendende Pflegestoffe enthalten. Daher ist sie in aller Regel auch bei häufiger Anwendung gut verträglich. (Was nicht bedeutet, dass jegliche weitere Hautpflege dadurch überflüssig wird.) Händedesinfektion ist weder Ermessenssache noch Luxus, sondern zählt zu den grundlegenden gesetzlichen Pflichten eines jeden von uns. Für die korrekte Durchführung gibt es sogar eine DIN/EN mit der Nr. 1500.

> **❯** **Die Händedesinfektion ist keineswegs durch das Händewaschen zu ersetzen. Eher ist das Händewaschen, häufig ausgeführt, viel schlechter hautverträglich als die Händedesinfektion.**

Hände waschen muss man sich nur bei sichtbarer Verschmutzung der Hände oder wenn sie sich »waschpflichtig« anfühlen, z. B. bei klebrigem Hautgefühl. Grobe Verschmutzungen der Hände, z. B. anhaftendes Blut, Fäkalien, Urin oder Erbrochenes, müssen natürlich vor der Händedesinfektion mit einem desinfektionsmittelgetränkten Papierhandtuch abgewischt oder tatsächlich abgewaschen werden.

> Bezüglich der Keimreduktion ist die Händedesinfektion 100- bis
> 1000-mal wirksamer als die Händewaschung oder anschaulicher: Wer
> vorher 100.000 Keime auf der Hand hatte, hat nach dem Händewaschen noch 100–1000 Keime auf der Hand (Effektivität der Keimreduktion 2–3 Zehnerpotenzen), nach der Händedesinfektion sind es nur noch 1–10 Keime (Effektivität der Keimreduktion 4–5 Zehnerpotenzen).

Was unser Beispiel für die Infektionsgefahr z. B. bei Noroviren mit einer infektionstüchtigen Dosis von 10–100 Keimen bedeutet, kann sich jeder leicht ausrechnen: Nach Norovirenkontakt kann man mit gewaschenen Händen noch bis zu 100 Patienten anstecken, nach Händedesinfektion höchstens einen!

Fallbeispiele und Urteile

Negative Fallbeispiele aus der Praxis, in denen die Händedesinfektion nicht eingehalten wird

- Bei der chirurgischen Visite entfernt der Arzt, ohne sich die Hände zu desinfizieren, einen Verband.
- Vor dem Ablassen des Urins aus dem Katheterbeutel desinfiziert sich Schwester Susanne nicht die Hände.
- Praktikant Wilfried desinfiziert sich nicht die Hände, bevor er dem Patienten Nahrung reicht.
- Pfleger Wolfgang zieht eine Heparinspritze auf, ohne sich zuvor die Hände zu desinfizieren.
- Pflegehelferin Laura gibt Sondennahrung über eine PEG ohne vorherige Händedesinfektion.

■ **Patienten haben einen Anspruch auf Händedesinfektion des Personals**

Alle Beispiele zeigen Verstöße gegen anerkannte Standards der Hygiene. Grundsätzlich sind vor und nach jeder patientenbezogenen Verrichtung die Hände zu desinfizieren.

Darauf hat der Patient einen garantierten Anspruch. Dies hat der BGH in seinem Urteil aus dem Jahr 2007 (AZ: VI ZR 158/06) klargestellt. In dem Urteil wird unterschieden zwischen begrenzt und unbegrenzt steuerbaren

Leistungen. Nicht steuerbar ist z. B. der Heilerfolg, d. h. auch bei fachgerechter Wundversorgung kann nicht sicher vorhergesagt werden, ob der gewünschte Heilerfolg überhaupt und zum erwarteten Zeitpunkt eintritt, denn das hängt stark von der Reaktion des Patienten ab, also davon, wie seine physiologische und psychologische Resonanz auf die durchgeführte Therapie ist. Deshalb gelten Heilsversprechen generell als unseriös.

Die Händedesinfektion des Personals aber ist prinzipiell durch Hygienepläne, Schulungen, Arbeitsanweisungen und die Bereitstellung der erforderlichen Mittel zumindest theoretisch zu 100% sicherzustellen. Sie ist, korrektes Mitarbeiterverhalten vorausgesetzt, eine garantiefähige und damit garantiepflichtige Leistung, auf die der Patient einen Anspruch hat. Das gilt im Übrigen für die Erfüllung aller anerkannten Standards der Hygiene, nicht nur für die Händedesinfektion.

■ **Es gilt die Beweislastumkehr**

Der nachweisliche Verstoß gegen anerkannte Standards der Hygiene führt regelmäßig zur Beweislastumkehr zugunsten des Geschädigten, d. h. nicht er muss beweisen, dass die Schädigung auf dem hygienischen Fehlverhalten beruht, sondern der Träger der Einrichtung hat den Beweis zu führen, dass der Schaden auch bei korrektem hygienischen Verhalten eingetreten wäre, was in den seltensten Fällen gelingen dürfte.

Hinweise für die Praxis

— Vor und nach jeder patientenbezogenen Verrichtung sind die Hände zu desinfizieren!

— Dafür entnimmt man vorzugsweise dem Wandspender, ersatzweise der Kitteltaschenflasche, je nach Handgröße 3–5 ml des Händedesinfektionsmittels, sodass die Hohlhand gut gefüllt ist.

— Diese Menge verteilt man über beide Hände, wobei diese gleichmäßig zu benetzen, sprich nasszumachen sind. Ein feuchter Hauch reicht nicht aus, die Hände müssen nass sein!

— Wenn Ihnen während der Händedesinfektion kein Desinfektionsmittel von den Händen tropft, liegt der Verdacht nahe, dass Sie zu wenig genommen haben.

— Achten Sie insbesondere auf eine ausreichende Benetzung der Nagelfalze, der Fingerzwischenräume, der Gelenkfalten sowie der Handinnenlinien und des Daumens einschließlich des Daumengrundgelenkes. Dies sind oft typische Schwachstellen der Händedesinfektion.

— Halten Sie unbedingt die Einwirkzeit laut Hersteller ein (üblicherweise 30 Sekunden). Vor deren Ablauf dürfen die Hände nicht trocken sein.

━ Achten Sie auf das Wirkspektrum des verwendeten Präparates! Viele Produkte sind nur begrenzt viruzid, helfen also z. B. nicht bei Noro-viren. Spätestens bei Noroviren auf Station müssen Sie auf norowirk-same Produkte umsteigen, es sei denn, Sie verwenden ganzjährig ein entsprechend wirksames gutverträgliches Präparat.

━ Führen Sie mindestens jährlich eine Schulung zur Händedesinfektion mit fluoreszein-markiertem Händedesinfektionsmittel durch. Damit kann man unter einer Schwarzlichtlampe sehr gut erkennen, wo man die Hände wirksam desinfiziert hat und auf welche Schwachstellen man künftig noch besser achten muss. Das benötigte Material dafür stellen die meisten Händedesinfektionsmittelanbieter gern kostenlos zur Verfügung.

■ **Regelmäßige Verbrauchskontrolle**

Kontrollieren Sie den Desinfektionsmittelverbrauch pro Patiententag in regelmäßigen Abständen, z. B. viertel- oder halbjährlich. Wie das geht? Ganz einfach: Sie erfassen den Händedesinfektionsmittelverbrauch auf Ihrer Station danach, wie viel Milliliter Sie pro Woche oder Monat (je nach Lieferrhythmus) verbrauchen und beziehen diesen Verbrauch auf die Ver-brauchstage und die Zahl Ihrer Patienten. Wenn Sie die Gesamtmenge durch die Anzahl der Tage bzw. Patientenzahl teilen, wissen Sie, wie viel Milliliter Sie in Ihrem Bereich im Schnitt pro Tag und Patient verbrauchen.

■ **Rechenbeispiel**

Sie haben 20 Patienten auf Station und verbrauchen im Monat 18 Liter Händedesinfektionsmittel.

Dann ergibt sich folgende Rechnung:

18.000 ml : 30 Tage : 20 Patienten = 30 ml/Tag und Patient.

Das wäre im aktuellen bundesweiten Vergleich (vergleiche die Daten der »Aktion saubere Hände« unter http://www.aktion-sauberehaende.de) für eine Normalstation ein guter Wert. Er bedeutet nichts anderes, als dass im Durchschnitt an jedem Ihrer Patienten in 24 Stunden 5 patientenbezogene Verrichtungen erbracht werden, nämlich 30 ml : 3 ml (denn Sie brauchen ja für jede Händedesinfektion mindestens 3 ml!) = 10 : 2 = 5 Verrichtungen. Denn Sie müssen sich die Hände ja **vor** und **nach** jeder patientenbezogenen Verrichtung desinfizieren.

Aus dieser Zahl können Sie nun Folgendes schließen: Entweder in Ihrem Bereich werden wirklich nur 5 Verrichtungen in 24 Stunden am Patienten erbracht und das ist Ihrer Patientengruppe auch angemessen (z. B. in einer Reha-Klinik), dann ist alles in Ordnung. Oder es werden nur 5 Verrichtungen in 24 Stunden pro Patient erbracht, obwohl Ihre Patientenstruktur viel mehr erfordern würde, dann würden Ihre Patienten vernachlässigt und man müsste schauen, woran das liegt und was man dagegen tun kann. Oder Sie wissen, dass tatsächlich mehr als 5 Verrichtungen pro 24 Stunden und Patient in Ihrem Bereich geleistet werden, dann wüssten Sie gleichzeitig, dass offensichtlich Leistungen ohne Händedesinfektion dabei sind und das müsste gleichfalls sofort Ihre Qualitätssicherung alarmieren, die Frequenz der Händedesinfektion zu erhöhen.

- **Anbruchdatum vermerken**

Versehen Sie Ihre Desinfektionsmittelflaschen mit dem Anbruchdatum. (Hierfür einen desinfektionsmittelbeständigen Filzschreiber oder Klebeetiketten verwenden.) Das ist ein fortlaufend guter Hinweis auf die Nutzung, denn wenn eine Flasche nach 4 Wochen immer noch so gut wie voll ist, wird klar, dass hier zu wenig entnommen wird. Woran das wohl liegt? Da sind Sie dann als »Detektiv« (nicht als »Petze«) gefragt.

- **Achtung: Nachfüllen verboten!**

Es ist verboten, Händedesinfektionsmittelkleinflaschen aus Großgebinden nachzufüllen. Die Flasche des Spenders oder die Kitteltaschenflasche ist stets durch ein neues Originalgebinde zu ersetzen. Die Gründe: Beim Nachfüllen stimmen unter Umständen Produktbezeichnung, Chargenbezeichnung und Verfallsdatum nicht überein. Auch können Sie in der Einrichtung nicht luftsporenfrei umfüllen, sodass Ihr Händedesinfektionsmittel mit Sporen verkeimt, die ja durch den Alkohol nicht abgetötet werden. (Händedesinfektionsmittel sind nicht sporozid.)

Die Wandhalterung der Spenderflasche ist bei jeder Neubeschickung desinfizierend zu reinigen, insbesondere desinfektionsmittelführende Bauteile.

- **Sporenbildner**

Wenn Sie es auf Station mit Sporenbildnern zu tun haben (z. B. mit Clostridium difficile, dem Erreger der pseudomembranösen Colitis, auch bekannt als CDAD=clostridium-difficile-assoziierte-Diarrhoe), ergibt sich ein zusätzliches Problem: Das Händedesinfektionsmittel tötet zwar die Vegetativ-Form, aber nicht die Spore. Hier ist tatsächlich eine der seltenen Indikationen für das Händewaschen gegeben, um die Sporen mechanisch durch den Spüleffekt zu entfernen. Und hier sind auch keimarme Handschuhe als zusätzliche Barriere sinnvoll, weil die Sporen, die am Handschuh haften bleiben, mit diesem abgeworfen werden.

> Handschuhe ersetzen niemals die Händedesinfektion. Wer Handschuhe trägt, hat sich vor ihrem Anlegen und nach ihrem Abstreifen die Hände zu desinfizieren, allein deshalb, weil kein Einmalhandschuh wirklich hundertprozentig dicht ist.

■ Vorteile einer Händedesinfektion

Die Händedesinfektion ist auch deshalb eine Königsdisziplin der Hygiene, weil sie manche Hygienemängel an anderer Stelle ausgleichen kann.
Beispiele dafür sind:

- Im Dienstzimmer wird die PC-Tastatur nicht desinfiziert, darauf sitzt MRSA. Wenn Sie sich die Hände desinfizieren, bevor Sie Hand an den Patienten legen, tragen Sie den MRSA nicht von der Tastatur auf den Patienten.

- Gleiches gilt für Ihren Kugelschreiber, wer desinfiziert den schon? Wenn Sie nach dem schriftlichen Dokumentieren die Hände desinfizieren, kann Ihrem Patienten die Zahl der Keime auf Ihrem Kuli egal sein!

Haftung

R. Höfert

R. Höfert, M. Schimmelpfennig, *Hygiene – Pflege – Recht*,
DOI 10.1007/978-3-642-30007-3_12,
© Springer-Verlag Berlin Heidelberg 2014

Gesetze und Vorschriften

- Grundgesetz (GG) Artikel 1 und 2
- Strafgesetzbuch (StGB) §§ 222, 223, 224, 226, 227, 228, 229
- Bürgerliches Gesetzbuch (BGB) §§ 249, 253, 276, 278, 280, 421, 426, 823, 831

Erläuterung

In den letzten Jahren hat sich die Zahl der Prozesse gegen Einrichtungsträger und Pflegende verstärkt, weil die Rechtsempfindlichkeit der Bevölkerung gegenüber der Behandlung und Pflege in den verschiedenen Leistungsbereichen zugenommen hat. Darüber hinaus setzt die Gesetzeslage eine höhere Kompetenz und die Qualitätssicherung voraus. Mit den Richtlinien des Robert Koch-Institutes und der Kommission für Krankenhaushygiene und Infektionsprävention liegen klare Parameter für die Anforderungen zur Hygiene und darauf zurückführend einklagbare Versäumnisse vor. Die Schmerzensgeldansprüche bei Körperverletzungen mit dauerhaften und schwerwiegenden Gesundheitsbeschädigungen sind in den letzten Jahren auch gegenüber den Haftpflichtversicherungen stark gestiegen.

Anders ist die Haftung, wenn der Mitarbeiter weiß, dass er für eine Tätigkeit sowohl fachlich als auch körperlich und geistig nicht in der Lage ist und diese trotzdem durchführt. Hier hat der Mitarbeiter die Verpflichtung anzuzeigen (Remonstrationspflicht), dass er die angeordnete Maßnahme nicht durchführen kann.

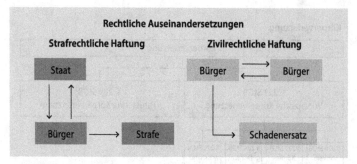

Abb. 12.1 Rechtliche Auseinandersetzungen. (Aus: Höfert 2011, S. 146. Springer, Heidelberg)

> Falls der Mitarbeiter die Bereichs-/Unternehmensleitung, welche für die fachliche Aufsicht und das Hygienemanagement die Verantwortung trägt, nicht darauf hinweist, trifft ihn eine Mitschuld und damit auch eine Mithaftung (**Abb. 12.1**).

- **Weiterbildung der Mitarbeiter ist Pflicht des Arbeitgebers**

Die Pflegeeinrichtung muss ausreichend Möglichkeiten zur Verfügung stellen, um die Fort-, Aus- und Weiterbildung ihrer Mitarbeiter zu gewährleisten. Der Gesetzgeber hat diese Fortbildungsverpflichtung mit der Einführung der Gesundheitsreform zum 01.01.2004 und dem Infektionsgesetz vom 28.07.2011 eindrucksvoll unterstrichen. Im Haftungsfall kommt es entweder zum strafrechtlichen Prozess (Strafe) oder/und zum zivilrechtlichen Prozess (Schadensersatz/Schmerzensgeld).

Die Hauptklagen betreffen hier postoperative Wundinfektionen sowie verspätete oder falsche Reaktion auf eingetretene Infektionen. Beispielhaft ist die mangelnde Infektionsprävention und der hierdurch verlängerte Krankenhausaufenthalt.

Die Pflegenden handeln im Rahmen der Aufgabenstellung des Altenpflegegesetzes und des Krankenpflegegesetzes eigenverantwortlich und haften hier für Organisation, Anordnung von Pflege und die Durchführung von Pflege- und Hygienemaßnahmen. Der Arzt wiederum ist für den gesamten Bereich der Diagnostik und Therapie verantwortlich. Die Berufe der Alten-, Gesundheits- und Krankenpflege sowie Gesundheits- und Kinderkrankenpflege handeln hier auf Anordnung und haften ggf. für die falsche Durchführung. Vorausgesetzt wird jederzeit die Einwilligung des Patienten. Dieses resultiert aus den Grundrechten, die im Grundgesetz verankert sind.

Körperverletzung

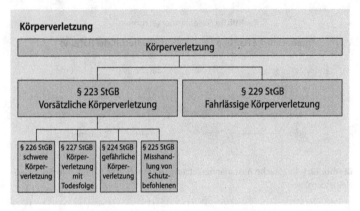

Abb. 12.2 Körperverletzung. (Aus: Höfert 2011, S. 147. Springer, Heidelberg)

❶ ▬ Artikel 1 Grundgesetz (GG): Menschenwürde, Grundrechts-bindung der staatlichen Gewalt
- – (1) Die Würde des Menschen ist unantastbar. Sie zu achten und zu schützen ist Verpflichtung aller staatlichen Gewalt.
▬ **Artikel 2 Grundgesetz: Handlungsfreiheit, Freiheit der Person**
- – (2) Jeder hat das Recht auf Leben und körperliche Unversehrtheit. Die Freiheit der Person ist unverletzlich. In diese Rechte darf nur aufgrund eines Gesetzes eingegriffen werden.

■ **Auch heilende Absicht kann Körperverletzung sein**

Nach der ständigen Rechtsprechung des Bundesgerichtshofes erfüllen ärztliche und pflegerische Handlungen auch dann den Tatbestand einer Körperverletzung (§ 223 StGB), wenn das Handeln in heilender Absicht erfolgt und objektiv als Heilungsmaßnahme allgemein geeignet ist. Beispielhaft für die Pflegeperson ist das Verabreichen einer Injektion bzw. der Verbandswechsel (❑ Abb. 12.2).

Die wesentlichen Vorwurfs- und Klagemomente bzw. Faktoren sind: Notwehr, Mord, Totschlag, Tötung auf Verlangen, fahrlässige Tötung, Körperverletzung, gefährliche Körperverletzung, Misshandlungen von Schutzbefohlenen, schwere Körperverletzung, Körperverletzung mit Todesfolge, Einwilligung, fahrlässige Körperverletzung, Freiheitsberaubung und unterlassene Hilfeleistung.

- **Strafgesetzbuch (StGB) – Auszug**

Für den Pflegealltag und die Hygiene zutreffende Paragraphen werden im Folgenden kurz vorgestellt.

- ■ **§ 222 Fahrlässige Tötung**

Wer durch Fahrlässigkeit den Tod eines Menschen verursacht, wird mit Freiheitsstrafe bis zu fünf Jahren oder mit Geldstrafe bestraft (Siebzehnter Abschnitt Straftaten gegen die körperliche Unversehrtheit).

- ■ **§ 223 Körperverletzung**

(1) Wer eine andere Person körperlich misshandelt oder an der Gesundheit schädigt, wird mit Freiheitsstrafe bis zu fünf Jahren oder mit Geldstrafe bestraft.

(2) Der Versuch ist strafbar.

- ■ **§ 224 Gefährliche Körperverletzung**

(1) Wer die Körperverletzung

1. durch Beibringung von Gift oder anderen gesundheitsschädlichen Stoffen,
2. mittels einer das Leben gefährdenden Behandlung

begeht, wird mit Freiheitsstrafe von sechs Monaten bis zu zehn Jahren, in minderschweren Fällen mit Freiheitsstrafe von drei Monaten bis zu fünf Jahren bestraft.

(2) Der Versuch ist strafbar.

- ■ **§ 226 Schwere Körperverletzung**

(1) Hat die Körperverletzung zur Folge, dass die verletzte Person

1. das Sehvermögen auf einem Auge oder beiden Augen, das Gehör, das Sprechvermögen oder die Fortpflanzungsfähigkeit verliert,
2. ein wichtiges Glied des Körpers verliert oder dauernd nicht mehr gebrauchen kann oder
3. in erheblicher Weise dauernd entstellt wird oder in Siechtum, Lähmung oder geistige Krankheit oder Behinderung verfällt, so ist die Strafe Freiheitsstrafe von einem Jahr bis zu zehn Jahren.

- ■ **§ 227 Körperverletzung mit Todesfolge**

(1) Verursacht der Täter durch die Körperverletzung (§§ 223 bis 226) den Tod der verletzten Person, so ist die Strafe Freiheitsstrafe nicht unter drei Jahren.

(2) In minder schweren Fällen ist auf Freiheitsstrafe von einem Jahr bis zu zehn Jahren zu erkennen.

▪▪ § 228 Körperverletzung mit Einwilligung

Wer eine Körperverletzung mit Einwilligung der verletzten Person vornimmt, handelt nur dann rechtswidrig, wenn die Tat trotz der Einwilligung gegen die guten Sitten verstößt.

▪ Unterschied strafrechtliche und zivilrechtliche Klage

Zu unterscheiden sind die strafrechtlichen und zivilrechtlichen Klagen. Bei Körperverletzungen im Sinne des Strafgesetzbuches wird der Täter ermittelt und bestraft. Im Zivilrecht (BGB) klagt der Geschädigte gegen den Vertragspartner (Krankenhaus, Altenheim, Pflegedienst) oder gegen die für die Schädigung verantwortliche Person. Darüber hinaus geht es hier auch um den Rückgriff des Arbeitgebers auf den Arbeitnehmer (Arbeitnehmerhaftung). Das Strafrecht ist ausgerichtet, einen Täter zu bestrafen. Beim Zivilrecht klagt der Geschädigte gegen den Vertragspartner oder gegen den für den Schaden Verantwortlichen. Durch die Einwilligung des Patienten ist das Handeln aber grundsätzlich gerechtfertigt. Zwei Grundrechte schreiben diese Einwilligung vor:

- das Grundrecht zur freien Entfaltung der menschlichen Persönlichkeit (Artikel 2, Abs. 1, GG) und
- das Grundrecht zum Schutz der körperlichen Unversehrtheit (Artikel 2, Abs. 2, GG).

▪▪ § 229 Fahrlässige Körperverletzung

Wer durch Fahrlässigkeit die Körperverletzung einer anderen Person verursacht, wird mit Freiheitsstrafe bis zu drei Jahren oder mit Geldstrafe bestraft (▶ Fahrlässigkeit).

▪▪ Zivilrecht – Haftung und zivilrechtliche Verantwortung (BGB § 276 (2))

Die zivilrechtliche Haftung hat den Schadenersatz zum Ziel. Die Haftung des Trägers begründet sich aus dem mit dem Patienten/Bewohner geschlossenen Vertrag, der im rechtlichen Sinne ein Dienstvertrag ist. Die Einrichtung schuldet dem Patienten die ordnungsgemäße, Behandlung, Pflege und sonstige Betreuung als Dienstleistung, sie schuldet ihm jedoch nicht einen Erfolg (Wiederherstellung der Gesundheit).

Diese vertragliche Haftung wird ergänzt durch das Risiko der deliktischen Haftung aus unerlaubter Handlung gemäß § 823, BGB. Es haftet insbesondere, wer vorsätzlich oder fahrlässig das Leben, den Körper oder die Gesundheit eines anderen verletzt.

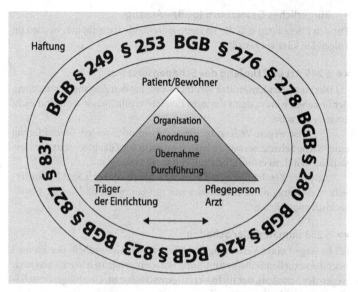

▪ **Abb. 12.3** Haftungsdreieck. (Aus: Höfert 2011, S. 155. Springer, Heidelberg)

> ▶ Für das Verschulden der Mitarbeiter haftet der Träger nur nach den Grundsätzen über die Haftung für Verrichtungsgehilfen gemäß § 831, BGB. Hiernach kann sich der Träger durch den Nachweis entlasten, bei der Auswahl und Anleitung des Verrichtungsgehilfen die im Verkehr erforderliche Sorgfalt beobachtet zu haben, oder dass der Schaden auch bei Anwendung dieser Sorgfalt entstanden wäre.

▪ **Schadenersatzansprüche**

Die Ansprüche auf Schadenersatz aus Vertragsleistung und unerlaubter Handlung stehen nebeneinander. Wenn der Fall identisch ist, kann der Schadenersatz jedoch nur einmal gefordert werden. Der Schadenersatzanspruch aus der Vertragshaftung § 280 (1) 1, BGB beschränkt sich auf den materiellen Schaden. Bei der unerlaubten Handlung gemäß § 823, BGB besteht ein Anspruch auf Schmerzensgeld nach § 253, BGB. Das bedeutet eine Entschädigung für einen Schaden, der kein Vermögensschaden ist. Die vertragliche Haftung unterliegt der allgemeinen Verjährungsfrist von 3 Jahren gemäß § 195, BGB. Schadenersatzansprüche wegen unerlaubter Handlung verjähren gemäß § 199, BGB nach 30 Jahren (▪ Abb. 12.3).

- **Bürgerliches Gesetzbuch (BGB) – Auszug**

Für den Pflegealltag und die Hygiene zutreffende Paragraphen werden im Folgenden kurz vorgestellt.

▪▪ § 249 Art und Umfang des Schadensersatzes

(1) Wer zum Schadensersatze verpflichtet ist, hat den Zustand herzustellen, der bestehen würde, wenn der zum Ersatze verpflichtende Umstand nicht eingetreten wäre.

(2) 1. Ist wegen Verletzung einer Person oder wegen Beschädigung einer Sache Schadensersatz zu leisten, so kann der Gläubiger statt der Herstellung den dazu erforderlichen Geldbetrag verlangen.

2. Bei der Beschädigung einer Sache schließt der nach Satz 1 erforderliche Geldbetrag die Umsatzsteuer nur mit ein, wenn und soweit sie tatsächlich angefallen ist.

▪▪ § 253 Immaterieller Schaden

(2) Ist wegen einer Verletzung des Körpers, der Gesundheit, der Freiheit oder der sexuellen Selbstbestimmung Schadensersatz zu leisten, kann auch wegen des Schadens, der nicht Vermögensschaden ist, eine billige Entschädigung in Geld gefordert werden.

▪▪ § 276 Verantwortlichkeit des Schuldners

(1) Der Schuldner hat Vorsatz und Fahrlässigkeit zu vertreten, wenn eine strengere oder mildere Haftung weder bestimmt noch aus dem sonstigen Inhalt des Schuldverhältnisses, insbesondere aus der Übernahme einer Garantie oder eines Beschaffungsrisikos zu entnehmen ist.

(2) Fahrlässig handelt, wer die im Verkehr erforderliche Sorgfalt außer Acht lässt.

▪▪ § 278 Verantwortlichkeit des Schuldners für Dritte

1. Der Schuldner hat ein Verschulden seines gesetzlichen Vertreters und der Personen, deren er sich zur Erfüllung seiner Verbindlichkeit bedient, in gleichem Umfange zu vertreten wie eigenes Verschulden.

▪▪ § 280 Schadensersatz wegen Pflichtverletzung

(1) 1. Verletzt der Schuldner eine Pflicht aus dem Schuldverhältnis, so kann der Gläubiger Ersatz des hierdurch entstehenden Schadens verlangen.

2. Dies gilt nicht, wenn der Schuldner die Pflichtverletzung nicht zu vertreten hat.

▪▪ § 421 Gesamtschuldner

1. Schulden mehrere eine Leistung in der Weise, dass jeder die ganze Leistung zu bewirken verpflichtet, der Gläubiger aber die Leistung nur einmal zu fordern berechtigt ist (Gesamtschuldner), so kann der Gläubiger die Leistung nach seinem Belieben von jedem der Schuldner ganz oder zu einem Teile fordern.

2. Bis zur Bewirkung der ganzen Leistung bleiben sämtliche Schuldner verpflichtet.

▪▪ § 426 Ausgleichungspflicht, Forderungsübergang

(1) 1. Die Gesamtschuldner sind im Verhältnisse zueinander zu gleichen Anteilen verpflichtet, soweit nicht ein anderes bestimmt ist.

2. Kann von einem Gesamtschuldner der auf ihn entfallende Beitrag nicht erlangt werden, so ist der Ausfall von den übrigen zur Ausgleichung verpflichteten Schuldnern zu tragen.

(2) 1. Soweit ein Gesamtschuldner den Gläubiger befriedigt und von den übrigen Schuldnern Ausgleichung verlangen kann, geht die Forderung des Gläubigers gegen die übrigen Schuldner auf ihn über.

2. Der Übergang kann nicht zum Nachteile des Gläubigers geltend gemacht werden.

▪▪ § 823 Schadensersatzpflicht

(1) Wer vorsätzlich oder fahrlässig das Leben, den Körper, die Gesundheit, die Freiheit, das Eigentum oder ein sonstiges Recht eines anderen widerrechtlich verletzt, ist dem anderen zum Ersatz des daraus entstehenden Schadens verpflichtet.

▪▪ § 831 Haftung für den Verrichtungsgehilfen

(1) Wer einen anderen zu einer Verrichtung bestellt, ist zum Ersatz des Schadens verpflichtet, den der andere in Ausführung der Verrichtung einem Dritten widerrechtlich zufügt. Die Ersatzpflicht tritt nicht ein, wenn der Geschäftsherr bei der Auswahl der bestellten Person und, sofern er Vorrichtungen oder Gerätschaften zu beschaffen oder die Ausführung der Verrichtung zu leiten hat, bei der Beschaffung oder der Leitung die im Verkehr erforderliche Sorgfalt beobachtet oder wenn der Schaden auch bei Anwendung dieser Sorgfalt entstanden sein würde.

Fallbeispiele und Urteile

Fallbeispiel 1: Patientenwillen

Ein Patient verweigert eine Injektion von einer bestimmten Pflege-person. Diese injiziert trotzdem und handelt gegen den Willen des Patienten. Die Verantwortungsbereiche von Arzt und Pflegepersonal sind ineinander übergreifend. Im medizinischen Bereich hat der Arzt ein Weisungsrecht gegenüber den »nicht-ärztlichen« Mitarbeitern. Hieraus ergeben sich die Anordnungsverantwortung des Arztes und die Durch-führungsverantwortung (Übernahmeverschulden) des Pflegepersonals. Die häufigsten Klagen gegen Einrichtungen und Pflegepersonal bezie-hen sich auf Dekubitusinfektionen, Bewegungs- und Transportfehler (Sturz), mangelnde Krankenbeobachtung und Mangelernährung.

Fallbeispiel 2: Spritzenabszess

Die Einsatzleiterin eines ambulanten Pflegedienstes beauftragt eine Helferin in Urlaubsvertretung mit einer intramuskulären Injektion. Die Helferin appliziert in einen entzündeten Bereich und es kommt zu einem Spritzenabszess. Die Schmerzensgeldforderung richtet sich gegen die Leiterin des Pflegedienstes.

Fallbeispiel 3: Fingerglied amputiert

Eine Pflegefachkraft hatte beim Aufschneiden eines Handverbandes, der zur Sicherung der Infusionsnadel angebracht war, einem Säugling ein Fingerglied verletzt. Das Kind wurde in diesem Zustand aus dem Krankenhaus entlassen. Bei Wiederaufnahme ins Krankenhaus wegen einer Infektion musste das Fingerglied amputiert werden.

Fallbeispiel 4: Tod nach Sturz

Eine Patientin stürzt nachmittags während der Pflegemaßnahme. Der Vorfall wird durch die zuständige Pflegeperson nicht dokumentiert und der Einsatzleitung nicht mitgeteilt. Die Patientin wird vom Früh-dienst bewusstlos vorgefunden, ins Krankenhaus eingeliefert und ver-stirbt dort an einer Schädel-Hirn-Verletzung.

- **Urteile für unerlaubte Handlungen, BGB, § 823**

Urteil 1: Infektion

Eine Einrichtung hat für die Folgen einer Infektion aus einem beherrschbaren Bereich einzustehen, sofern sie sich nicht dahingehend zu entlasten vermag, dass sie alle organisatorischen und technischen Vorkehrungen gegen vermeidbare Keimübertragungen getroffen hat (BGH Urteil VersR 1991, S. 467 ff.).

Urteil 2: Komplikationen nach Spritzenabszess

Für die mit einem Spritzenabszess verbundenen Komplikationen hat ein Krankenhausträger einzustehen, wenn er intramuskuläre Injektionen an nicht hinreichend qualifiziertes Personal überträgt (OLG Köln, Urteil vom 22.01.1987, AZ: 7U 193/86).

Urteil 3: Desinfektion

Eine wirksame Desinfektion vor einer Injektion setzt die Einhaltung einer Mindesteinwirkzeit des Desinfektionsmittels voraus. Ein Verstoß gegen diese elementaren und eindeutigen Regeln der Injektionstechnik ist ein grober Behandlungsfehler, mit der Folge einer Beweislastumkehr (OLG Stuttgart, Urteil vom 20.07.1989, AZ: 14U 21/88).

Urteil 4: Gewebenekrose

Kommt es bei der intramuskulären Injektion eines Medikamentes, das bei ohnehin liegender Dauerkanüle auch intravenös hätte verabreicht werden können, zu einem Hämatom mit nachfolgender Gewebenekrose, so ist grundsätzlich eine Haftung des behandelnden Arztes bzw. des Krankenhausträgers zu bejahen (OLG Düsseldorf, Urteil vom 06.12.1984, AZ: – 8U 217/82).

Urteil 5: BGB § 276 Vertragsverletzung Arztvertrag

Ist die Schädigung des Patienten Folge eines Fehlers im pflegerischen Bereich des Krankenhauses, hat der Arzt dafür grundsätzlich nicht einzustehen (OLG Düsseldorf, Urteil vom 05.02.1987, AZ: 8U 112/85).

Urteil 6: Notfallbehandlung wegen einer Gangrän

Bei einer diabeteskranken Patientin entstand eine Gangrän, was eine Notfallbehandlung erforderte. Dem Pflegedienst wurde vorgehalten, die Veränderung am Fuß nicht rechtzeitig erkannt und falsch behandelt zu haben. Von Patientenseite wurde behauptet, dass der Pflegedienst nicht auf die Notwendigkeit einer frühzeitigen ärztlichen Behandlung hingewiesen habe. Die Klage wurde jedoch nur aufgrund lückenloser Dokumentation vom Gericht abgewiesen (AG Neuss, Urteil vom 08.11.2000, AZ: 37C 7054/99).

Hinweise für die Praxis

- Dokumentieren Sie im Schadensfall korrekt die Umstände und die eingeleiteten Maßnahmen, um bei einer Klage gegen die Einrichtung oder gegen Sie Ihr korrektes Handeln beweisen zu können.
- Wie verhalte ich mich, wenn die Situation für mich nicht verantwortbar ist, da eine Gefährdung der Patienten vorliegt? Richten Sie Ihre Bedenken bezüglich der mangelnden Versorgungsqualität und der für Sie nicht tragbaren Organisationsverantwortung schriftlich an die Hygienebeauftragte bzw. die Pflegedienstleitung.
- Pflege- und Hygienefehler: Sollten sie durch die handelnden Personen bemerkt werden, müssen sie sofort an die zuständige Leitung, den behandelnden Arzt bzw. den Hygienebeauftragten weitergegeben werden, um somit ein schnelles Eingreifen und die Korrektur des Fehlers zu ermöglichen. Die gesamten Abläufe vom Fehler bis zur Korrektur müssen lückenlos dokumentiert sein. Es ist anzuraten, auch den zuständigen Kostenträger lückenlos und transparent über den Sachverhalt aufzuklären. Ein Nichtbekanntgeben und Anzeigen von Fehlern hat weitreichende strafrechtliche, haftungsrechtliche sowie zum Teil arbeitsrechtliche Folgen.
- Beachten Sie bei strafrechtlichen Ermittlungen gegen Sie durch Polizei, Staatsanwaltschaft oder Richter, dass Sie sofort einen Rechtsanwalt konsultieren. Dieser gibt Ihnen Sicherheit in Fragen des Zeugnisverweigerungsrechts (§ 52 StPO) oder des Auskunftsverweigerungsrechts (§ 55 StPO). Bei Verweigerung der Aussage kann gegen Sie ein Zwangsgeld festgesetzt werden (OLG Hamm, Beschluss vom 20.01.2009 AZ: 5 Ws 24/09).

Hygienefehler

R. Höfert

R. Höfert, M. Schimmelpfennig, *Hygiene – Pflege – Recht*,
DOI 10.1007/978-3-642-30007-3_13,
© Springer-Verlag Berlin Heidelberg 2014

Gesetze und Vorschriften

Die hygienerechtlichen Grundlagen und Anforderungen an alle Beteiligten
ergeben sich aus folgenden Gesetzen und Verordnungen:

- Infektionsschutzgesetz (IfSG)
- Richtlinien des Robert Koch-Institutes (RKI) und der Kommission
  für Krankenhaushygiene und Infektionsprävention
- Lebensmittel- und Bedarfsgegenständegesetz
- Jugend- und Arbeitsschutzgesetz
- Mutterschutzgesetz
- Strahlenschutzverordnung
- Medizinproduktegesetz
- Vorschriften der Hygieneverordnungen der Länder
- Landeskrankenhausgesetze
- Unfallverhütungsvorschriften
- Auflagen der Berufsgenossenschaften

Erläuterung

Die noch immer zu hohe Zahl von 500.000 nosokomialen Infektionen jährlich in Deutschland muss alle Beteiligten zu einem weiteren Engagement in
der Infektionsprophylaxe und -therapie veranlassen. Jährlich wiederkehren-
de Pressemeldungen zu krankenhausbedingten Infektionen mit tausenden
Toten verunsichern die Bevölkerung und geben dringenden Handlungsbe-
darf. Die Forderungen einer sachgemäßen Hygiene betreffen Krankenhaus,
Altenheim und die ambulante Pflege mit den Maßnahmen der Infektionsverhütung.

   Seit 01.07.2009 besteht eine Meldepflicht für Methicillin-resistente
Stämme von Staphylococcus aureus (MRSA) und mit dem Infektions-

schutzgesetz i. d. F. vom 28.07.2011 werden die Anforderungen zur Vorbeugung übertragbarer Krankheiten, zur Früherkennung und Verhinderung der Verbreitung klar definiert.

Das Infektionsschutzgesetz stellt an die Pflegenden hinsichtlich Vorbeugung, Erkennung und Weiterverbreitung von Infektionen hohe Anforderungen, insbesondere bezüglich des Qualitätsmanagements, der Hygiene, des Fehlermanagements im Fokus nosokomialer Infektionen. Hierzu gehören auch die erforderlichen Hygiene-Schulungen des Personals und die sektorenübergreifende Informationsweitergabe.

Fallbeispiele und Urteile

Fallbeispiel 1: MRSA im Altenpflegeheim

Zwei Altenheimbewohnerinnen haben MRSA. Die Altenpflegerin weist den Träger mehrfach darauf hin, dass diesbezüglich Meldepflicht besteht. Dieser unternimmt nichts. Nachdem die Altenpflegerin Meldung beim Gesundheitsamt erstattete, erhält sie eine Abmahnung wegen Störung des Betriebsfriedens.

Weitere Fälle von Hygienefehlern im rechtlichen Sinne sind u. a.:

- Vorbereitung von Desinfektionslösungen für mehr als 24 Stunden im Voraus
- Verwendung nicht-geschlossener Harnableitungssysteme
- Zu lange andauerndes Liegenlassen intravenöser Katheter und deren falsche Handhabung
- Einsatz von kontaminierten Inhalatoren und Beatmungsgeräten
- Verbandwechsel mit Kontamination des Umfeldes
- Aseptische Operationen in einem nicht ausreichend desinfizierten Operationssaal
- Mangelnde Händedesinfektion, keine sterilen Handschuhe
- Inhalations- und Verneblungsgeräte mit Leitungswasser gefüllt

Urteil 1: Haftung der Einrichtung

Eine Einrichtung hat für die Folgen einer Infektion aus einem beherrschbaren Bereich einzustehen, sofern sie sich nicht dahingehend zu entlasten vermag, dass sie alle organisatorischen und technischen Vorkehrungen gegen vermeidbare Keimübertragungen getroffen hat (BGH, Urteil VersR 1991, S. 467 ff.).

Urteil 2: Wahl des falschen Operationssaales

Eine Mamma-Operation wurde in einem Operationssaal durchgeführt, in dem zuvor eine Blinddarmoperation stattgefunden hatte. Bei der brustoperierten Patientin trat anschließend eine Infektion auf. Das Kammergericht sah einen groben Behandlungsfehler darin, dass die Operation in einem Saal stattfand, in dem zuvor eine Blinddarmoperation stattgefunden hatte. Außerdem fehlte die Sterilitätskontrolle der Instrumente (KG Berlin, Urteil vom 17.04.1980).

Urteil 3: unzureichende Händedesinfektion

»Die unzureichende Desinfektion der Hände verstößt gegen elementare Behandlungsregeln und stellt einen groben Behandlungsfehler dar. Wird ein solcher festgestellt, muss der Arzt den Beweis erbringen, dass der eingetretene Schaden nicht auf diesem groben Fehler beruht. (OLG Düsseldorf)«

Ein Patient forderte von einem niedergelassenen Chirurgen wegen Teilversteifung des Ellbogens mit 20%iger Erwerbsminderung die Zahlung von Schmerzensgeld. Das OLG gab der Klage statt, nachdem die Beweisaufnahme ergeben hatte, dass der Beklagte nach der Untersuchung zweier anderer Patienten bei dem Kläger eine Injektion im Bereich des rechten Ellbogens vorgenommen hatte, ohne zuvor seine Hände desinfiziert zu haben. Dieses insbesondere, da sich die Nadel nach der Einführung von der Spritze gelöst hatte und vom Arzt wieder aufgesetzt wurde. Der Patient bekam eine schwere Entzündung des Ellbogens und musste zweimal stationär im Krankenhaus behandelt werden (OLG Düsseldorf, Urteil vom 04.06.1987, AZ: 8U 113/85).

Urteil 4: Infektion nach Blasenspiegelung

Nach einer Zystoskopie wurden Pyocyaneusbakterien im Urin festgestellt. Bei der Spiegelung selbst war der Patient völlig ohne Befund. Da das restliche zur Füllung verwendete Wasser jeweils erst am nächsten Tag mit neuem Wasser aufgefüllt und nur einmal wöchentlich der Glasbehälter sterilisiert wurde, sah das OLG Münster eine Verletzung der notwendigen sterilen Vorkehrungen. Die Infektion samt Nebenhodenentzündung wurde als ersatzpflichtiger Schaden anerkannt (OLG Münster, Urteil vom 25.02.1982).

Urteil 5: Tod nach Kaiserschnitt

Verurteilt wurde eine städtische Klinik zu Schadenersatz, weil sie den Tod einer Patientin verschuldet habe. Hiermit wurde der Klage der Hinterbliebenen stattgegeben und ein anders lautendes Urteil des LG Oldenburg geändert. Eine 29-jährige Frau starb nach einer Kaiserschnittentbindung an einer Streptokokkeninfektion. Wie sich nachträglich herausstellte, war ein OP-Helfer eingesetzt, der mit Streptokokken infiziert war. Es waren in der Klinik zuvor bereits mehrere derartige Infektionsfälle aufgetreten. Auch hatte man den OP-Helfer bereits als Träger erkannt und aus dem OP-Team genommen. Nach einer Penicillintherapie und drei negativen Kontrolluntersuchungen hatte der OP-Helfer dann 3 Wochen vor der fraglichen Operation seinen Dienst wieder aufgenommen.

Begründung: Das Gericht sah einen groben Behandlungsfehler der Klinikleitung darin, dass diese nicht bereits bei Auftreten der ersten Infektion alle Chefärzte der Klinik über die Infektion informiert hatte. Die Einstufung als grober Behandlungsfehler führe im Übrigen zu einer Umkehr der Beweislast, so das Gericht: Nicht die Kläger müssten beweisen, dass sich die Verstorbene beim OP-Helfer angesteckt habe, sondern die Klinik müsse den Entlastungsbeweis führen. Dieses sei ihr nicht gelungen. Daher schulde sie grundsätzlich Schadenersatz.

Die Kläger (Kind und Ehemann) haben neben einem Schmerzensgeld von insgesamt DM 100.000,- die Erstattung der Beerdigungskosten sowie die Leistung von Schadenersatz (Renten) gefordert. Darüber hinaus: Für das Kind eine Rente bis zur Vollendung des 7. Lebensjahres von DM 932,29, bis zur Vollendung des 12. Lebensjahres von DM 860,94 und anschließend bis zur Vollendung des 18. Lebensjahres von DM 787,89 monatlich zu zahlen, an den Ehemann eine Rente zu zahlen, und zwar monatlich bis zur Vollendung des 7. Lebensjahres des Kindes DM 1.864,54, bis zur Vollendung des 12. Lebensjahres DM 1.721,90 und anschließend bis zur Vollendung des 18. Lebensjahres DM 1.575,78 sowie festzustellen, das die Beklagten als Gesamtschuldner verpflichtet sind, an den Ehemann ab Vollendung des 18. Lebensjahres des Kindes, fortlaufend bis zum Jahre 2047 eine angemessene monatliche Rente zu zahlen und dem Kind nach Vollendung des 18. Lebensjahres eine angemessene monatliche Rente zu zahlen, sofern ihm dann noch Unterhaltsansprüche gegen seine noch lebende Mutter zustehen würden (OLG Oldenburg, Urteil vom 03.12.2002, AZ: 5U 100/00).

> **Urteil 6: mangelnde Hygienestandards**
> Eine Notärztin hatte vor einer Injektion keine Desinfektion durch-
> geführt. Die Patientin bekam eine Sepsis und musste wochenlang
> stationär behandelt werden. Nekrotisierendes Bindegewebe an beiden
> Armen führte zu Verwachsungen und Narbenbildungen. Das Urteil
> verweist darauf, dass auch in Notfällen die Standards (Einweghand-
> schuhe und Desinfektion der betroffenen Hautstelle) einzuhalten sind.
> € 10.000,- Schmerzensgeld (OLG Naumburg, AZ: 1U 86/08).

Eine Haftung wegen fehlender oder mangelnder Aufklärung über Infektionsrisiken durch Hygienemängel ist in den Fällen gegeben, in denen sich
die Ursache zwischen Hygienemangel und eingetretenem Schaden nicht
exakt abgrenzen lässt.

Hinweise für die Praxis

- Einwegmaterial ist für die einmalige Verwendung gedacht. Resterili-
  sierte Einwegprodukte gefährden die Sicherheit des Patienten.
- Teilen Sie in entsprechenden Fällen Ihre Bedenken dem behandelnden Arzt bzw. der Abteilungsleitung mit.
- Beachten Sie, dass Hygienepläne nicht gleichzeitig Desinfektionspläne sind und eine zeitnahe Dokumentation der Maßnahmen
  erforderlich ist.
- Orientieren Sie sich am MRSA-Maßnahmenplan in Gesundheitseinrichtungen der Deutschen Gesellschaft für Krankenhaushygiene
  (DGKH) sowie an der Empfehlung der Kommission für Krankenhaushygiene und Infektionsprävention (KRINKO) zu personellen
  und organisatorischen Voraussetzungen zur Prävention nosokomialer Infektionen.

Hygienemanagement

M. Schimmelpfennig

R. Höfert, M. Schimmelpfennig, *Hygiene – Pflege – Recht*,
DOI 10.1007/978-3-642-30007-3_14,
© Springer-Verlag Berlin Heidelberg 2014

Gesetze und Vorschriften

- Z. B. Sozialgesetzbuch (SGB) V (§ 135 a)
- Sozialgesetzbuch (SGB) XI (§ 80)

Erläuterung

Hygiene ist ein unverzichtbarer Baustein der Qualitätssicherung. Die Einrichtungen des Gesundheitswesens sind zur Qualitätssicherung verpflichtet. Sie haben ihre Leistungen gemäß gesetzlichem Auftrag nach den anerkannten Standards und Regeln der Medizin und Pflegewissenschaft zu erbringen und weiterzuentwickeln. Nach diesen Regeln ist qualitätsgesichertes Arbeiten ohne Einhaltung der Hygiene nicht möglich.

Damit Hygiene funktioniert, müssen die hierfür nötigen Voraussetzungen und Prozesse etabliert, organisiert und kontrolliert werden. Alle Maßnahmen, die dazu dienen, sind Teil des Hygienemanagements.

Wichtig ist, dass in das Hygienemanagement alle für die Hygiene bedeutsamen Entscheidungsträger und Anwender einbezogen werden, weil Hygiene sonst nicht funktionieren kann.

Nach Lengemann (modifiziert) kann man sich ein gutes Hygienemanagement so vorstellen (◘ Tab. 14.1):

◻ Tab. 14.1 Hygienemanagement

Hygienekommission/ Hygieneteam bestehend aus:	Definiert hygiene-relevante Bereiche	Legt Maßnahmen fest
Einrichtungsleitung	Intensiv- bzw. Normalstationen der verschiedenen Disziplinen	Hygienekommissionssitzungen/ Teambesprechungen
Ärztliche Leitung	Funktionsabteilungen/ Funktionsräume	Festlegung der Hygienestandards
Pflegedienstleitung	Wohn-/Pflegebereiche	Erstellung der Hygienepläne
Personalvertretung	Wohnbereichsküchen/ -bäder	Hausbegehung
Betriebsärztlicher Dienst	Reinigungsdienst Verschiedene Küchenbereiche	Erfassung des Ist-Zustandes
Krankenhaushygieniker bzw. Hygieneabteilung bzw. Hygienefachkraft bzw. Hygienebeauftragter	Lagerräume Wäscherei	Besprechung des Ist-Zustandes
Hauswirtschaftsleitung/ Reinigungsdienst	Abfallentsorgung	Soll-Ist-Abgleich
Küchenleitung	Verwaltungsräume	Festlegung des Produktsortimentes
Wäschereileitung	Raumlufttechnische Anlagen	Einsatz von Dosiertechnik
Technische Leitung		Erarbeitung von: Desinfektionsplänen, Reinigungsplänen, Trinkwasserversorgung, Hautschutzplänen, Waschanleitungen
Wirtschaftsleitung		Fragebögen/ Checklisten etc.
Ggf. externe Berater		Personalschulungen

◘ Tab. 14.1 (Fortsetzung)

Hygienekommission/ Hygieneteam bestehend aus:	Definiert hygienerelevante Bereiche	Legt Maßnahmen fest
Ggf. externe Dienstleister		Kontrolle der Maßnahmen
		Überarbeitung des Hygieneplanes/des Hygienekonzeptes
Die Hygienekommission/ das Hygieneteam (oder eine themenbezogene beauftragte Untergruppe)	Definiert die hygienerelevanten Bereiche und die hier jeweils geltenden Hygienestandards	Erarbeitet bereichsbezogene Maßnahmenkataloge (einschließlich Ausbruchsmanagement), sorgt für angemessene Dokumentation und sichert durch Schulungen und sachgerechte Kontrolle die Qualität der Hygiene

Fallbeispiele und Urteile

Fallbeispiel 1: Händedesinfektionsmittelverbrauch

In einem Altenpflegeheim erhält der Leiter des Einkaufs Besuch vom Außendienst eines Händedesinfektionsmittelherstellers. Dieser macht ein preislich sehr gutes Angebot zur Umstellung des Händedesinfektionsmittels im Haus. Auf dieses Angebot geht der Einkäufer ein, ohne sich hierzu mit der Hygienefachkraft und den Anwendern abzustimmen.

Im Ergebnis »spart er scheinbar doppelt«, weil das neue Produkt viel billiger ist und gleichzeitig der Verbrauch rapide abnimmt, weil das Produkt wegen schlechter Verträglichkeit vom Personal nicht akzeptiert wird. Dies führt zur Halbierung des Verbrauchs, der damit deutlich

▼

unter dem Schnitt vergleichbarer Einrichtungen liegt. Damit sinken zwar die Ausgaben für Händedesinfektionsmittel, aber das Haus begeht ein nachweisbares und haftungsrelevantes Organisationsverschulden dadurch, dass der Händedesinfektionsmittelverbrauch pro 24 Stunden und Bett so niedrig liegt, dass eine mangelhafte Händedesinfektion bei Verrichtungen am Patienten belegbar wird.

Fallbeispiel 2: private Kleidung als Dienstkleidung birgt Risiko

Zur Unterstreichung der Corporate Identity soll einheitliche Dienstgrundkleidung beschafft und getragen werden. Der Einkauf wählt Modelle aus einem Mischgewebe, die weder den ästhetischen Ansprüchen noch den Anforderungen an den Tragekomfort seitens des Personals entsprechen, weil das Gewebe nicht ausreichend atmungsaktiv ist und zu vermehrtem Schwitzen führt.

Im Ergebnis werden die Bekleidungsvorschriften unterlaufen, indem private Dienstkleidung getragen wird, die sich das Personal von zu Hause mitbringt und überdies auch zu Hause wäscht.

Damit ist weder dem Wunsch des Trägers nach einem einheitlichen Erscheinungsbild seines Personals Rechnung getragen noch den hygienischen Anforderungen an die Wäscheaufbereitung gemäß der BGR 500, derzufolge infektionsverdächtige Wäsche vom Arbeitgeber einer desinfizierenden Aufbereitung zuzuführen ist.

Fallbeispiel 3: Hygieneregeln gelten auch für den Reinigungsdienst

Aus Ersparnisgründen ist die Hausreinigung an einen Fremddienstleister vergeben worden. Dieser schreibt seinem Personal sehr hohe Quadratmeter-Reinigungsleistungen pro Zeiteinheit vor, die bei guter Arbeit praktisch kaum zu schaffen sind. Überdies beschäftigt er schlecht angelerntes Personal mit fehlenden Sprachkenntnissen, das nicht in der Lage ist, die Fachinformationen und Dosierempfehlungen der Reinigungsmittelhersteller zu lesen, zu verstehen und zu beachten.

Im Ergebnis sinkt die Reinigungsleistung und es wird mit undefinierten Reinigungs- und Desinfektionslösungen gearbeitet, mit denen eine sichere Reinigung und Desinfektion nicht gewährleistet werden kann.

Fallbeispiel 4: energiesparendes Pflegeheim

Das Haus soll Energie sparen und will sich nach außen als »ökologisches Pflegeheim« präsentieren. Deshalb wird neben anderen Maßnahmen von der technischen Abteilung die Temperatur im Warmwasserspeicher auf 40° C heruntergefahren.

Im Ergebnis verschlechtern sich die Befunde der Trinkwasserbeprobung, es treten Legionellen im Leitungssystem auf. Zwei Bewohner erkranken an der Legionärskrankheit.

Hinweise für die Praxis

- Alle Berufsgruppen mit einbeziehen. Hygiene kann nur funktionieren, wenn jede Berufsgruppe in der Einrichtung ein Hygienebewusstsein hat und bereit ist, frei von Standesdünkel mit allen anderen Berufsgruppen zusammenzuarbeiten. Niemand hat ein »Hygienemonopol«, niemand kann Hygiene allein sichern!

- Diese Haltung muss sich auch in der gegenseitigen Wertschätzung aller Berufsgruppen ausdrücken. Wenn die Reinigungskraft »nur unsere Putze« ist und das Hauswirtschaftspersonal als »Tablettträger« diffamiert wird, darf man sich über mangelndes Hygieneverhalten dieser Kolleginnen und Kollegen nicht wundern.

- Es gibt keine Hygiene erster und zweiter Klasse! Es gibt nur Hygiene insgesamt oder gar keine! Jeder, der an seinem Platz seine Arbeit gewissenhaft und gut erledigt, trägt zur Hygiene bei und leistet seinen Beitrag zur Verhinderung einrichtungsbezogener Infektionen.

- Verbesserungsvorschläge sind von allen erwünscht. Entscheidend ist die Bereitschaft zum Dialog in alle Richtungen. Jeder darf Vorschläge machen, jeder (Verbesserungs-)Vorschlag wird bereitwillig angehört und bedacht und der Ranghöhere hat nicht automatisch Recht.

- Es gilt: Wenn ich etwas erreichen will, muss ich Betroffene zu Beteiligten machen.

- Sparen Sie nicht am Material! Und es gilt auch: »Billig ist zu teuer«! Gerade in der Hygiene benötige ich Materialien, auf die ich mich verlassen kann. Ein Handschuh, der schon beim Anziehen reißt, der Mundschutz, der nur aussieht, als wäre er einer, aber pergamentdünn ist, und auch der Einmalkittel, der schon das Anlegen nicht beschädigungsfrei übersteht (alles eigene Erfahrungswerte der Autoren), ist rausgeworfenes Geld. Gute Arbeit braucht gutes Werkzeug (und die Menschen, die damit richtig umgehen können).

Hygienepläne

M. Schimmelpfennig

R. Höfert, M. Schimmelpfennig, *Hygiene – Pflege – Recht*,
DOI 10.1007/978-3-642-30007-3_15,
© Springer-Verlag Berlin Heidelberg 2014

Gesetze und Vorschriften

— Infektionsschutzgesetz (IfSG)
— Technische Regel für biologische Arbeitsstoffe (TRBA) 250
— Landeshygieneverordnungen

Erläuterung

Hygienepläne sind Dokumente, deren Form nicht vorgeschrieben ist. Sehr wohl festgelegt sind hingegen Inhalt und Umfang, die sich aus der Definition des Hygieneplanes ergeben.

> Danach umfasst der Hygieneplan alle einrichtungsspezifischen hygiene-relevanten Abläufe und Prozesse, die in der Einrichtung erbracht werden.

Die Pläne müssen bereichsbezogen Angaben darüber machen, wie die zu erbringenden Leistungen hygienisch so auszuführen sind, dass Infektionsgefahren für Patienten wie Personal auf das unvermeidbare Restrisiko vermindert werden. Inhaltlich sind sie unter Wahrung der anerkannten Standards der Hygiene zu gestalten,

— insbesondere angelehnt an die Richtlinien und Empfehlungen des Robert Koch-Institutes,
— anerkannte Lehrmeinungen, wie sie ihren Niederschlag in entsprechenden Lehrbüchern und Normen finden, sowie
— Angaben und Empfehlungen entsprechender Fachgesellschaften, wie z. B. der Deutschen Gesellschaft für Hygiene und Mikrobiologie (DGHM), des Verbundes für angewandte Hygiene (VAH), der Deutschen Veterinärmedizinischen Gesellschaft (DVG) im Lebensmittel- und Küchenbereich und des Deutschen Verbands des Gas- und Wasserfaches im Bereich Haustechnik und Installation (DVGW).

> Der Hygieneplan sollte nur Abläufe beschreiben, die in der Einrichtung tatsächlich vorkommen. Wenn also z. B. im Haus keine Wäscherei vorhanden ist, sollte es auch kein diesbezügliches Kapitel im Hygieneplan geben. Ein Haus, das Tierhaltung in der Pflege betreibt, braucht dafür ein entsprechendes Kapitel im Hygieneplan. Wo keine Tiere gehalten werden (und auch keine Therapiehunde zu Besuch kommen), ist dies entbehrlich.

Warum betonen wir das so nachdrücklich? Weil man immer wieder erleben kann, dass z. B. im Büro der Einrichtungsleitung ein dicker Ordner steht, auf dem in großen Buchstaben »Hygieneplan« draufsteht und in dem zu allem etwas steht, auch zu Dingen, die in der Einrichtung gar nicht vorkommen. Aber: niemand kennt diesen Plan, niemand liest diesen Plan – er wird nicht gelebt – eben nur ein »Vorzeigeexemplar«.

Damit wir uns nicht missverstehen: Natürlich kann man sich an Musterhygieneplänen orientieren, wie sie von zahlreichen Anbietern von Hygieneprodukten zur Verfügung gestellt werden, manche dieser Pläne sind sehr gut, aber mindestens muss man sich die Mühe machen, solche Pläne einrichtungsbezogen anzupassen, d. h. entfernen, was das eigene Haus nicht betrifft und das, was für die Einrichtung in Frage kommt, auf die konkreten Arbeitsabläufe in der Einrichtung beziehen.

■ **Der Hygieneplan sollte für alle Mitarbeiter frei zugänglich sein**

Ein wichtiger Hinweis, wie ernst der Hygieneplan in der eigenen Einrichtung genommen wird, ist übrigens seine Verfügbarkeit für jedermann, sei es in Papierform in jeder Funktionseinheit oder hinterlegt im Intranet und seine Benutzung. Es ist entlarvend, wenn der Plan zwar im Intranet steht, aber nie aufgerufen wird, oder bei der Begehung ein druckfrisches Exemplar vorgezeigt wird, in das offensichtlich noch nie jemand hineingeschaut hat.

Fallbeispiele und Urteile

Fallbeispiel 1: mündlicher Hygieneplan
Ein Arzt teilt dem Hygieneinspektor des Gesundheitsamtes bei der Praxisbesichtigung auf die Frage nach dem Hygieneplan mit, dieser existiere nur mündlich. Diese Aussage ist nicht akzeptabel. Ein Hygieneplan muss nachvollziehbar und überprüfbar sein und daher stets in schriftlicher oder elektronischer Form vorliegen.

Fallbeispiel 2: kein Hygieneplan

Ein Arzt hatte keinen Hygieneplan für seine Praxis. Anlässlich einer Injektion in den Deltamuskel kam es zu einem Staphylokokkenabszess bei einer Patientin. Der BGH hat in seinem Urteil (AZ: VI ZR 158/06) ausgeführt, das Fehlen des gesetzlich vorgeschriebenen Hygieneplanes stelle (neben anderen erheblichen Hygienemängeln in dieser Praxis) einen erheblichen Mangel dar, der zur Beweiserleichterung (Beweislastumkehr) zugunsten der Patientin führte.

Fallbeispiel 3: Hygieneplan bei Noroviren

In einem Altenpflegeheim gibt es einen Ausbruch von Brechdurchfall verursacht durch Noroviren. Der Hygieneplan der Einrichtung enthält kein Kapitel darüber, wie mit Ausbruchsgeschehen umzugehen ist, und gibt auch keine Hinweise für den Umgang mit Noroviren (beispielsweise die Verwendung noroviruswirksamer Händedesinfektionsmittel). In diesem Fall ist der Hygieneplan um die Kapitel »Ausbruchsmanagement« und »Erreger mit besonderen Eigenschaften« zu ergänzen.

Fallbeispiel 4: Hygieneplan bei multiresistenten Erregern

Schwester Susanne, die erst seit 3 Wochen in der Einrichtung beschäftigt ist, übernimmt aus dem geriatrischen Krankenhaus eine 86-jährige Diabetikerin mit ausgedehnter MRSA-besiedelter Gangrän am rechten Fuß auf ihren Wohnbereich. Als sie in den Hygieneplan schaut, um sich mit dem Management multiresistenter Erreger in ihrer neuen Einrichtung vertraut zu machen, stellt sie fest, dass hierüber keine Angaben zu finden sind. Auf Nachfrage wird ihr erklärt: »Da musst du Robert von Station 5 fragen, der kennt sich damit am besten aus.« Dumm nur, dass Robert gerade dienstfrei hat.

Fallbeispiel 5: Hygieneplan bei neuem Arbeitgeber

Pfleger Horst fragt bald nach Dienstantritt bei seinem neuen Arbeitgeber nach dem Hygieneplan für seinen Wohnbereich und erhält als Antwort: »Das sind die beiden bunten DIN A4-Blätter, die im Pflegearbeitsraum über der Spüle hängen, du weißt schon, wo drauf steht, was wann mit was desinfiziert wird.«

▼

Das ist eine grobe Fehlinformation. Denn was Pfleger Horst da als Hygieneplan »verkauft« wurde, ist nur der Desinfektionsplan. Der ist aber lediglich ein Kapitel aus dem Hygieneplan und nicht der Hygieneplan selbst. Hinzu kommt noch, dass die auf dem Desinfektionsplan angegebenen Produkte im Haus gar nicht mehr verwendet werden, wie Horst mit Blick in das Desinfektionsmittellager feststellt.

Hinweise für die Praxis

- Der Hygieneplan Ihrer Einrichtung ist ein wertvolles Hilfsmittel zum sicheren Arbeiten, das Ihnen bei Beachtung Schutz vor Infektionen und Haftungsansprüchen geben kann.
- Achten Sie darauf, dass darin für jede der von Ihnen verlangten Tätigkeiten Angaben über deren einwandfreie hygienische Erledigung gemacht werden. Zum Teil kann sich der Hygieneplan mit den Pflegestandards überschneiden. Wenn z. B. im Standard »Grundpflege«, »Verbandswechsel« oder »Katheterismus« die Angaben zu deren hygienischer Erledigung bereits enthalten sind, reicht im Hygieneplan der Verweis auf den Pflegestandard.
- Achten Sie auf die Aktualität des Hygienestandards. Wenn Ihnen Lücken oder Mängel auffallen, sprechen Sie mit der/dem Hygienebeauftragten Ihrer Einrichtung darüber.
- Für die Praxis sollte klar geregelt sein, wer für die Pflege und Aktualisierung des Planes zuständig ist und mit wie viel Zeit diese Person für diese Aufgabe freigestellt ist.
- Auf jedem Hygieneplan sollte immer die letzte Aktualisierung vermerkt sein.

Infektionsschutzgesetz (IfSG)

M. Schimmelpfennig

R. Höfert, M. Schimmelpfennig, *Hygiene – Pflege – Recht*,
DOI 10.1007/978-3-642-30007-3_16,
© Springer-Verlag Berlin Heidelberg 2014

Gesetze und Vorschriften

– Infektionsschutzgesetz (Gesetz zur Verhütung und Bekämpfung von Infektionskrankheiten beim Menschen vom 20.07.2000 in der Fassung vom 20.04.2013)

Erläuterung

Das IfSG ist **das** grundlegende und bundesweit gültige Gesetz zum Schutze des Menschen vor Infektionskrankheiten. Sein Zweck ist es laut § 1 übertragbaren Krankheiten beim Menschen vorzubeugen, Infektionen frühzeitig zu erkennen und ihre Weiterverbreitung zu verhindern.

Die Zusammenarbeit der politisch Verantwortlichen und der verschiedenen Partner im Gesundheitswesen zu diesem Zweck soll durch das Gesetz entsprechend dem aktuellen Stand der medizinischen und epidemiologischen Wissenschaft und Technik gestaltet und unterstützt werden.

❯ Wichtige Paragraphen des IfSG, die Pflegende kennen sollten, finden Sie im ▶ Anhang des Buches. Das vollständige Gesetz finden Sie im Internet unter http://www.gesetze-im-internet.de/ifsg. Das IfSG gilt in allen Bundesländern.

Mit diesem Gesetz sollen die Voraussetzungen geschaffen werden, die Hygienequalität in Krankenhäusern und bei medizinischen Behandlungen zu verbessern. Insbesondere die Infektionen mit Krankheitserregern, die gegen Antibiotika resistent sind, sollen deutlich reduziert werden.

Auf der Grundlage dieses Gesetzes sind alle Bundesländer verpflichtet, Verordnungen zur Infektionshygiene und zur Prävention von resistenten Krankheitserregern in medizinischen Einrichtungen zu erlassen. Diese Verordnungen sollen Regelungen zum Vorhandensein von Hygienefach-

personal in Krankenhäusern sowie Auflagen zur Erstellung von Hygieneplänen beinhalten. Die Empfehlungen der Kommission für Krankenhaushygiene und Interventionsprävention (KRINKO) werden als geltender
Standard definiert. Der gemeinsame Bundesausschuss (GBA) wird verpflichtet, im Rahmen der Qualitätssicherung Richtlinien für geeignete
Maßnahmen zur Verbesserung der Hygienequalität vorzugeben.

- **Begriffsbestimmungen § 2**

Folgende Begriffe werden definiert:

1. Krankheitserreger, 2. Infektion, 3. übertragbare Krankheit, 4. Kranker,
5. Krankheitsverdächtiger, 6. Ausscheider, 7. Ansteckungsverdächtiger,
8. nosokomiale Infektion, 9. Schutzimpfung, 10. andere Maßnahme der spezifischen Prophylaxe, 11. Impfschaden, 12. Gesundheitsschädling, 13. Senti-
nel-Erhebung, 14. Gesundheitsamt

Viele dieser Begriffe werden täglich von uns verwendet, es lohnt sich
daher, zu wissen, was der Gesetzgeber darunter versteht, also die sog.
Legaldefinition zu kennen, denn im Zweifelsfall zählt diese und nicht die
»Privatdefinition« von »Lieschen Müller« oder »Dr. Müller«.

- **Meldepflichten in §§ 6–9**

Die Kenntnis der Meldepflichten ist existentiell, nicht zuletzt deshalb, weil
die Pflege durch Meldepflichten viel weniger berührt ist, als allgemein angenommen.

- § 6 enthält die Liste der meldepflichtigen Krankheiten und Tatbestände.
- § 7 die Liste der meldepflichtigen Krankheitserreger (durch das Labor)
  im Falle eines Labornachweises.
- § 8 benennt die zur Meldung verpflichteten Personen. Das sind zuerst
  die feststellenden bzw. behandelnden und leitenden Ärzte. Ist aber
  (noch) kein Arzt hinzugezogen worden, besteht für Pflegeberufe, die
  für die Berufsausübung oder die Führung der Berufsbezeichnung
  eine staatlich geregelte Anerkennung benötigen eine eigenständige
  Meldepflicht. (Das sind Gesundheits- und Krankenpfleger/innen,
  Krankenpflegehelfer/innen, staatlich examinierte Altenpfleger/innen
  und Altenpflegehelfer/innen, also umgangssprachlich die »Dreijähri-
  gen« und »Einjährigen«.)

▶ Sie müssen bei Nichthinzuziehung eines Arztes, was selten der Fall
sein dürfte, eigenständig Krankheiten melden, die im § 6 gelistet
sind, ferner den Verdacht auf oder die Erkrankung an einer mikrobiell bedingten Lebensmittelvergiftung oder akuten infektiösen
Gastroenteritis bei Lebensmittelpersonen oder ab zwei Fällen, wenn
ein Zusammenhang zwischen diesen Fällen vermutet wird.

Ein Zusammenhang zwischen zwei Fällen kann vermutet werden, wenn beispielsweise die Patienten ein Zimmer teilen oder auf der gleichen Station versorgt werden und dort Kontakt haben oder von den gleichen Pflegekräften oder Ärzten versorgt werden. Die eigenständige Meldepflicht besteht auch, wenn eine nicht näher erkannte bedrohliche Krankheit vorliegt, die auf einer Infektion beruht und eine Bedrohung für die Allgemeinheit darstellen kann. Ausbrüche fallen gleichfalls unter die eigenständige Meldepflicht der Pflegeberufe, die, wie gesagt, nur besteht, wenn und solange kein Arzt hinzugezogen wurde. (Schon um die Meldepflicht auf den Arzt zu verlagern, empfiehlt es sich also, ihn hinzuzuziehen.)

Bei wem auch immer die Meldepflicht liegt, er hat sie unverzüglich, d. h. ohne schuldhaftes Zögern, gegenüber dem örtlich zuständigen Gesundheitsamt zu erfüllen, spätestens innerhalb von 24 Stunden nach erlangter Kenntnis. So bestimmt es § 9 des IfSG.

- ### Rechte des Gesundheitsamtes § 16

Dieser Paragraph hat auch den Beinamen »Gummiparagraph«. Für viele stellt sich die Frage, was das Gesundheitsamt und ggf. das Ordnungsamt bei einer Infektionskrankheit oder bei Verdacht darauf eigentlich darf. Dies ist im § 16 geregelt und zwar in sehr allgemeiner und weitreichender Form. Da heißt es: »Werden Tatsachen festgestellt, die zum Auftreten einer übertragbaren Krankheit führen können, oder ist anzunehmen, dass solche Tatsachen vorliegen, so trifft die zuständige Behörde die notwendigen Maßnahmen zur Abwendung der dem Einzelnen oder der Allgemeinheit hierdurch drohenden Gefahren.«

Diese Formulierung ist sehr allgemein gehalten, was zu dem oben genannten Beinamen führte. Dieser Paragraph ermöglicht jede Maßnahme, sofern sie sachlich begründet und verhältnismäßig ist. Insbesondere ist der Behörde für die Durchführung ihrer Ermittlungen und Überwachung angeordneter Maßnahmen weitgehend uneingeschränkt Zugang zu Grundstücken, Räumen, Anlagen, Einrichtungen, Verkehrsmitteln, Gerätschaften, Materialien und Schriftstücken zu gewähren. Es besteht Auskunftspflicht für diejenigen, die zur Aufklärung des Sachverhaltes beitragen können. Anordnungen trifft normalerweise das Ordnungsamt auf Vorschlag des Gesundheitsamtes, bei Gefahr im Verzug kann das Gesundheitsamt auch selbst Anordnungen treffen, ggf. auch mündlich vorab mit Nachreichung in schriftlicher Form.

- ### Nosokomiale Infektionen und Resistenzen § 23

Hier werden diejenigen medizinischen Einrichtungen benannt, deren Leiter sicherzustellen haben, dass nosokomiale (einrichtungsbedingte) Infektionen und multiresistente Erreger nicht weiterverbreitet werden.

Erwartungsgemäß werden Krankenhäuser, Einrichtungen für ambulantes Operieren, Vorsorge- und Reha-Einrichtungen, Dialyseeinrichtungen, Tageskliniken sowie Entbindungseinrichtungen genannt und dann neben Arzt-, Zahnarzt- und sonstigen Praxen humanmedizinischer Heilberufe noch Behandlungs- oder Versorgungseinrichtungen, die mit den vorgenannt ersten sechs vergleichbar sind. Aber das ist sehr auslegungsfähig. Und es ist bedauerlich, dass insbesondere die stationäre (Alten-)Pflege nicht explizit genannt wird. Wissen wir doch, dass in Zeiten von DRGs (Fallpauschalen) immer mehr Krankenhauspatienten nach immer kürzerer Liegedauer und mit immer höherem Behandlungsaufwand in die stationären Pflegeeinrichtungen verlegt werden, bis dahin, dass es mittlerweile Altenpflegeheime mit Beatmungsstationen gibt. Spätestens da könnte man mit dem Begriff der vergleichbaren Einrichtung argumentieren.

> **Für die Pflegeberufe entlastend ist der ausdrückliche Bezug des Gesetzes auf die Einrichtungsleiter.** Das entbindet die Pflege nicht von ihrer Verantwortung für hygienisches Arbeiten, macht aber Hygiene gleichzeitig zur Chefsache.

Der Chef ist dafür verantwortlich, Personalstärke, Schulungen, Materialien und Abläufe so vorzuhalten und zu gestalten, dass hygienisches Arbeiten möglich ist. Und er hat durch Dienstanweisungen und Kontrollen sicherzustellen, dass dies auch geschieht. Bildhaft ausgedrückt heißt das, lediglich mit dem ausgestreckten Finger auf die Pflegekraft zu zeigen und zu behaupten: »Die ist schuld!« geht also nicht (mehr).

▪▪ Ambulante Operationszentren

In Krankenhäusern und Einrichtungen für ambulantes Operieren haben die Leiter auch sicherzustellen, dass vom Robert Koch-Institut (RKI) festgelegte nosokomiale Infektionen und Erreger mit (Multi-)Resistenzen fortlaufend erfasst und bewertet werden. Daraus sind sachgerechte Schlussfolgerungen hinsichtlich erforderlicher Präventionsmaßnahmen zu ziehen. Diese sind dem Personal mitzuteilen und das Personal ist in die Lage zu versetzen, diese umzusetzen.

Auch der Antibiotikaverbrauch in Krankenhäusern und Einrichtungen des ambulanten Operierens ist nach Maßgabe des RKI zu erfassen und unter Berücksichtigung der lokalen Resistenzsituation zu bewerten. Hieraus zu ziehende Konsequenzen sind gleichfalls dem Personal mitzuteilen und es ist zu befähigen, diese umzusetzen.

▪▪ Aufbewahrungsfrist

Die Aufzeichnungen bezüglich nosokomialer Infektionen, Resistenzen und des Antibiotikaverbrauchs sind 10 Jahre aufzubewahren und dem

Gesundheitsamt auf Verlangen einschließlich Bewertungen und Schlussfolgerungen vorzulegen.

Im § 23 ist auch niedergelegt, welche Einrichtungen des Gesundheitswesens innerbetriebliche Verfahrensanweisungen zur Infektionshygiene in Hygieneplänen zu erstellen haben und dass diese der infektionshygienischen Überwachung durch das Gesundheitsamt unterliegen.

Wichtig ist noch der Hinweis, dass die einzelnen Bundesländer in Präzisierung und Ergänzung des IfSG jeweils eigene Hygieneverordnungen erlassen haben. Es gibt also 16 davon, die hier darzustellen den Rahmen dieses Buches allerdings sprengen würde. Es lohnt sich aber für Pflegekräfte, die Landeshygieneverordnung des eigenen Bundeslandes zu kennen. Zumeist ist diese problemlos als pdf-Datei beim Gesundheitsministerium des jeweiligen Bundeslandes zu erhalten.

▪ Ermittlungen nach §§ 25 und 26

Steht fest oder ist anzunehmen, dass jemand an einer Infektionskrankheit erkrankt ist, dessen verdächtig, ansteckungsverdächtig oder Ausscheider ist oder ein Verstorbener dies war, so stellt das Gesundheitsamt die hierzu erforderlichen Ermittlungen an, insbesondere zu Art, Ursache, Ansteckungsquelle und Ausbreitung der Krankheit. Dies geschieht natürlich auch bei Ausbrüchen in Krankenhäusern und Pflegeeinrichtungen. Dabei kann auch das Pflegepersonal zu Auskünften und Informationen herangezogen werden und ist in diesem Falle auch auskunftspflichtig.

Bei Verstorbenen kann das Ordnungsamt auf Bitte des Gesundheitsamtes sogar die Obduktion (auch gegen den Willen der Angehörigen) anordnen, wenn dies zur Abklärung einer (vermuteten) Infektionskrankheit erforderlich ist.

▪ Absonderungsbestimmungen nach § 30 (Quarantäne)

Nicht zuletzt wegen der Seltenheit der Fälle kaum bekannt ist die Verpflichtung bzw. Möglichkeit der Ordnungsbehörde bzw. des Gesundheitsamtes, Menschen mit bestimmten Infektionskrankheiten nach IfSG ggf. auch gegen ihren Willen stationär in einem notfalls geschlossenen Krankenhaus oder einer (geschlossenen) Abteilung unterzubringen.

Zwingend vorgeschrieben ist das bei Lungenpest und bei von Mensch zu Mensch übertragbarem hämorrhagischen Fieber. Bei sonstigen Kranken, Krankheitsverdächtigen, Ansteckungsverdächtigen oder Ausscheidern kann dies erforderlichenfalls angeordnet werden. Tatsächlich ist der häufigste Fall einer solchen Maßnahme in Deutschland die (zwangsweise) Unterbringung von an offener Tuberkulose Erkrankten, namentlich dann, wenn der Bevölkerungsschutz anders nicht sichergestellt werden kann. Das wäre z. B. bei einem Wohnsitzlosen der Fall, der mit offener TBC durch das ganze Land zieht, als Alkoholiker immunsupprimiert ist, seine Medikamente nicht einnimmt und mit seinen Zechgenossen unter der Brücke oder in wechselnden Männerwohnheimen im Schlafsaal schläft.

Geschlossene TBC-Krankenanstalten gibt es in Deutschland nur zwei, nämlich für Männer in Parsberg und für Frauen in Bad Lippspringe. Bemerkenswerterweise darf in Deutschland ein Mensch zwar abgesondert, nicht aber gegen seinen Willen behandelt werden. Eine Behandlungsmotivation ergibt sich jedoch zumeist, wenn dem Erkrankten klar gemacht wird, dass seine Entlassung erst dann in Frage kommt, wenn er niemanden mehr gefährdet.

- **Berufliche Tätigkeitsverbote § 31**

Bei Gefahr im Verzug kann das Gesundheitsamt selbst, sonst über das Ordnungsamt, bei Vorliegen von Infektionsgefahren durch Kranke, Krankheitsverdächtige, Ansteckungsverdächtige und Ausscheider Tätigkeitsverbote für bestimmte Berufe oder berufliche Tätigkeiten aussprechen. Dies gilt insbesondere für die Angehörigen der Medizinal- und Lebensmittelberufe. So leuchtet ein, dass beispielsweise ein Pfleger mit offener TBC nicht arbeiten darf und auch ein Koch mit Noroviren infektion nicht. Ein Tätigkeitsverbot kommt nur in Betracht, wenn der Betroffene nicht ohnehin aufgrund seiner Beschwerden arbeitsunfähig erkrankt ist und hierüber dem Arbeitgeber eine ärztliche Arbeitsunfähigkeitsbescheinigung vorlegt. In diesem Fall greift auch die ganz normale Lohnfortzahlung. Wenn der Betroffene aber arbeitsfähig ist und nur zum Schutze Dritter auf Anordnung des Gesundheitsamtes nicht arbeiten darf, erhält er Lohnersatzleistungen gemäß § 56 IfSG. Falls es zur Gefahrenabwehr ausreichend ist, kann das Gesundheitsamt auch statt eines Tätigkeitsverbotes die Weiterarbeit unter bestimmten Auflagen zulassen.

- **Einhaltung der Infektionshygiene § 36**

Hier werden, zusätzlich zu den in § 23 genannten, weitere Einrichtungen benannt, die Hygienepläne zu erstellen haben und der infektionshygienischen Überwachung durch das Gesundheitsamt unterliegen. Und hier werden neben einer Reihe von verschiedenen Gemeinschaftseinrichtungen auch die Einrichtungen nach dem Heimgesetz, also auch die Alten- und Altenpflegeheime, ausdrücklich benannt.

Als Besonderheit ist zu erwähnen, dass Personen, die in ein Alten(-wohn) oder -pflegeheim oder bestimmte andere Gemeinschaftsunterkünfte aufgenommen werden, vor oder unverzüglich nach ihrer Aufnahme der Einrichtung durch ärztliches Attest nachzuweisen haben, dass bei ihnen keine ansteckungsfähige Tuberkulose vorliegt.

- **Anforderungen an Trink-, Schwimm- und Badebeckenwasser § 37**

Hier sei auf das Kapitel ▶»Trinkwasser« in diesem Buch verwiesen. Auch wenn Pflege für vieles zuständig ist und noch mehr gern für vieles verantwortlich gemacht wird, die Qualität von Schwimm- und Badebeckenwasser fällt nicht darunter.

- **Lebensmittelhygienische Aspekte gemäß §§ 42 und 43**

Hier sei auf das Kapitel ▶»Lebensmittelhygiene« in diesem Buch verwiesen.

- **Bußgeld- und Strafvorschriften nach § 73 ff**

Wer gegen seine gesetzlichen Verpflichtungen nach dem IfSG vorsätzlich oder fahrlässig verstößt, begeht eine Ordnungswidrigkeit und kann mit Bußgeld von schlimmstenfalls bis zu € 25.000,- rechnen.

Bei Vorsatz in bestimmten Fällen liegt keine Ordnungswidrigkeit, sondern sogar eine Straftat vor. Hierbei beträgt der Strafrahmen bis zu fünf Jahren Gefängnis oder Geldstrafe.

Die Kenntnis und Beachtung der eigenen Pflichten schützt daher nicht nur andere, sondern immer auch die Pflegekraft selbst.

Fallbeispiele und Urteile

Fallbeispiel 1: Meldepflicht

Schwester Marianne arbeitet im Wohnbereich A des Altenpflegeheims Mathildenstift. Im Wohnbereich sind zwei Bewohnerinnen an Durchfall erkrankt, die zwar nicht das Zimmer teilen, aber häufig zusammen den Tag verbringen. Aufgrund der freien Arztwahl hat jede von ihnen einen eigenen Hausarzt. Diese werden auch unabhängig voneinander zu ihren jeweiligen Patientinnen gerufen und leiten auch die jeweils erforderlichen therapeutischen Maßnahmen ein, wissen aber nichts vom jeweils anderen Fall des Kollegen. Für sie ist ihr jeweiliger Fall ein Einzelfall.

Da Schwester Marianne beide Bewohnerinnen versorgt, weiß sie um die zwei Erkrankungsfälle im Wohnbereich und weiß auch, wie innig die beiden Bewohnerinnen »zusammenhocken«, auch wenn sie nicht im gleichen Zimmer untergebracht sind. Damit handelt es sich, zunächst für die Ärzte nicht erkennbar, um zwei Fälle mit Verdacht auf Gastroenteritis und diese sind meldepflichtig. Schwester Marianne muss also entweder die Ärzte über diesen Zusammenhang informieren und um Erstattung der Meldung bitten oder selbst melden oder ihren Heimleiter informieren, denn dieser hat als Einrichtungsleiter gleichfalls eine Meldepflicht.

Fallbeispiel 2: »Gummiparagraph« § 16

Das Gesundheitsamt erhält eine anonyme Meldung, wonach im St. Antoniuskrankenhaus auf Station 4 ein tracheotomierter Patient sich mit einem MRSA im Bronchialsekret, in der Nase und auf der Haut ohne jede Schutz- oder Isoliermaßnahme frei auf Station bewegen darf. Er sucht auch das Besucherzimmer auf und benutzt die Patienteneküche.

Das Gesundheitsamt schickt daraufhin einen Gesundheitsaufseher vor Ort, um der Beschwerde nachzugehen.

Der Stationsleiter, Pfleger Hans H., erklärt daraufhin dem Gesundheitsaufseher auf dessen Fragen, er stehe für Auskünfte nicht zur Verfügung, und weigert sich, den Namen und das Patientenzimmer des Betroffenen mitzuteilen. Auch verweigert er die Einsicht in dessen Krankenakte und lehnt es ab, den Stationsarzt zu holen. Der habe schließlich Wichtigeres zu tun, als sich um solchen »Pille-Palle« zu kümmern, wie er die Ermittlung des Gesundheitsamtsmitarbeiters nennt.

Damit verhält sich Pfleger Hans klar gesetzwidrig, denn nach § 16 ist er verpflichtet, dem Gesundheitsaufseher alle Informationen zu geben, die er hat, um den Sachverhalt aufzuklären.

Er kann auch den Stationsarzt rufen und an diesen verweisen, wenn er unsicher ist, aber dem Vertreter des Gesundheitsamtes jegliche Unterstützung zu verweigern, geht nicht. Insoweit ist in diesem Fall auch der Verweis auf Datenschutz oder Schweigepflicht unzulässig.

Fallbeispiel 3: nosokomiale Infektionen und Resistenzen § 23

Bei Aufnahme eines neuen Patienten auf Station stellt Schwester Sigrid fest, dass der Patient Risikofaktoren erfüllt, die nach krankenhauseigenem Standard einen Eingangsabstrich auf MRSA erfordern würden. Diese Risikofaktoren werden von ihr in der Pflegeanamnese nicht dokumentiert, damit der Abstrich nicht gemacht wird, denn so ihre Befürchtung: »Wenn der positiv ist, geht der ganze Stress mit Isolierpflege los und dafür haben wir im Moment nun wirklich keine Kapazitäten.«

§ 23 verpflichtet die Krankenhäuser, vom RKI benannte multiresistente Erreger zu erfassen. Dazu gehört auch der MRSA. Erfasst werden kann der Keim nur, wenn auf ihn bei Vorliegen entsprechender Risikofaktoren auch untersucht wird. Indikationen zum Abstrich hat das RKI definiert und haben viele Krankenhäuser in ihren Aufnahmeregularien niedergelegt. Diese nicht zu beachten, um die Statistik zu schönen (nach dem

▼

Motto: »Was ich nicht finde, muss ich nicht dokumentieren«) oder zur Vermeidung des damit verbundenen pflegerischen Mehraufwandes, ist sachwidrig.

Im Fallbeispiel schadet Schwester Sigrid ihrem Krankenhaus zusätzlich, denn wenn ein Keim innerhalb der ersten 3 Tage eines Krankenhausaufenthaltes festgestellt wird, gilt er als »mitgebracht« und nicht als »nosokomial« (also in der Einrichtung erworben). Wird der Keim erst ab dem 4. Aufenthaltstag festgestellt, etwa weil ein Arzt den Abstrich unabhängig von formalen Eingangskriterien aus klinischen Gründen doch noch anordnet, zählt der Erreger automatisch als im Krankenhaus erworben und muss in der Statistik gemäß § 23 auch so ausgewiesen werden.

Fallbeispiel 4: berufliche Tätigkeitsverbote § 31
Tätigkeitsverbot aufgrund von Tuberkulose: In einem Krankenhaus arbeitet eine Krankenschwester aus Kasachstan im Rahmen eines Anpassungspraktikums für die Anerkennung ihrer Berufserlaubnis in Deutschland. Ihr geht es klinisch gut (bloß ein bisschen Husten, aber sie ist Raucherin) und sie fühlt sich arbeitsfähig. Aus organisatorischen Gründen des Krankenhauses wird sie erst 4 Wochen nach Tätigkeitsaufnahme betriebsärztlich untersucht. Da der Betriebsarzt weiß, dass Kasachstan ein Hochendemiegebiet für Tuberkulose ist, ordnet er sicherheitshalber bei fraglichem Auskultationsbefund eine Röntgenthoraxaufnahme an. Diese zeigt einen hochgradigen Verdacht auf eine offene Tuberkulose, die durch Erregernachweis im Sputum bestätigt wird.
Das Gesundheitsamt ordnet daraufhin für die betroffene Schwester ein Tätigkeitsverbot an, bis die Ansteckungsgefahr vorüber ist und nimmt zusätzlich Ermittlungen auf, welche Patienten von dieser Pflegekraft versorgt wurden, mit welchen Kollegen sie Kontakt hatte und welche Kontakte im Privatleben bestanden (sog. Umgebungsuntersuchung), um eine mögliche Ansteckung von Kontaktpersonen zu erkennen und die Weiterverbreitung der Tuberkulose zu verhindern.
Tätigkeitsverbot aufgrund von Rotaviren: Schwester Annegret erkrankt an Durchfall. Sie arbeitet auf einer Säuglingsstation. In ihrer Stuhlprobe werden Rotaviren nachgewiesen. Da Rotaviren für Säuglinge besonders gefährlich sind, könnte das Gesundheitsamt ihr gegenüber ein Tätig-

▼

keitsverbot aussprechen, bis sie wiederholte negative Stuhlproben vorlegt. Da Schwester Annegret aber sehr kooperativ ist und im Gespräch ein hohes Hygienebewusstsein erkennen lässt, darf sie unter der Auflage weiterarbeiten, sich nach jedem Aufsuchen der Toilette mit einem rotaviruswirksamen Händedesinfektionsmittel die Hände gründlichst zu desinfizieren.

Hinweise für die Praxis

- **Zusammenarbeit mit dem Gesundheitsamt:** Viele Einrichtungen haben immer noch die Tendenz, infektiologische oder hygienische Probleme vor dem Gesundheitsamt zu verstecken. Das ist nicht vertrauensbildend und verschlechtert das Klima des Dialogs, »wenn's brennt«. Viel besser ist es, nicht zu warten, bis das Gesundheitsamt angemeldet oder unangemeldet zur (anlassbezogenen) Begehung kommt, sondern die Chance zu nutzen, das Gesundheitsamt als beratenden Dienstleister zu verstehen und in Anspruch zu nehmen, frei nach dem Motto: »Houston, wir haben da ein Problem!« Wer im Vorfeld fragt, bei Zweifeln und Unsicherheiten mal von sich aus beim Gesundheitsamt anruft und um Rat und Hilfe bittet, hat im »Ernstfall«, etwa bei einem Ausbruchsgeschehen, klar die besseren Karten, allein schon deshalb, weil man sich schon kennt und (hoffentlich) schon einen positiven Eindruck voneinander gewonnen hat.
- **Austausch zwischen Einrichtung und Gesundheitsamt fördern:** Wenn das Image der Einrichtung beim Gesundheitsamt positiv geprägt ist, etwa: »Das Haus kennen wir, die kümmern sich von sich aus und kommen auf uns zu.«, ist die Zusammenarbeit eine ganz andere, als wenn das Image ist: »Die melden sich nicht mit Fragen, wollen am liebsten nicht wahrgenommen werden und treten nur mit uns in Kontakt, wenn es gar nicht mehr zu vermeiden ist.« Leider muss man sagen, dass es heute auch noch hin und wieder Gesundheitsämter gibt, die sich ähnlich negativ verhalten, den Dienstleistungsaspekt völlig außen vorlassen (klassische Auskunft: »Dafür sind wir nicht zuständig.«) und im Einsatzfall auftreten wie der Spieß vor der Kompanie. Trotzdem: Der Versuch einer selbst initiierten vertrauensvollen Zusammenarbeit mit dem Gesundheitsamt lohnt sich allemal!
- **Pflegende sind näher dran:** Wie das erste Fallbeispiel zur Meldepflicht zeigt, gibt es durchaus (und gar nicht selten) Situationen, in denen Pflegende bezüglich Häufungen von bestimmten Symptomen

oder Hinweisen auf mögliche Infektionskrankheiten früher und schneller erfahren, als die behandelnden Ärzte. Das liegt auch daran, dass sie oft einfach näher und häufiger dran sind am Geschehen und den besseren und häufigeren Patientenkontakt haben. Dies gilt sowohl im Krankenhaus als auch in der Pflegeeinrichtung oder im ambulanten Dienst. Sie sehen den Patienten täglich, der Arzt nicht unbedingt und sicher nicht im Heim oder im ambulanten Bereich. Und deswegen ist es wichtig, dass Sie die Ärzte über Erkenntnisse und Zusammenhänge informieren, die Sie haben und die dem Arzt bislang entgangen sind. Häufungen von Erkrankungen und Infektionen erkennen Sie in der Regel zuerst. Geben Sie solche Verdachtsmomente und Erkenntnisse unbedingt schnell und vollständig an die Ärzte und anderen Leitungskräfte in Ihren Häusern weiter!

- **Hygienemanagement ist Risikomanagement:** Wird eine aufgrund dieses Gesetzes von einer Pflegeperson festgestellte Unterbrechung in der Hygienekette, z. B. mangelnde Hände- oder Gerätedesinfektion, bei den Verantwortlichen angemahnt, so wird dies oft als »meckern oder besserwissen« verstanden. Lassen Sie sich dadurch aber nicht beirren – Sie handeln völlig korrekt. Von Vorgesetzten und anderen Mitarbeitern sollte dieser Hinweis auf Hygienefehler nicht als Besserwisserei abgewiesen werden, sondern er sollte als pflichtbewusste Wahrnehmung eines Risikomanagements gelten im Sinne der vertraglich geschuldeten Versorgungsqualität.

Infusion und Injektion

R. Höfert

R. Höfert, M. Schimmelpfennig, *Hygiene – Pflege – Recht*,
DOI 10.1007/978-3-642-30007-3_17,
© Springer-Verlag Berlin Heidelberg 2014

Gesetze und Vorschriften

- Altenpflegegesetz und Krankenpflegegesetz § 3
- Richtlinien des Robert Koch-Instituts (RKI)

Erläuterung

Im Pflegealltag kommt es häufig zu Auseinandersetzungen in Zusammenhang mit Injektionen, Anlegen von Infusionen, Perfusoren und Infusomaten. Die Gründe liegen zumeist in der Delegationsfähigkeit und Umsetzungskompetenz. Die Anordnung und Dosierung obliegen dem Arzt im Sinne seiner Verantwortung für diagnostische und therapeutische Entscheidungen. Die Delegation einzelner ärztlicher Tätigkeiten auf das Pflegepersonal ist nach der Rechtsprechung des Bundesgerichtshofes grundsätzlich erlaubt. Mit dem Altenpflegegesetz und dem Krankenpflegegesetz wird die Ausführung ärztlich verordneter Maßnahmen jeweils im § 3 als Kenntnis, Fähigkeit und Fertigkeit vorausgesetzt.

- **Fachliche Qualifikation bei der Übernahme ärztlicher Anordnungen**

Bei der Übernahme von ärztlichen Anordnungen und bei ihrer anschließenden Durchführung spielt die fachliche Qualifikation der Pflegeperson eine wesentliche Rolle. In der Anästhesie, Intensivpflege und Dialyse sind die Aufgaben der Infusion für die Pflegeperson selbstverständlich, zumal sie sich für den jeweiligen Bereich zusätzlich qualifizieren musste. Doch geht es im Wesentlichen nicht nur um die zu erlernende Technik, sondern um die Fähigkeit, im Vorfeld mögliche Komplikationen abschätzen zu können. Darüber hinaus sind die Rahmenbedingungen des Arbeitsvertrages, der Dienstanweisungen, Standards,

Einwilligung des Patienten, personelle und zeitliche Ressourcen zu berücksichtigen.

▪ Delegation

Bei der Delegation sollte jedoch immer berücksichtigt werden: Die Umsetzung ärztlicher Tätigkeiten darf die Kapazitäten der eigenverantwortlichen Aufgaben und Verantwortungsbereiche der Pflege nicht zusätzlich belasten. Der Träger der Einrichtung bzw. die Pflegedienstleitung muss daher im Sinne der Organisationsverantwortung, Vertragshaftung sowie der Qualitätssicherung dafür Sorge tragen, dass die quantitative und qualitative Sicherheit gewährleistet ist, entsprechende Maßnahmen sind zu organisieren. Hierbei kann eine Kategorisierung in »delegationsfähig« oder »nicht delegationsfähig« hilfreich sein. Rechtlich verbindlich sind Standards, Dienstanweisungen und Befähigungsnachweise. Diese Sicherheitselemente dienen der multiprofessionellen Zusammenarbeit, sie helfen zugleich bei der Beweisführung im aufkommenden Haftungsprozess für den Träger gegenüber dem Patienten im Sinne des Krankenhausaufnahme-, Heim- oder Pflegevertrages sowie der Pflegeperson im Falle der persönlichen deliktischen Haftung.

Festzustellen ist, dass eine dreijährig ausgebildete Pflegeperson intramuskuläre Injektionen nicht an Altenpflege- oder Krankenpflegehelfer und subkutane Injektionen nicht an unausgebildete Hilfskräfte übertragen darf. Der Arzt hat seine Anordnung in gutem Glauben der korrekten Umsetzung an den hierfür qualifizierten Mitarbeiter delegiert, somit übernimmt die weiter delegierende Pflegefachkraft die Anordnungs- und Durchführungsverantwortung für einen entstehenden Schaden. Eine Injektion bedeutet den Tatbestand der Körperverletzung, wenn der Patient nicht eingewilligt hat.

▪ Verantwortung bei Injektionen und Infusionen

Injektionen und Infusionen gehören zu den häufigsten invasiven Eingriffen in Krankenhäusern, auch Pflegeheimen und ambulanten Pflegebereichen. In der grundsätzlichen Problematik der Delegation und Verantwortungskomponente bezüglich technischer und pharmakologischer Kenntnisse kommt der Infektionsverhütung eine besondere Komponente zu. Es handelt sich jeweils um eine Punktion der Haut oder Vene. Bei der Infusion ist zwischen Kurz-, Langzeit- oder Dauerinfusion zu unterscheiden.

▪ Hohes Infektionsrisiko

Insbesondere die Infusionstherapie und Injektionen müssen als eine der zahlreichen Quellen nosokomialer Infektionen gesehen werden. Bei der Durchführung muss sichergestellt sein, dass ein exogener Keimübergang in das Punktionsgebiet verhindert wird. So ist ein hygienisch einwandfreier Umgang mit den Injektionskanülen/-spritzen und den Infusionssystemen und -lösungen bzw. -behältern besonders wichtig. An den Richtlinien des Robert Koch-Institutes orientiert sind die wesentlichsten Schritte:

- Händedesinfektion vor der Vor-/Zubereitung von Injektion, Infusionen, Perfusoren und Spritzen und vor einer Manipulation an den Systemen. Infusionen dürfen nicht länger als 1 Stunde vor dem Anhängen gerichtet werden (BGH, Urteil vom 03.11.1981, OLG Frankfurt am Main, AZ: VI ZR 119/80). Die Flächendesinfektion der Arbeitsfläche ist Grundvoraussetzung dafür.
- Das Richten der Injektionen bzw. Infusionen muss zeitnah zur Applikation erfolgen.
- Bei der Infusion ist die Zumischung von Medikamenten erst unmittelbar vor Gebrauch vorzunehmen.
- Die Infusionsflasche ist auf Verfalldatum, Haarrisse, Trübung, Ausflockung und Bodensatz zu überprüfen.
- Geschützte Membranen bzw. Gummistopfen von Infusionsflaschen, Stechampullen müssen vor dem Einstechen mit einem alkoholischen Hautdesinfektionsmittel desinfiziert werden. Es ist die Mindesteinwirkzeit von 30 Sekunden zu beachten.
- Die Membranen von Zuspritzpforten vor der Punktion sind ebenfalls zu desinfizieren.

Als mögliche infektiöse Komplikationen nach Punktionen und Injektionen gelten Abszess, Phlegmone, Spritzenabszess, nekrotisierende Phlebitis und Septikämie.

Fallbeispiele und Urteile

Urteil 1: mangelnde Hygienestandards

Eine Notärztin hatte vor einer Injektion keine Desinfektion durchgeführt. Die Patientin bekam eine Sepsis und musste wochenlang stationär behandelt werden. Nekrotisierendes Bindegewebe an beiden Armen führte zu Verwachsungen und Narbenbildungen. Das Urteil verweist darauf, dass auch in Notfällen die Standards (Einweghandschuhe und Desinfektion der betroffenen Hautstelle) einzuhalten sind. € 10.000,- Schmerzensgeld (OLG Naumburg, AZ: 1 U 86/08).

Urteil 2: Spritzenabszess

Für die mit einem Spritzenabszess verbundenen Komplikationen hat ein Krankenhausträger einzustehen, wenn er intramuskuläre Injektionen an nicht hinreichend qualifiziertes Personal überträgt (OLG Köln, Urteil vom 22.01.1987, AZ: 7U 193/86).

Urteil 3: Schadenersatz nach tödlicher Injektion

Ein Patient musste wegen seiner Beschwerden im Sprunggelenk regelmäßig zum Arzt. Dort bekam er einmal pro Woche eine Spritze, die seine Schmerzen lindern sollte. Der Patient erkrankte eines Tages nach der Injektion so stark, dass das behandelte Bein amputiert werden musste. Wochen später verstarb er an Multiorganversagen. Wie sich später herausstellte, war die Arzthelferin unerkannt mit Streptokokken infiziert und bereitete die Injektion unsachgemäß vor.

Zur Entscheidung: Die Vorbereitung von Spritzen am Morgen und die anschließende ungekühlte Lagerung stellen einen Verstoß gegen die Hygienevorschriften dar. Die einschlägigen Richtlinien sehen eine Ampullenöffnung erst kurz vor der Injektion vor. Die tödliche Infektion muss als unmittelbare Folge der mangelnden Hygiene gesehen werden. Den Hinterbliebenen des Patienten steht deshalb angemessener Schadenersatz zu (LG München I, AZ: 9O 18834/00).

Urteil 4: unsterile Infusion

»Wird ein Krankenhauspatient an seiner Gesundheit geschädigt, weil die ihm verabreichte Infusionsflüssigkeit bei oder nach der Zubereitung im Krankenhaus unsteril wurde, dann muss der Krankenhausträger beweisen, dass dieser Fehler nicht auf einem ihm zuzurechnenden Organisations- oder Personalverschulden beruht.« (BGH)

Bei einer Patientin (Klägerin) sollte in einer Diagnostik-Klinik (Beklagte) wegen des Verdachts auf Hyperkalzämie ein Kyle-Test durchgeführt werden, bei dem per Infusion Calcium gluconicum in Lävuloselösung verabreicht wird. Der diensthabende Assistenzarzt legte die Infusion an. Etwa 1 Stunde später traten bei ihr Schüttelfrost und hohes Fieber sowie Beklemmungs- und Schmerzbeschwerden im Magen-, Brust- und Rückenbereich auf. Der Kyle-Test wurde daraufhin abgebrochen und die Klägerin, die einen septischen Schock erlitten hatte, intensiv-

▼

medizinisch versorgt. Der Vorwurf lautete, die Infusionslösung sei bei der Zubereitung durch die diensthabende Schwester verunreinigt worden. Zu der Unsterilität sei es gekommen, weil die Schwester die Lösung nicht, wie es den Anforderungen an die Hygiene entspräche, erst kurz vor der Applikation, sondern länger als 1 Stunde vorher zubereitet habe. Ursache sei eine Verunreinigung der Infusionslösung mit Enterobacter aerogenes.

Die Klägerin, die nach ihrer Behauptung Dauerschäden, u. a. eine rechtsseitige Teilparese, davongetragen hat, forderte von der Klinik die Zahlung eines Schmerzensgeldes und Feststellung der Ersatzpflicht für die eingetretenen und zukünftigen Schäden. In der ersten Instanz wurde der Klage auf Schmerzensgeld in Höhe von DM 5.000,- stattgegeben und die Verpflichtung zum Ersatz des Zukunftsschadens festgestellt. Das OLG hat sich diesem Urteil im Wesentlichen angeschlossen und die Berufung der Beklagten zurückgewiesen. Die Klinik (Beklagte) begehrte mit der Revision vor dem BGH die volle Abweisung der Klage (BGH, Urteil vom 03.11.1981, AZ: VI ZR 119/80).

Urteil 5: mangelnde Desinfektion der Infusionsflasche

1. Der Krankenhausträger hat gemäß § 831 BGB für pflichtwidriges Handeln des Pflegepersonals einer Kinderintensivstation, dessen er sich als Verrichtungsgehilfe bedient hat, haftungsrechtlich einzustehen.

2. Werden Neugeborene bzw. Frühgeborene auf der Kinderintensivstation mit einem Bakterium (hier: Klebsiella oxytoca) infiziert, weil das Pflegepersonal bei der Desinfektion der Infusionsflaschen regelmäßig gegen den Hygieneplan der Klinik und die anerkannten Hygienestandards verstößt, so haftet der Krankenhausträger für die bei den Kindern eingetretenen Folgen der Bakterieninfektion.

3. Ergibt sich bereits aus der erheblichen Anzahl von nachweislich aufgrund der fehlerhaften Desinfektion infizierten Kindern (insgesamt 28 Kinder innerhalb eines Zeitraums von 2,5 Jahren), das für die Patienten der Intensivstation das allgemeine Risiko einer Infektion mit dem fraglichen Bakterium erheblich erhöht war, so ist zu Gunsten eines frühgeborenen Kindes, das infolge einer Infektion mit dem Bakterium erhebliche Gesundheitsschäden erlitten und keine Möglichkeiten hat, den Ursächlichkeitsbeweis zu führen, von

▼

einer Umkehr der Beweislast bezüglich der Kausalität der festgestellten Desinfektionsfehler für den eingetretenen Gesundheitsschaden auszugehen. Insoweit kommt es auf den Nachweis der Versäumnisse im Einzelfall nicht an (BGH, 16.11.1970, AZ: VI ZR 83/69, NJW 1971, 241).

4. Maßgeblich für die Höhe des Schmerzensgeldes sind mangels weiterer Bemessungskriterien allein Art und Schwere der Schäden, unter denen das geschädigte Kind unter der Infektion leidet und auch in Zukunft immer leiden wird.

5. Hat die Bakterieninfektion bei dem Kind zu einem Multiorganversagen, Hirnblutung und Hydrozephalus geführt, und leidet das (nunmehr 5-jährige Kind) an einer mentalen Entwicklungsstörung und zerebralen Bewegungsstörung, kann nicht sprechen, ist blind und an allen vier Gliedmaßen (inkomplett) gelähmt, so ist ein Schmerzensgeldkapital von € 250.000,- und eine monatliche Schmerzensgeldrente von € 300,- sowie zusätzlich eine monatliche Rente von € 500,- wegen vermehrter Bedürfnisse nach § 843 BGB angemessen (LG Gießen 3. Zivilkammer, Urteil vom 30.09.2004, AZ: 3O 99/03).

Urteil 6: keine Händedesinfektion vor Injektion

Der Arzt hatte zwei Patienten untersucht und dann, ohne zuvor seine Hände zu desinfizieren, bei einem weiteren Patienten die Spritze gesetzt. Das Gericht hat darin einen groben Behandlungsfehler gesehen. In Anbetracht der stets zu bedenkenden Infektionsgefahren sei das Unterlassen der gebotenen Desinfektion der Hände ein unter keinen Umständen verständliches und verantwortbares Versäumnis. Das Gericht hat wegen des groben Behandlungsfehlers eine Beweislastumkehr angenommen mit der Folge, dass der Arzt nachweisen müsse, dass die unterbliebene Desinfektion seiner Hände tatsächlich nicht zum Eindringen von Bakterien in das Gewebe geführt hat. Der Arzt konnte im konkreten Fall den Nachweis nicht erbringen.

Bei Pflegepersonen gilt entsprechendes. Auch sie würden bei schuldhafter fehlender Desinfektion zur Verantwortung gezogen, z. B. wenn eine Pflegekraft eine intramuskuläre Spritze gibt, ohne vorher die Einstichstelle zu desinfizieren. Das ist ein grober Behandlungsfehler (OLG Düsseldorf, Urteil vom 04.06.1987, VersR 1988, S. 40 f.).

Urteil 7: Infektion nach Kniepunktion

Es kam zu einer bakteriellen Infektion des Kniegelenks mit dem Erreger Staphylococcus aureus. Die Frau verlangte Schadenersatz, doch der Mediziner gab sich selbstbewusst und wiegelte ab. Enttäuscht zog die Patientin vor Gericht – und bekam in zwei Instanzen Recht.

Das Oberlandesgericht Düsseldorf (Urteil vom 15.06.2000, AZ: 8U 99/99) befand, dass der behandelnde Arzt und die Helferin beim Spritzenwechsel sterile Handschuhe hätten tragen müssen. Dies sei auch seit 1985 in den verbindlichen Leitlinien der Deutschen Gesellschaft für Orthopädie und Traumatologie vorgeschrieben. Jede Öffnung des Spritzensystems berge besondere Risiken. Insbesondere von den Händen des behandelnden Arztes, die der Einstichstelle sehr nahe kommen, gingen dabei erhöhte Gefahren aus, so die Richter.

Die Möglichkeit, dass sich im Zeitpunkt des Spritzenwechsels der Punktionskanal mit einem bakteriellen Erreger infiziere, sei – anders als bei Verwendung einer Einwegspritze – erheblich gesteigert. Dabei käme es nicht darauf an, ob der Arzt bereits beim ersten Stich die Gelenkkapsel durchstoßen habe. Durch den Wechsel der Spritze habe der aggressive Keim die Gelegenheit erhalten, in das Innere des Gewebes vorzudringen. Gerade wegen dieser nahe liegenden Komplikationsmöglichkeit sei bei einem Spritzenwechsel das Tragen steriler Handschuhe vorgeschrieben. Den Verstoß des Arztes gegen die Hygienebestimmung wertete das Gericht als grobes Versäumnis und verurteilte den Mediziner zur Zahlung von Schadenersatz (OLG Düsseldorf, Urteil vom 15.06.2000, AZ: 8U 99/99).

Hinweise für die Praxis

- Die Maßnahmen zur Desinfektion der Punktionsstellen sollten in einem einrichtungsspezifischen Hygieneplan festgelegt werden.
- Die Richtlinien des Robert Koch-Institutes sollten Beachtung finden.
- Beachten Sie die im Einzelfall bestehenden individuellen Risiken des Patienten oder die Infektabwehr unterdrückende Eigenschaft des applizierten Medikamentes.
- Anhand eines Hygieneplans sollten die für Injektionen und Infusionen verantwortlichen Mitarbeiter in der Technik geschult und dieses im Sinne der Beweislast dokumentiert werden.

Kontrollen zur Qualitäts-sicherung

R. Höfert

R. Höfert, M. Schimmelpfennig, *Hygiene – Pflege – Recht*,
DOI 10.1007/978-3-642-30007-3_18,
© Springer-Verlag Berlin Heidelberg 2014

Gesetze und Vorschriften

— Infektionsschutzgesetz (IfSG)
— Sozialgesetzbuch (SGB) V und XI

Erläuterung

Auf der Grundlage des Infektionsschutzgesetzes, der Qualitätssicherung im Sinne des SGB V und SGB XI sind externe Kontrollen durch das Gesundheitsamt und den MDK sowie ein gefordertes internes Audit zur Prüfung aller Kriterien zur Realisierung der hygienischen Maßnahmen selbstverständlich.

Basis für die Begehung von Gesundheitseinrichtungen durch die Gesundheitsämter sind die Empfehlungen der Kommission für Krankenhaushygiene und Infektionsprävention sowie der Kommission Antiinfektiver, Resistenz und Therapie beim Robert Koch-Institut. Schwerpunkt dieser Begehungen sind baulich-funktionelle Anforderungen und Hygienepläne.

Bei Krankenhäusern und Einrichtungen für ambulantes Operieren wird Einsicht in die Daten

— zur Erfassung und Bewertung von nosokomialen Infektionen,
— zum Auftreten von Erregern mit speziellen Resistenzen und Multiresistenzen und
— zum Antibiotikaverbrauch

genommen.

> ▶ In Einzelfällen erfolgen nicht angemeldete Zwischenbegehungen,
> z. B. zur Kontrolle erteilter Auflagen oder aus aktuellen Anlässen. Für
> Pflegeeinrichtungen und die ambulante Pflege wird im Rahmen der
> Prüfung durch MDK, Heimaufsicht und Gesundheitsamt das Hygiene-
> management kontrolliert.

▪ Interne Qualitätsaudits

Schwerpunkte der Kontrollen bei internen Audits sollten sein:

- Organisation der Krankenhaushygiene
- Hygieneverhalten der Mitarbeiter in den Stationen, im OP, in anderen Bereichen sowie der Intensivstation
- Desinfektionsverfahren
- Umgang mit sterilen Medizinprodukten
- Umgang mit multiresistenten Erregern (z. B. MRSA, ESBL, VRE) und nosokomialen Infektionen
- Umgang mit Clostridium difficile, Noro- und Rotaviren, Influenza, Tuberkulose, Hepatitis, Meningokokken
- Ausbruchsmanagement
- Bettenaufbereitung
- Durchführung von Hygienebegehungen
- Hygienisch mikrobiologische Untersuchungen, inklusive Wasser-untersuchungen
- Überprüfung der Teilnahme von Mitarbeitern an internen und externen Schulungen zur Desinfektion, Verhalten bei Auftreten von Infektionskrankheiten, Dosierung von Reinigungs- und Desinfek-tionsmitteln sowie Einhaltung der Richtlinien des RKI
- Patientenbefragung und Beschwerdemanagement

Anforderungsprofile zur Kontrolle

- Hygienepläne
- Konzepte und Richtlinien
- Individuelle Reinigungs- und Desinfektionspläne
- Hygienedokumentationssystem
- Kommunikation aller Beteiligten zur Infektionsverhütung
- Sofortmaßnahmen im Rahmen des Auftretens übertragbarer Infektionskrankheiten
- Struktur-, Prozess- und Ergebnisqualität
- Kompetenzerweiterung und -erhaltung der Mitarbeiter durch Fort- und Weiterbildung

- **Wer ist verantwortlich?**

Verantwortliche Ansprechpartner und zuständig für die Hygienekontrollen sind für das Krankenhaus nach Empfehlung der Kommission für Krankenhaushygiene und Interventionsprävention (KRINKO) ärztlicher Direktor, leitender Chefarzt, Krankenhaushygieniker, hygienebeauftragter Arzt, Hygienefachkraft, Hygienebeauftragter und die Hygienekommission.

Hinweise für die Praxis

- Beachten Sie die Notwendigkeit der Dokumentation durchgeführter Hygienemaßnahmen.
- Besprechen Sie Erkenntnisse aus qualitätsstörenden Faktoren mit den Verantwortlichen.
- Sorgen Sie für eine offene Qualitätskultur im Umgang mit Hygienefehlern.

Krankenhaus

R. Höfert

R. Höfert, M. Schimmelpfennig, *Hygiene – Pflege – Recht*,
DOI 10.1007/978-3-642-30007-3_19,
© Springer-Verlag Berlin Heidelberg 2014

Gesetze und Vorschriften

- Infektionsschutzgesetz (IfSG)
- Richtlinien des Robert Koch-Institutes (RKI)
- Empfehlungen der Kommission für Krankenhaushygiene und Infektionsprävention (KRINKO)
- Jeweilige landesrechtliche Verordnung zur Hygiene und Infektionsprävention

Erläuterung

Das Thema Hygiene ist im Krankenhaus aufgrund der invasiven Diagnostik und Behandlung und vor allem bei Patienten mit eingeschränkter Immunabwehr (Frühgeborene, Intensivpatienten oder chemotherapeutisch behandelte Patienten) eine besondere Herausforderung für alle beteiligten Berufsgruppen. Pflegeberufe haben bei der Umsetzung von Hygieneplan und Hygienestandards eine zentrale Verantwortung.

Angesichts der hohen Zahl nosokomialer Infektionen im Rahmen der Krankenhausbehandlung und -pflege stehen insbesondere die antibiotikaresistenten Keime im Fokus.

Besondere Anforderungen bezüglich des Hygienemanagements stellt die Krankenhaushygiene an:

- Personelle und organisatorische Voraussetzungen zur Prävention nosokomialer Infektionen
- Prävention der nosokomialen Pneumonie
- Prävention postoperativer Infektionen im Operationsgebiet
- Prävention von Harnwegsinfekten
- Prävention von Gefäßkatheter-assoziierten Infekten

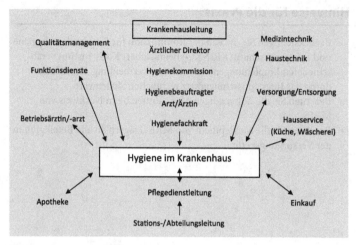

■ **Abb. 19.1** Hygiene im Krankenhaus

Wesentliche Anforderungen sind die Händehygiene, die Hygienebekleidung, die Reinigung und Desinfektion sowie die Aufbereitung von Medizinprodukten.

Die Umsetzung der Hygienepläne und -standards erfordert ein gutes Zusammenspiel aller Beteiligten im Krankenhausbereich (■ Abb. 19.1).

> Gesamtverantwortung für die Krankenhaushygiene und Infektionskontrolle trägt der ärztliche Direktor. Der hygienebeauftragte Arzt des Krankenhauses unterstützt den ärztlichen Direktor im Hygienemanagement und bei der Infektionskontrolle. Die Hygienefachkraft überwacht die Einhaltung der Krankenhaushygiene und die Durchführung der krankenhaushygienischen Maßnahmen auf den Stationen. Die interdisziplinär besetzte Hygienekommission berät und unterstützt die Krankenhausleitung bei der Umsetzung und Kontrolle des Screenings und der allgemeinen Hygienerichtlinien.

Fallbeispiele und Urteile

▶ Hygienefehler

Hinweise für die Praxis

— Berücksichtigen Sie die von der Kommission für Krankenhaushygiene und Infektionsschutz (KRINKO) beim Robert Koch-Institut verabschiedeten Empfehlungen zur Infektionsvermeidung. Diese haben durch das Infektionsschutzgesetz rechtlichen Stellenwert.

— Beachten Sie die notwendigen Maßnahmen beim Nachweis von MRE.

— Beachten Sie die Meldepflicht von MRE-Trägern an alle Beteiligten in der Versorgungskette.

Lebensmittelhygiene

M. Schimmelpfennig

R. Höfert, M. Schimmelpfennig, *Hygiene – Pflege – Recht*,
DOI 10.1007/978-3-642-30007-3_20,
© Springer-Verlag Berlin Heidelberg 2014

Gesetze und Vorschriften

- Infektionsschutzgesetz (IfSG), besonders §§ 42 und 43
- EU-Richtlinien 852 und 854
- Lebens- und Futtermittelgesetzbuch (LFG)
- Lebensmittelhygieneverordnung (LMHV)

Erläuterung

Nahezu alle Pflegekräfte kommen im Beruf mit Lebensmitteln in Kontakt, sei es, dass sie Patienten Nahrung reichen, Sondenkost vorbereiten oder zuführen, Säuglingsnahrung zubereiten und abfüllen, Mahlzeiten portionieren, kalte Mahlzeiten richten und verteilen oder Mahlzeiten in der Stationsküche, z. B. in der Mikrowelle, (wieder-)aufwärmen oder gar Patientengeburtstage oder andere Feste organisieren.

> Pflegekräfte sollten mit den Grundlagen der Lebensmittelhygiene vertraut sein.

- **Erkrankungen, die den Umgang mit Lebensmitteln verbieten**
§ 42 IfSG legt fest, mit welchen Erkrankungen man im Lebensmittelbereich nicht tätig sein darf. Hierzu zählen insbesondere:
- Infektiöse Magen- und Darmerkrankungen
- Hepatitis A und E
- Ausscheider bestimmter Erreger, namentlich Shigellen, Salmonellen, EHEC und Cholera
- Menschen, die an infizierten Wunden oder Hauterkrankungen leiden und bei denen ein Übertragungsrisiko besteht. Ein klassisches Beispiel dafür ist ein eitriger Umlauf (Panaritium) an einem Fingernagel.

■ Erstbelehrung durch das Gesundheitsamt

§ 43 IfSG schreibt vor, dass sog. »Lebensmittelpersonen«, also solche, die im Rahmen ihres Gewerbes, Berufes oder bei sonstiger regelmäßiger Tätigkeit mit Lebensmitteln (z. B. Mütter in der Schulkantine) befasst sind, vor erstmaliger Aufnahme dieser Tätigkeit eine Erstbelehrung des Gesundheitsamtes erhalten müssen, die nach Tätigkeitsbeginn und danach alle 2 Jahre vom Arbeitgeber zu wiederholen ist. Das hierüber vom Gesundheitsamt ausgestellte Dokument, meist »Lebensmittelausweis« genannt, obwohl es nichts über Lebensmittel aussagt, sondern über deren Zubereiter/Inverkehrbringer, ist vom Arbeitgeber am Arbeitsplatz vorzuhalten und auf Verlangen der Aufsichtsbehörde (meist Gesundheitsamt oder Veterinärbehörde), z. B. im Rahmen einer Begehung, vorzulegen. Kann die Erst- oder Folgebelehrung nicht nachgewiesen werden, kann sofort ein Verbot der Tätigkeit mit Lebensmitteln verfügt werden.

■ Pflichten von Arbeitnehmer und Arbeitgeber

Die Belehrung hat die Lebensmitteltätigkeit ausschließenden Erkrankungen zum Inhalt und regelt und benennt die Pflichten von Arbeitnehmer und Arbeitgeber bei deren Auftreten.

Der Arbeitnehmer hat nämlich in diesem Falle sofort seinen Arbeitgeber über Symptome zu informieren, die darauf hinweisen können, dass eine Lebensmitteltätigkeit ausschließende Erkrankung vorliegt (z. B. Übelkeit, Erbrechen, Durchfall). Der Arbeitgeber hat sofort die erforderlichen Maßnahmen einzuleiten, um die Weiterverbreitung der Erreger zu verhindern.

Das bedeutet in der Praxis, in der ein Erreger ja häufig noch gar nicht bekannt ist, dass der Arbeitnehmer allein aufgrund verdächtiger Symptome von jeder Lebensmitteltätigkeit freizustellen ist und weitere Maßnahmen des Arbeitgebers zum Schutze seiner Kunden (in unserem Falle der Patienten) zu treffen sind, wie z. B. die Vernichtung von Lebensmitteln, mit denen der erkrankte oder erkrankungsverdächtige Mitarbeiter Kontakt hatte oder auch spezielle Desinfektionsmaßnahmen, z. B. in der Stationsküche.

■ Lebensmittel- und Futtermittelgesetzbuch/ Lebensmittelhygieneverordnung

Das aus den EU-Richtlinien 852 und 854 abgeleitete Lebens- und Futtermittelgesetzbuch ist eher etwas für Veterinäre und Lebensmittelkontrolleure, aber die Lebensmittelhygieneverordnung ist für alle Lebensmittelverarbeiter insofern interessant, als in ihr als wichtigstes Ziel niedergelegt ist: Lebensmittel sind vor jeder nachteiligen Beeinflussung zu schützen. Das ist eine sehr weitgefasste Forderung, gegen die täglich verstoßen wird, sei es das berühmte Haar in der Suppe, sei es das mit bloßer Hand berührte Lebensmittel nach Wechselgeldkontakt durch die Verkäuferin, die Offenlagerung von Lebensmitteln ohne Staubschutz etc. Diese alltäglichen Verstöße bedeuten aber nicht, dass wir uns in der Pflege ebenso leichtfertig verhalten dürfen, denn wir haben es ja bei unseren Patienten mit einem besonders gefährdeten und schutzbedürftigen Personenkreis zu tun!

Fallbeispiele und Urteile

Fallbeispiel 1: Salmonellen im Altenpflegeheim

In einem Altenpflegeheim erkranken 107 Bewohner an akuter Gastroenteritis, von denen die Mehrzahl zur stationären Krankenhausbehandlung aufgenommen werden muss. Drei der erkrankten Bewohner versterben an der Infektion.

Als Erreger wurde eine Salmonelle identifiziert. Der Infektionsweg war folgender: Als Dessert war ein Grießflammeri hergestellt worden, bei dessen Zubereitung zur Auflockerung im warmen Zustand Eischnee (ein Roheiprodukt!) untergehoben wurde. Danach wurde das Dessert nicht in Portionsschälchen, sondern in Fünf-Liter-Stahlbehälter abgefüllt und so in den Kühlraum gebracht. Bis ein solcher Großbehälter in einem Kühlraum durchkühlt, vergehen Stunden! In den Eiern, die für die Eischneegewinnung verwendet wurden, befanden sich Salmonellen, die von den Hühnern schon während der Eientstehung in die Eianlage eingebracht wurden, sie sind also gewissermaßen »in das Ei eingebaut«, noch bevor es gelegt ist. Unter günstigen Bedingungen (und Eischnee in warmem Grießflammeri ist für Salmonellen geradezu ideal!) beträgt die Verdopplungszeit für Salmonellen 20 Minuten.

In den über Stunden nicht ausreichend gekühlten Großbehältern konnten sie sich so rasant vermehren, dass sich bei der Portionierung erst unmittelbar vor Abgabe an die Patienten buchstäblich in jeder Portion eine infektionstüchtige Dosis Salmonellen befand.

Dieser Salmonellenausbruch mit 107 Erkrankten, darunter drei tödlichen Verläufen, hätte mit hoher Wahrscheinlichkeit verhindert werden können, wenn der Grießflammeri unmittelbar nach Herstellung schnell- oder schockgekühlt worden wäre, denn bei 4 °C und kälter sind Salmonellen nicht mehr vermehrungsfähig. Ganz sicher wäre der Ausbruch nicht zustande gekommen bei Verzicht auf die Roheizugabe in Form von Eischnee.

Fallbeispiel 2: Sondenkost

Pfleger Heinz bereitet Sondenkost zu. Er hat eine kleine Wunde am rechten Zeigefinger, die auch ein klein wenig Eiter absondert, aber sie tut nicht schlimm weh und er beachtet sie darum nicht weiter, er ist schließlich kein »Weichei«. Das sagt er auch Schwester Andrea, die ihn darauf anspricht. Sechs Stunden nach Erhalt der dieserart zubereiteten Sondennahrung über die PEG erkrankt der Patient, Herr Meier, an massiver Übelkeit mit Erbrechen und Kreislaufdepression.

Im Krankenhaus wird im Stuhl ein Staphylococcus aureus nachgewiesen, der bei der genetischen Sequenzanalyse identisch mit den in den Sondenkostresten gefundenen Staphylokokken und denen aus Pfleger Heinz' Wundabstrich ist.

Fallbeispiel 3: Teeaufguss mit Leitungswasser

Nachtschwester Erika ist sehr hilfsbereit. Wenn sie Zeit hat, bereitet sie die ganzen Mundpflegetabletts für die Station vor. Zur Mundpflege wird im Normalfall auf Station Tee verwendet. Zur Vereinfachung brüht sie den nicht auf, sondern gießt ihn mit Warmwasser aus der Wasserleitung auf. Das geht schneller, er kühlt schneller ab und kein Patient beschwert sich darüber, dass er zu heiß ist. Das geht lange gut, bis eines Tages die Mundpflegepatienten alle an Brechdurchfall erkranken, was sich zunächst keiner erklären kann. Hinzugezogene Hygieneinspektoren des Gesundheitsamtes (immerhin ist der Ausbruch meldepflichtig!) finden gemeinsam mit Lebensmittelkontrolleuren des Veterinäramtes und der hauseigenen Hygienefachkraft (HFK) heraus, dass die Teezubereitung für die Mundpflegesets unsachgemäß erfolgt und schicken daraufhin Teebeutel der gleichen Charge von Station ins Lebensmitteluntersuchungsamt, wo tatsächlich aus dem Tee die krankheitsverursachenden Salmonellen isoliert werden können. Hätte Schwester Erika den Tee mit kochendem Wasser statt mit warmem Leitungswasser aufgegossen, wäre es nicht zu diesem Ausbruch gekommen, da Salmonellen Temperatureinwirkungen über 65 °C in der Regel nicht überleben.

**Fallbeispiel 4: Gehacktesbrötchen führen zu salmonellen-
bedingter Gastroenteritis**
Schwester Marianne verlässt die Personaltoilette ohne Händewaschung
und -desinfektion und bereitet danach 50 Gehacktesbrötchen für das
Sommerfest zu. Zwölf Bewohner der Einrichtung erkranken nach Verzehr der Gehacktesbrötchen an salmonellenbedingter Gastroenteritis.
In den Stuhlproben zeigt sich, dass alle erkrankten Bewohner die gleiche Salmonelle haben, die sich auch in einer Stuhlprobe von Schwester
Marianne befindet. Diese hatte erst vier Tage zuvor ihren Dienst wieder
aufgenommen, nachdem sie von einer Gastroenteritis genesen war.
Zum Zeitpunkt der Arbeitswiederaufnahme hatte sie geformten Stuhl,
fühlte sich auch sonst wohl und arbeitsfähig.

Hinweise für die Praxis

— Gehen Sie mit Lebensmitteln ebenso verantwortlich um, wie mit
   Ihren Patienten. Das heißt vor allem: Desinfizieren Sie sich die
   Hände, bevor Sie mit Lebensmitteln arbeiten!
— Das verwendete Desinfektionsmittel muss lebensmittelkompatibel
   sein, hier ist z. B. ein reines alkoholisches Hautdesinfektionsmittel
   geeigneter als ein klassisches Händedesinfektionsmittel, weil letzteres
   mit seinen Zusatzstoffen wie Rückfettern, Feuchtigkeitsspendern und
   zum Teil auch noch Farb- und Parfümstoffen Lebensmittel nachteilig
   beeinflussen kann, was nicht sein darf. Als Eignungshinweis kann
   z. B. die Listung durch die Deutsche Veterinärmedizinische Gesellschaft (DVG) gelten.
— Arbeiten Sie wie in der Pflege auch nur auf sauberen, wischdesinfi-
   zierten Flächen. Diese müssen allerdings hier nach dem Desinfizieren
   mit klarem Wasser nachgereinigt werden, weil Flächendesinfektions-
   mittel die Lebensmittel nicht nachteilig beeinflussen dürfen.
— Niemand kann verhindern, dass pathogene Keime in die Küche hin-
   einkommen. Aber: Sie sind dafür verantwortlich, dass sie nicht
   wieder herauskommen, d. h. zum Patienten (▶ Fallbeispiele: salmonel-
   lenverseuchte Teebeutel oder Roheiprodukte!).
— Sie sorgen für einen besonders verletzlichen und schutzbedürftigen
   Personenkreis! Rohmilch-, Rohfleisch- und Rohkäseprodukte sind
   für diesen Personenkreis in der Regel nicht geeignet, weil mit einem
   erhöhten Erkrankungsrisiko verbunden. (Es gibt manchmal regionale
   Gegebenheiten, die zu gewissen Anlässen bestimmte Rohprodukte in

den Augen der Bewohner von Pflegeeinrichtungen unvermeidlich erscheinen lassen, z. B. das schon oben zitierte Gehacktesbrötchen zum Sommerfest o. Ä. Wenn der Verzicht darauf nicht durchsetzbar ist, muss in diesen Fällen von der Beschaffung (Frische!) über die Zubereitung, Lagerung (Kühlung) und Verteilung alles extrem gewissenhaft durchgeführt werden!) Merke: Auch Vorzugsmilch ist Rohmilch, die zwar unter verbesserten hygienischen Bedingungen erzeugt wird, aber trotzdem Rohmilch bleibt! Aus präventiv-infektiologischer Sicht sollte sie in der Regel für besonders schutzbedürftige Menschen nicht verwendet werden.

— Trennen Sie, wie in der Pflege auch, reine und unreine Arbeitsgänge! Das heißt, wechseln Sie nicht die Seite ohne Händedesinfektion und ggf. Kleidungswechsel. Dies gilt z. B. für Herstellung und Abfallentsorgung, Lebensmittelausgabe und Spülmaschinenbeschickung.

— Spülmaschine jährlich prüfen: Auch die Spülmaschine in der Stationsküche ist einmal jährlich mittels Prüfkörper auf ihre Funktionsfähigkeit zu untersuchen! In Einrichtungen des Gesundheitswesens dürfen Geschirrspüler nicht im Spar-, ECO- oder Bioprogramm laufen. Hinter solchen und ähnlichen Bezeichnungen verbergen sich in der Regel abgekürzte Programme mit niedrigerer Temperatur, aber normale Laufzeit und Temperaturen >60 °C müssen schon sein.

Medizinprodukte – Anwendung und Aufbereitung

M. Schimmelpfennig

R. Höfert, M. Schimmelpfennig, *Hygiene – Pflege – Recht*,
DOI 10.1007/978-3-642-30007-3_21,
© Springer-Verlag Berlin Heidelberg 2014

Gesetze und Vorschriften

- Medizinproduktegesetz (MPG)
- Medizinproduktebetreiberverordnung (MedProdBetrV)
- Richtlinien zur Aufbereitung von Medizinprodukten des Robert-Koch-Instituts (RKI) 2012

Erläuterung

Das Medizinproduktegesetz (MPG) ist die deutsche Ausprägung des europäischen Medizinprodukterechts und regelt den Umgang mit Medizinprodukten. Die Medizinproduktebetreiberverordnung und die hierzu ergangenen Richtlinien des Robert-Koch-Instituts (RKI) präzisieren die Umsetzung in Deutschland.

Definition Medizinprodukt: Grundsätzlich ist ein Medizinprodukt jeder Artikel, der vom Hersteller dazu bestimmt ist, durch seine Anwendung am Menschen dazu beizutragen, eine Krankheit zu verhüten, zu erkennen, zu heilen, zu lindern, an der Verschlimmerung zu hindern oder einen Funktionsverlust auszugleichen. Dabei ist der entscheidende Unterschied zum Arzneimittel, dass Medizinprodukte ihre diesbezügliche Wirkung nicht oder wenigstens nicht hauptsächlich durch biochemische bzw. pharmakologische Wirkung erzielen. Ein Produkt, das seine Wirkung hauptsächlich über die beiden letztgenannten Wege erzielt, ist definitionsgemäß ein Arzneimittel.

Die Hersteller sind verpflichtet, verständliches Informationsmaterial für die Anwendung ihrer Medizinprodukte zur Verfügung zu stellen.

- **Einteilung nach Verwendungszweck**

Grundlegend ist, dass Sie die Einteilung der Medizinprodukte gemäß MPG kennen. Es werden unkritische, semikritische und kritische Medizinprodukte unterschieden.

Unkritisch ist ein Medizinprodukt, das nur mit intakter Haut in Berührung kommt, also z. B. ein Stethoskop oder eine Blutdruckmanschette.

Semikritisch ist ein Medizinprodukt, das mit kranker Haut oder Schleimhaut in Kontakt kommt, also z. B. die Blutdruckmanschette auf ekzematös veränderter Haut, der hölzerne Spatel in der Mundhöhle bei der Racheninspektion oder das Spekulum, das der Gynäkologe bei der vaginalen Inspektion verwendet.

Kritisch ist ein Medizinprodukt, wenn es Blutkontakt hat, in Gewebe eindringt oder in eröffnetem oder beschädigtem Gewebe oder in naturgemäß sterilen Körperhöhlen verwendet wird, also z. B. jede Hohlnadel (z. B. venöse Punktion), alle schneidenden und verletzenden Werkzeuge (z. B. Skalpell, scharfer Löffel, Kürette), Katheter in Gefäßen oder Harnblase, Drainagen aus z. B. Pleura- oder Bauchhöhle oder Wunden.

- **Einteilung nach Aufbereitungsaufwand in A, B und C**

Bei Einmalprodukten scheint die Sache klar: Sie heißen Einmalprodukte, weil sie vom Hersteller für den einmaligen Gebrauch gedacht sind. Das klingt logisch und ist es auch, aber in Deutschland ist, im Gegensatz zu vielen anderen Ländern, die Aufbereitung von Einmalprodukten nicht ausdrücklich verboten. Und manchmal gibt ein Hersteller sogar an, dass und wie oft ein Einmalprodukt doch aufbereitet werden darf. Das ruft natürlich sofort wieder die »Taschenrechnerfraktion« in den Einrichtungen des Medizinalwesens auf den Plan mit hochgefährlichen Folgen. Denn wer einen Einmalartikel aufbereitet, muss das so tun, dass der Artikel nach der Aufbereitung quasi wieder in Herstellerqualität vorliegt und sämtliche Haftungsansprüche bezüglich der Anwendungssicherheit und hygienischen Unbedenklichkeit liegen nicht mehr beim Hersteller, sondern gehen auf den Aufbereiter über!

Bei Mehrwegprodukten wird bezüglich der Aufbereitung ab der Kategorie »semikritisch« aufwärts der erforderliche Aufbereitungsaufwand nach einem Buchstabensystem unterschieden, nämlich A, B und C.

A = keine besonderen Anforderungen Diese A-Kategorie bedeutet, dass an die Durchführung der Aufbereitung keine besonderen Anforderungen gestellt sind: Es handelt sich um Produkte, die glatte Oberflächen haben und bei denen der Aufbereitungserfolg leicht zu kontrollieren ist. Dies trifft beispielsweise auf eine Nierenschale zu. Sie ist glatt, enthält keine komplizierten Mechanismen, schwer einsehbare Hohlräume oder sonst schlecht zugängliche Stellen.

B = erhöhter Reinigungs- und Kontrollaufwand Ganz anders z.B. eine Schere, die immerhin schon aus zwei Teilen besteht, die mittels Schraube miteinander verbunden werden und deren Branchen in geschlossenem Zustand aneinander anliegen und nicht einsehbar sind, solange man die Schere nicht öffnet. Dies bedingt einen erhöhten Reinigungs- und Kontrollaufwand, weshalb sie bezogen auf ihren Aufbereitungsaufwand nach B einzuordnen ist. Und das gilt natürlich erst recht für komplizierte Instrumente mit mehreren Gelenken, Kupplungen, Verschraubungen und endständigen Hohlräumen, wie z.B. mikroinvasive chirurgische Instrumente.

C = temperaturempfindlich Den Buchstaben C bekommen Instrumente, die temperaturempfindlich (thermolabil) sind und daher nicht in einem Autoklaven sterilisierbar sind.

- **Wer teilt ein?**

Spannend ist, dass der Anwender für die Eingruppierung seiner Instrumente selbst verantwortlich ist und jedes Instrument, das er anwendet, tatsächlich in dieses Schema einordnen muss: Also für jedes Instrument in seinem Haus muss er entscheiden, ob das Instrument unkritisch, semikritisch oder kritisch eingesetzt wird, und jedes Instrument muss er selbst nach dem Aufbereitungsaufwand mit dem Buchstaben A, B oder C klassifizieren.

Diese Einteilung muss listenmäßig erfasst und dokumentiert sein.

Im Zweifelsfall ist ein Medizinprodukt stets der höheren Eingruppierung zuzuordnen.

Vorsicht Falle! Es kann sein, dass sich während des Einsatzes der Eingruppierungsstatus eines Medizinproduktes ändert! Wenn z.B. ein Spekulum in eine Scheide eingeführt wird, die Menstrualblut aufweist, ist dieses Spekulum nicht mehr semikritisch (wie ursprünglich eingruppiert bei Schleimhautkontakt), sondern kritisch (weil mit Blut in Kontakt gekommen).

Damit reicht es nicht, das Instrument lediglich zu desinfizieren, es muss sterilisiert werden, denn semikritisch verwendete Medizinprodukte müssen lediglich desinfizierend, kritische hingegen stets steril aufbereitet werden. Nach der anlassbezogen geänderten Aufbereitung kann das Instrument wieder, wie ursprünglich eingruppiert, verwendet und aufbereitet werden.

▪ Anwendungsfrist, Verfallsdatum, Beschädigung

Jedes Medizinprodukt, ob neu oder aufbereitet, muss ein Datum haben, auf dem angegeben ist, bis wann es maximal verwendet werden kann. Ist dieses Datum überschritten, muss es verworfen (Einmalprodukt) oder vor dem Wiedereinsatz aufbereitet werden. Bei messtechnischen Geräten muss aus einer Prüfplakette hervorgehen, wann die letzte Kontrolle erfolgte bzw. wieder erfolgen muss.

> ❯ Es ist verboten, Medizinprodukte anzuwenden, deren Anwendungsfrist/Verfallsdatum abgelaufen ist oder die keine gültige bzw. abgelaufene Prüfplakette aufweisen.

Das Gleiche gilt für solche Medizinprodukte, bei denen für den Anwender erkennbar ist, dass sie aufgrund von Mängeln oder Beschädigungen nicht sicher anzuwenden sind. Zum Beispiel ein Rollstuhl, bei dem schon dreimal das linke Hinterrad abgefallen ist und der bislang nicht instand gesetzt wurde. Oder der Nachtstuhl, dessen Kunstlederbezug beschädigt ist, der Schaumstoff hervorquillt und der deswegen nicht mehr korrekt desinfizierend aufbereitet werden kann.

▪ Wer darf Medizinprodukte verwenden?

Mit der Anwendung oder Aufbereitung von Medizinprodukten dürfen nur solche Personen beauftragt werden, die die hierfür erforderliche Sachkunde besitzen.

Das heißt ganz praktisch, dass Sie als Pflegekraft nur solche Medizinprodukte anwenden dürfen, in deren Verwendung Sie unterwiesen und eingearbeitet wurden. Dabei ist zwischen solchen Medizinprodukten zu unterscheiden, in die Sie jeder damit erfahrene Kollege einweisen kann (z. B. das neue Im-Ohr-Fieberthermometer) und solchen, die eine Einweisung durch einen vom Hersteller autorisierten Fachmann erfordern (wie z. B. der neue B-Autoklaven zum Sterilisieren der in Ihrem Bereich verwendeten Instrumente). Dies kann beispielsweise der Medizinprodukteberater des Herstellers oder Lieferanten sein.

Generell gilt: Einweisungen sind zu dokumentieren.

Fallbeispiele und Urteile

Fallbeispiel 1: Blutdruckmanschette nicht desinfiziert

Die Blutdruckmanschette wird samt Stethoskop von einem zum
anderen Patienten verbracht und angewendet ohne Desinfektion.

Fallbeispiel 2: Verbandsmaterial abgelaufen

Pfleger Hans soll einen Verbandwechsel durchführen. Beim Betrachten
des zur Verfügung gestellten Materials fällt ihm auf, dass das Verfallsdatum des Sterilmaterials abgelaufen ist. Er teilt dies seiner Stationsleitung mit, die ihm daraufhin sagt, das mache nichts, er solle sich
nicht so anstellen, da die Verpackung ja offensichtlich noch völlig
intakt sei. Pfleger Hans bleibt standhaft und das ist nicht nur richtig
und gut für den Patienten/Bewohner, sondern auch gut für ihn und die
Einrichtung, weil ein Verstoß gegen das Anwendungsverbot abgelau-
fener Medizinprodukte mit einem Bußgeld in Höhe von bis zu
€ 25.000,- belegt werden kann.

Fallbeispiel 3: defekter Rollstuhl

Schwester Rita soll mit dem Wohnbereichsrollstuhl Nr. 3 einen
Patienten in die physiotherapeutische Abteilung bringen. Sie weiß,
dass sich an diesem Rollstuhl in den letzten Tagen dreimal das linke
Hinterrad gelöst hat, wobei Gott sei Dank bislang niemand zu Schaden
gekommen ist. Sie will den Rollstuhl daher nicht einsetzen. Pfleger
Rudi sagt, das sei kein Problem, man müsse halt nur rechtzeitig
gegenhalten, wenn das Rad abspringe, dann passiere schon nichts.
Schwester Rita wartet, bis Rollstuhl Nr. 2 auf dem Wohnbereich zurück
ist und bringt ihren Patienten damit in die Physiotherapie. Das war
clever von Schwester Rita, denn für das Bußgeld, das im Falle des
Einsatzes unsicherer Medizinprodukte in Höhe von bis zu € 25.000,-
fällig wird, spielt es keine Rolle, ob ein Schaden eintritt oder nicht. Es
gilt der Grundsatz der Gefährdungshaftung. Allein die Tatsache, dass
ein Schaden entstehen könnte und sie davon Kenntnis hatte, reicht
aus, um sie zur Kasse zu bitten.

Fallbeispiel 4: Autoklaven bedienen ohne Einweisung

Pfleger Kurt, der einen Sterilgutassistentenlehrgang absolviert hat, ist krank. Deshalb soll Krankenschwester Maria heute den Autoklaven beladen. Sie weigert sich mit der Begründung, sie sei in die Verwendung des Autoklaven nicht eingearbeitet. Ihr Wohnbereichsleiter findet das nicht schlimm und schlägt vor, man könne doch den erkrankten Kurt zu Hause anrufen und der könne ihr doch telefonisch erklären, wie das gehe. Damit ist Maria nicht einverstanden. Zu Recht, denn ein so komplexes Medizinprodukt, wie ein B-Autoklav, darf nur von Personen bedient werden, die eine Einweisung durch einen vom Hersteller ermächtigten Einweiser erhalten haben.

Fallbeispiel 5: Mängel an chirurgischen Instrumenten

Bei einer Überprüfung der Zentralsterilgutversorgungsanlage (ZSVA) einer großen Klinik durch das Dezernat Arbeitsschutz und Sicherheitstechnik des zuständigen Regierungspräsidiums gemeinsam mit dem Gesundheitsamt wurde festgestellt, dass die aufbereiteten Instrumente Mängel aufwiesen, z. B. Ablagerungen auf den Oberflächen und Spuren von Korrosion. Das Regierungspräsidium als zuständige Aufsichtsbehörde schloss daraufhin die ZSVA, woraufhin nicht nur der Operationsbetrieb des Hauses monatelang nur eingeschränkt stattfinden konnte, sondern auch blitzschnell einige hunderttausend Euro zur Sofortverbesserung der Strukturqualität der ZSVA und die zusätzliche Bereitstellung von Leihinstrumenten seitens der Klinik eingesetzt werden mussten. Zusammen mit den entgangenen Fallpauschalen der ausgesetzten Operationen entstand dem Haus ein Millionenschaden.

Urteil 1: Verstoß gegen Hygienevorschriften

Laut einem Bericht der Hessisch-Niedersächsischen Allgemeinen (HNA) vom 30.03.2012 wurde ein Fuldaer Orthopäde zu 2 Jahren und 3 Monaten Haft verurteilt. Er hatte mehrere Patienten durch Verstöße gegen Hygienevorschriften und das Medizinprodukterecht durch Infektionen schwer geschädigt (bis hin zur Folgeamputation). Das Gericht befand ihn der gefährlichen Körperverletzung für schuldig. Er habe, so das Gericht, in Straßenkleidung operiert, Narkosemasken zu häufig wiederverwendet und verschmutztes Instrumentarium verwendet, an dem zum Teil noch Textilflusen gehangen hätten.

Hinweise für die Praxis

- Stethoskop und Reflexhammer kann man mit einem alkoholgetränkten Tupfer wischdesinfizieren, bei der Blutdruckmanschette mit Klettverschluss muss man sich bei der Klettfläche mit einem alkoholischen Spray behelfen. Dies gilt auch, wenn der Bezugsstoff textil und nicht aus Kunststoff ist.
- Stauschläuche kann man absprühen, bei sichtbarer Verschmutzung müssen sie desinfizierend gewaschen oder eingelegt werden.
- Medizinprodukte darf nur einsetzen, wer mit ihnen vertraut ist und sich auskennt (Sachkunde).
- Medizinprodukte müssen nach Einsatzzweck und Aufbereitungsaufwand eingestuft sein (im Zweifelsfall in die anspruchsvollere Kategorie).
- Einmalprodukte sollten auch nur einmal verwendet werden. Leider ist die Aufbereitung von Einmalprodukten in Deutschland nicht generell verboten, der Aufbereiter übernimmt aber die ursprünglich beim Hersteller liegende Verantwortung für die einwandfreie Beschaffenheit des aufbereiteten Produkts – ein gefährliches Spiel!
- Es ist verboten, gefährliche Medizinprodukte zu verwenden. Als gefährlich gelten insbesondere Medizinprodukte, deren Verfallsdatum/Anwendungszeitraum abgelaufen ist, die keine oder eine abgelaufene Prüfplakette haben (betrifft messtechnische Geräte), deren Funktionssicherheit erkennbar nicht gegeben ist und/oder deren Aufbereitung nicht einwandfrei erfolgt oder nicht möglich ist.

> Sterilen Dreck gibt es nicht! Instrumente müssen immer sauber, desinfiziert bzw. sterilisiert und funktionssicher sein!

Multiresistente Erreger (MRE)

M. Schimmelpfennig

R. Höfert, M. Schimmelpfennig, *Hygiene – Pflege – Recht*,
DOI 10.1007/978-3-642-30007-3_22,
© Springer-Verlag Berlin Heidelberg 2014

Gesetze und Vorschriften

— Infektionsschutzgesetz (IfSG)
— Länderhygieneverordnungen
— Richtlinien und Empfehlungen des Robert Koch-Instituts (RKI)

Erläuterung

Multiresistente Erreger zählen zu den größten Problemen und Herausforderungen der modernen Medizin. MRE ist die Abkürzung, unter der sie zusammengefasst werden.

> ❯ Zentral ist die Feststellung, dass der Begriff »Resistenz« im Zusammenhang mit Bakterien sich immer und ausschließlich auf Antibiotika bezieht, niemals aber auf Antiseptika/Desinfektiva. Mit anderen Worten: Da, wo ich mit Antiseptika/Desinfektiva hinkomme, kann ich auch multiresistente Keime sicher vernichten! Und: Alle gängigen Antiseptika/Desinfektiva helfen gegen MRE, sei es nun Alkohol, Polyvidonjod, Chlorhexidin, Polihexanid oder Octenidin.

Es gibt bei bestimmten Antiseptika Einschränkungen im Wirkprofil, wie z. B. bei Wasserstoffperoxid (H_2O_2), was man deshalb nicht mehr verwenden sollte. Auch Silber zeigt z. B. Wirklücken bei manchen Pseudomonadenstämmen wie auch die quaternären Ammoniumbasen zur Flächendesinfektion. Eine Desinfektionsmittelresistenz im eigentlichen Sinne gibt es aber nicht. Wohl gibt es Bakterien, die durch Effluxpumpen Desinfektionsmittel ausschleusen können, diese werden aber bei therapeutischer Dosierung regelhaft überfordert.

Für uns bleibt als Faustregel:

> **Antiseptika/Desinfektiva wirken auch gegen MRE!**

Und noch eine Faustregel: MRE sind in der Regel nicht virulenter als ihre nicht-resistenten (=sensiblen) Geschwisterkeime. Es stehen allerdings aufgrund ihrer Resistenz im Infektionsfalle weniger Therapieoptionen offen. Die damit verbundene erhöhte Mortalität erklärt sich genau daraus.

▪ Die Resistenzen sind so alt wie Bakterien

Spannend ist die Frage, wo die Resistenzen herkommen: Zunächst muss man sagen, dass bakterielle Resistenzen grundsätzlich so alt sind, wie Bakterien selbst. Das liegt daran, dass, solange es Bakterien auf der Welt gibt, diese im Wettbewerb mit anderen Mikroorganismen, z. B. Pilzen, um ihre Habitate (Lebensräume) stehen. Antibiotika sind vielfach in der Natur vorkommende Substanzen (z. B. Penicillin, gebildet von dem Pilz Penicillium notatum, entdeckt von Sir Alexander Fleming 1928, therapeutisch zum ersten Mal eingesetzt in 1939, Streptomycin u. a.), die weit vor Beginn der Menschheitsgeschichte von Pilzen gebildet wurden, um sich gegen Bakterien zu behaupten. Als Gegenmaßnahme wurden bestimmte Bakterienstämme dann resistent gegen diese natürlichen Antibiotika, um ihr Überleben zu sichern. Antibiotikaresistenzen sind eine Überlebensmethode von Bakterien in feindlicher Umgebung.

Für uns Menschen wurden die Resistenzen gegen natürliche wie synthetische Antibiotika dadurch zum Problem, weil insbesondere durch massenhaften und unkritischen Antibiotikaeinsatz Resistenzen geradezu gezüchtet werden. Leider übrigens nicht etwa nur in der Humanmedizin, wo ein hoher Selektionsdruck auf Bakterien immer da entsteht, wo viele Antibiotika eingesetzt werden (müssen), beispielsweise auf Intensivstationen, sondern noch in ganz anderer Größenordnung in der industriellen Tierproduktion. So lag der Antibiotikaverbrauch in der gesamten Humanmedizin in Deutschland 2011 bei 360 Tonnen (!), in der industriellen Tierproduktion und Veterinärmedizin aber bei 1.734 Tonnen (!), also der knapp fünffachen Menge.

Wenn man sich dann klar macht, dass viele Bakterien landwirtschaftliche Nutztiere genauso besiedeln wie uns und ihnen von daher »egal ist«, ob sie die menschliche Haut, den menschlichen Darm oder eben Haut und Darm von Nutztieren bevölkern, wird ersichtlich, dass das Resistenzproblem nicht von der Humanmedizin allein gelöst werden kann, sondern nur dann, wenn wir darüber hinaus unsere Konsumgewohnheiten und Produktionsmethoden für Lebensmittel tierischen Ursprungs sehr kritisch hinterfragen. Das darf uns allerdings nicht daran hindern, unseren Beitrag zur Resistenzvermeidung und MRE-Bekämpfung im Gesundheitswesen zu leisten.

- **Die wichtigsten multiresistenten Erreger**
- - **MRSA = multiresistenter (ehemals nur methicillinresistenter) Staphylococcus aureus**

Er ist der bekannteste Vertreter dieser Gruppe und hat bis 2010 die »Hitliste« der MRE in Deutschland angeführt. Hierzulande wird synonym auch die Abkürzung ORSA=oxacillinresistenter Staphylococcus aureus verwendet. Hintergrund ist, dass Methicillin in Deutschland nicht eingesetzt wurde, sondern das chemisch nahe verwandte Oxacillin. Die Wortendung »-cillin« lässt aber gut erkennen, dass es sich bei beiden Substanzen um Penicillinabkömmlinge handelt.

- - **Staphylokokken**

Staphylokokken sind grampositive, hoch umweltresistente (=hochtenazide) Keime, die auf Oberflächen wie z. B. Arbeitsflächen, Tastaturen, Türklinken etc. bis zu 6 Monaten infektionsfähig bleiben können. Temperaturen bis 65 °C, Trockenheit und UV-Licht machen ihnen nichts aus. Der Keim an sich ist schon seit 1874 bekannt. Entdeckt wurde er von dem fast allen Pflegekräften bekannten Chirurgen Theodor Billroth. Als MRSA, damals noch nur »methicillinresistenter« Staphylococcus aureus, trat er erstmals 1961 auf den Plan. Inzwischen hat er dazugelernt und die übelsten Vertreter seiner Art besitzen eine 9-fache Resistenz. Deswegen ist es nicht nur wichtig zu wissen, dass jemand einen MRSA hat, sondern auch welchen MRSA er hat! Das lässt sich durch eine Stammtypisierung herausfinden, die auch Auskunft über sein Resistenzverhalten gibt, denn es ist schließlich nicht egal, ob jemand einen Barnim-Stamm hat, der nur eine 4-fache Resistenz aufweist, oder einen Wienerstamm, der ein 9-faches Resistenzmuster zeigt. Leider wird die Stammtypisierung aus Kostengründen (ca. €55,-) häufig nicht gemacht, was zwei negative Folgen nach sich zieht: Zum einen wird die Möglichkeit verschenkt, Infektketten zu erkennen, denn wenn ich auf Station zwei Patienten mit Barnim-Stamm habe, kann eine Übertragung vorliegen, wenn die MRSA-Stämme verschieden sind, liegt definitiv keine Übertragung vor. Zum anderen kann ich bei Kohortenisolation stammunterschiedlicher MRSA-Patienten den 9-fach-resistenten Stamm auf den Patienten übertragen, der bisher nur einen 4-fach-resistenten hatte.

- - **MRSA-Screening**

Schon beim Eingangsscreening wird häufig gespart, obwohl es vom RKI eine klare Empfehlung mit Indikationstabelle dazu gibt. Danach ist ein Eingangsscreening in folgenden Fällen angezeigt:
1. Bekannte MRSA-Anamnese des Patienten
2. Patient aus Regionen/Einrichtungen mit bekannt hoher MRSA-Prävalenz

3. Patient mit einem stationären Krankenhausaufenthalt (>3 Tage) in den letzten 12 Monaten
4. Patienten, die (beruflich) direkten Kontakt zu Tieren in der landwirtschaftlichen Tiermast (Schweine) haben
5. Patienten, die während eines stationären Aufenthaltes Kontakt zu MRSA-Trägern hatten (z. B. bei Unterbringung im selben Zimmer)
6. Patienten mit zwei oder mehr der folgenden Risikofaktoren:
   - Chronische Pflegebedürftigkeit
   - Antibiotikatherapie in den zurückliegenden 6 Monaten
   - Liegende Katheter (z. B. Harnblasenkatheter, PEG-Sonde)
   - Dialysepflicht
   - Hautulkus, Gangrän, chronische Wunden, tiefe Weichteilinfektionen
   - Brandverletzungen.

Ein MRSA-Screening umfasst in der Regel Abstriche aus Nase (rechts und links), Rachen, Leiste und ggf. von vorhandenen Wunden (einschließlich ekzematöser Hautareale, Ulcera).

Vom Abstrich kann man eine Kultur anlegen. Das ist preiswert (ca. € 13,-), aber bis das Ergebnis vorliegt, vergehen bis zu drei Tage. Schneller ist die Untersuchung mittels PCR (Perinukleasekettenreaktion). Diese kostet ca. € 29,-, aber das Ergebnis ist in 1–4 Stunden auf dem Tisch. Das ist ein entscheidender Vorteil der Methode, wenn ich z. B. zu entscheiden habe, ob ein Patient isoliert werden muss oder nicht. Jemanden ggf. 4 Stunden unnötig zu isolieren, ist weit weniger aufwendig als 3 Tage. Und viel schlimmer und viel häufiger: Jemanden 3 Tage nicht zu isolieren, um dann ggf. zu erfahren, dass seit 3 Tagen vermeidbar Mitpatienten und Personal gefährdet wurden. Es spricht also einiges für die zwar teurere, aber schnellere Methode.

Hinweis Der Begriff Screening ist hier eigentlich nicht richtig verwendet. Definitionsgemäß bezeichnet er eine ungezielte Suche nach einer Krankheit in einer Bevölkerung (Beispiele: die Verteilung von 1000 Diabetesteststreifen an Menschen in einer Fußgängerzone oder eine Blutdruckmessaktion für Besucher am Tag der offenen Tür in einem Krankenhaus). Wenn wir aber Abstriche auf MRSA bei bestimmten Risikopopulationen abnehmen, liegt keine Screeningmaßnahme, sondern eine Verdachtsfallabklärung vor. Screening hieße, bei jedem Patienten, der aufgenommen wird, einen Abstrich zu nehmen.

Warum das wichtig ist? Weil Krankenkassen, wie schon ihr Name sagt, für Kranke (und Krankheitsverdächtige) zuständig sind. Ungezielte Untersuchungen, wozu Screening definitionsgemäß gehört, fallen nicht in ihre Leistungspflicht!

Nichtresistente Staphylokokken sind weit verbreitet. 30% der Erwachsenen sind temporär besiedelt.

> **Unterscheide Besiedelung, Kolonisation und Infektion! Erstere ist ein passagerer Zufallsbefund, von Kolonisation sprechen wir, wenn der Keim – wie bei Kolonialherren üblich – länger persistiert und von Infektion sprechen wir bei vorhandener klinischer Symptomatik, also etwa klassischen Entzündungzeichen, Abszessbildung und systemischen Symptomen, wie etwa Fieber.**

Der Keim verursacht bevorzugt Atemwegsinfekte, Harnwegsinfekte und Wundinfektionen. Die Liste seiner Komplikationen ist kurz und häufig tödlich: Carditis, Sepsis, Nierenversagen. Dies, wie gesagt, unabhängig von der Frage der Resistenz.

Eingeschränkte Therapieoptionen durch Multiresistenz beschäftigen uns vermehrt seit ca. Anfang der 1990er Jahre. Damals lag der Anteil multiresistenter Staphylokokken aus Krankenhausisolaten bei 1,7%. Er stieg dann bis etwa 2005 auf 20–25% an und hat sich in dieser Größenordnung in Deutschland stabilisiert, zuletzt mit etwas rückläufiger Tendenz. (Zum Vergleich: Holländer und Skandinavier liegen bei 1–2%, Südeuropäer, Japaner und die USA bei 30–50%, teilweise noch höher. Das hängt unter anderem von den eingehaltenen Hygienestandards ab, dem Personalschlüssel und dem Umgang mit Antibiotika.)

Dabei ist das Thema MRSA schon lange kein Thema mehr, das nur die Krankenhäuser alleine betrifft, sondern längst auch die stationäre und ambulante (Alten-)Pflege sowie die ambulante ärztliche Versorgung. Immerhin kann ein MRSA-Trägerstatus bis zu 40 Monate anhalten und in dieser Zeit (fast 3,5 Jahre!) hat ein Betroffener vielfältige Kontakte zum Gesundheitswesen: Verschiedene Arztpraxen, Pflegedienste, stationäre (Kurzzeit-)Pflege, Krankenhaus- und Reha-Aufenthalte, Inanspruchnahme von Physio- und Ergotherapeuten, Fußpflege usw. Von 100 Patienten, die heute ins Krankenhaus kommen, bringen 1–2 den Keim schon mit. Und im Krankenhaus wird er dann, u. a. durch fehlerhaftes hygienisches Verhalten, auf im Schnitt weitere 1,5 Patienten übertragen.

▪▪ Weitere Formen des MRSA-Erregers

Neben dem hier beschriebenen »Krankenhauskeim« MRSA, der auch als hMRSA bezeichnet wird, wobei das »h« für hospital steht, gibt es noch zwei weitere Arten:

l.a.MRSA »l.a.« ist die Abkürzung für »livestock associated«, wörtlich übersetzt viehhaltungsassoziiert; also der MRSA in der Tierproduktion. Infolge des Antibiotikamissbrauchs in der industriellen Tierproduktion sind bis zu 80% deutscher Mastschweine aus Massentierhaltung MRSA-positiv! Daher auch die Abstrichindikation für landwirtschaftliches Tier-zuchtpersonal!

cMRSA Hierbei steht das »c« für community-acquired, also etwa »im Gemeinwesen erworben«. Gemeint ist ein MRSA, der sich unabhängig von Einrichtungen des Gesundheitswesens ausbreitet (z. B. in Gefängnissen, auf Spielplätzen, in Sportstätten und Internaten) und eine fatale Besonder-heit hat: Er ist tatsächlich deutlich virulenter als die anderen MRSA und verursacht typischerweise tiefe Weichteilabszesse und Nekrosen, bevor-zugt bei Kindern und jungen Erwachsenen. Seine erhöhte Virulenz beruht auf seiner Ausstattung mit einem besonderen Virulenzfaktor, dem Panton-Valentin-Leukozidin-Faktor (PVL).

■ ■ ESBL = extended spectrum betalactamase
Diese Abkürzung bezeichnet keinen Keim, sondern die Eigenschaft einer ganzen Gruppe von Keimen, nämlich ihre Ausstattung mit einer Enzym-gruppe, den Betalaktamasen. Mithilfe der Betalaktamasen gelingt es den Keimen gleich vier verschiedene Antibiotikagruppen zu knacken, weil diese vier alle eine molekulare Gemeinsamkeit haben, nämlich einen Beta-laktamring in ihrer chemischen Struktur.

Es handelt sich um folgende vier Antibiotikagruppen:
- Penicilline,
- Cephalosporine,
- Monobactame und
- Carbapeneme.

Von diesen werden die beiden erstgenannten sehr häufig eingesetzt.

Berichte über ESBL finden sich erstmals 1983, seit Ende der 1980er Jahre breiteten sie sich vermehrt aus (z. B. in Frankreich und USA) und seit 1996 nimmt das ESBL-Problem weltweit dramatisch zu. Seit 2011 haben die ESBL in Deutschland den MRSA von Platz 1 der »Hitliste« verdrängt, wobei diese Wertung insofern »unfair« ist, als der MRSA ein Keim ist, die ESBL hingegen eine ganze »Großfamilie«. Ihr gehören vorwiegend gramnegative Darmkei-me an. Wichtige Vertreter sind u. a.: Enterobacteriaceae, so z. B. Salmonellen, Shigellen, e. coli, e. cloacae, Proteus und Klebsiellen.

Im Gegensatz zum MRSA sind die meisten Vertreter dieser Gruppe nicht sehr umweltresistent, was auf ihrer Gramnegativität beruht (ihre Außenwand ist dünn) und sie sind an die Lebensbedingungen im Darm gewöhnt, wo es dunkel, konstant 36 C°-warm und feucht ist. Das bedeutet im Umkehrschluss: Sie sind empfindlich gegen Licht, Temperatur und Trockenheit. In der unbelebten Umgebung sterben sie daher relativ rasch ab (die meisten innerhalb weniger Tage), was im Vergleich zum MRSA ein Vorteil für uns ist.

Im Gegensatz zum MRSA ist der ESBL-tragende Patient jedoch nicht sanierungsfähig, da die Keime Darmbewohner sind und damit einer antiseptischen Behandlung nicht zugänglich! Den ESBL-Trägerstatus hat der Patient also in der Regel sehr lange, spontane Verdrängung der Keime durch nicht-ESBL-tragende Darmkeime ist jedoch möglich. Da die Keime im Darm des Patienten persistieren, können sie von dort immer wieder nachstreuen und beim Patienten selbst oder bei Verschleppung durch das Personal bei anderen Patienten in sterile Körperhöhlen, wie z. B. in Blase oder Atemwege und Wunden, eindringen und schwere Infektionen auslösen, die kaum oder gar nicht mehr beherrschbar sind. (Die Klebsiellen-Pneumonie bei Langzeitbeatmungspatienten ist ein gefürchtetes Beispiel dafür.)

■ ■ GRE/VRE = glycopeptidresistente bzw. vancomycinresistente Enterokokken

Es handelt sich um grampositive Darmbewohner von Mensch und Säugetier, die unter hygienisch fragwürdigen Bedingungen (die ja nicht selten sind, wie wir wissen) auch in Lebensmitteln, namentlich Käse und Wurstwaren, vorkommen. Sie besitzen nur eine geringe Pathogenität (sog. opportunistische Keime, die in der Regel nur vorgeschädigte Menschen krankmachen). Die beiden wichtigsten Vertreter sind: e. faecalis (90%) und e. faecium (5–10%).

Da vorgeschädigte, schwerkranke Patienten am ehesten im Krankenhaus vorkommen, sind sie berüchtigte Krankenhauskeime, wobei sie als Erreger der Endokarditis am meisten gefürchtet sind. Sie sind häufig multiresistent und wenn sie neben anderen Resistenzen sogar gegen die Reserveantibiotika Teicoplanin und Vancomycin resistent sind, heißen sie GRE/VRE. Das »G« in GRE erklärt sich daraus, dass beide Antibiotika zur Gruppe der Glykopeptidantibiotika gehören, die, wie der Name sagt, chemisch aus Kohlenhydrat- und Aminosäureanteilen bestehen. Sie wirken bakterizid. Ihre Anwendung ist nur i. v. möglich, weil sie bei oraler Gabe zerstört bzw. nicht resorbiert werden. Therapeutisch wird dies bei Vancomycin dann genutzt, wenn man bestimmte Darmkeime bekämpfen will, ohne eine systemische Wirkung zu erzielen. Klassisches Beispiel dafür ist die Behandlung der pseudomembranösen Kolitis durch clostridium difficile, einen multiresistenten anaeroben Keim, der sich unter sonstiger antibiotischer Therapie gerade bei älteren und Krankenhauspatienten wegen seiner Multiresistenz vermehren kann, da ja durch den antibiosebedingten Tod seiner Konkurrenten im Habitat Darm mehr Lebensraum für ihn entsteht. Dadurch entsteht die erwähnte Kolitis, häufig auch abgekürzt als CDAD (=clostridium-difficile-assoziierte Diarrhoe).

Clostridium difficile erfordert besondere hygienische Maßnahmen, da er als Sporenbildner nur mit sporoziden Desinfektiva bekämpft werden kann. Sporozidie ist z. B. bei allen gängigen Händedesinfektionsmitteln nicht gegeben, weshalb hier ausnahmsweise einmal der zusätzlichen Verwendung von Handschuhen und der Händewaschung eine besondere Bedeutung zukommt (sog. Barrieremanagement bzw. mechanische Entfernung durch Abspülen).

▪ ▪ MRGN = multiresistente gram-negative Keime

Im Oktober 2012 gab die Kommission für Krankenhaushygiene und Infektionsprävention beim RKI (KRINKO) Empfehlungen für Hygienemaßnahmen bei Infektion oder Besiedelung mit multiresistenten gramnegativen Stäbchen heraus. Die unter dieser neuen Abkürzung erfassten Erreger sind weitgehend deckungsgleich mit den ESBL, sie erfasst jedoch zusätzlich weitere Erreger, insbesondere Pseudomonas aeruginosa und Acinetobacter baumannii, beides zwar auch gramnegative Stäbchen, aber dennoch hochtenazid. Bei der Eingruppierung der MRGN wird nicht allein auf die Resistenz gegenüber Betalaktamantibiotika abgehoben, sondern das Resistenzverhalten gegenüber vier Antibiotikagruppen zugrunde gelegt, nämlich gegenüber Acylureidopenicillinen (z. B. Piperacillin), Cephalosporinen der 3. und 4. Generation (z. B. Cefotaxim, Ceftacidin), Carbapenemen (z. B. Imipenem, Meropenem) und Fluorchinolonen=Breitspektrum-Gyrasehemmer (z. B. Ciprofloxacin), letztere eben keine Betalaktamantibiotika.

Unterschieden werden MRGN in solche, die nur gegen drei dieser Antibiotikagruppen resistent sind, diese werden als 3-MRGN bezeichnet, und solche, die gegen alle vier der genannten Antibiotikagruppen resistent sind, die 4-MRGN.

Aus der Zuordnung zu den 3- oder 4-MRGN wird auf deren Gefährlichkeit geschlossen und, da die 3-MRGN als ungefährlicher eingestuft werden, unterschiedliche Anforderungen an die Krankenhaushygiene abgeleitet.

▪ ▪ ESKAPE

Hierbei handelt es sich nicht um eine spezielle Gruppe multiresistenter Erreger, sondern, im Gegenteil, um ein Akronym (Abkürzungskunstwort), das E. Domann (Mikrobiologie der Universität Gießen) verwendet, um zusammenfassend die Erregergruppen zu benennen, die uns aufgrund ihrer Multiresistenz in den nächsten 10 Jahren mit Sicherheit hygienisch besonders fordern werden. Wenn man die Abkürzung ausschreibt, werden diese Erreger sichtbar und es wird auch klar, warum der scheinbare Schreibfehler ESKAPE statt ESCAPE in diesem Fall keiner ist. Tatsächlich geht es genau darum, den genannten Erregern durchaus im wörtlichen Sinne der englischen Vokabel zu »entkommen«:

Wichtigste Erregergruppen
- **E** nterokokken
- **S** taphylococcus aureus
- **K** lebsiella
- **A** cinetobacter baumanii
- **P** seudomonas aeruginosa
- **E** nterobacteriaceae

❯ Es handelt sich um die griffigste uns bekannte »Formel«, um sich die bedeutendsten nosokomialen Erreger einzuprägen, wobei wir einen weiteren Erreger hinzufügen möchten, der im Akronym nicht abgebildet wird, nämlich den erwähnten Sporenbildner Clostridium difficile.

Fallbeispiele und Urteile

Fallbeispiel 1: MRSA in der Nase
Sie übernehmen am Freitagnachmittag aus der Fachklinik für Geriatrie eine 85-jährige Patientin mit sekundär heilender Wunde nach Totalendoprothese der rechten Hüfte und bringen sie in einem Zweibettzimmer im Wohnbereich unter. Vom Rettungsdienst haben Sie keinerlei besondere Informationen erhalten, nur den Arztbrief und die Medikamente für das Wochenende. Am Montag kommt der neue Hausarzt Ihrer Bewohnerin. Nachdem er den Arztbrief geöffnet hat, teilt er Ihnen mit, die Patientin habe einen MRSA in der Nase und in der sekundär heilenden Wunde. Das Krankenhaus bittet, eine dort begonnene Sanierung fortzusetzen.

Bei diesem Beispiel haben Sie gleich mehrere kritische Punkte: Zum einen haben Sie von Freitag bis Montag keine besonderen Schutzmaßnahmen getroffen, weil Sie von dem MRSA gar nichts wussten. Zum zweiten haben Sie die Patientin in einem Doppelzimmer untergebracht, obwohl sie nicht nur in der Wunde, sondern auch nasal besiedelt ist, was notfalls geht, aber sicher nicht optimal ist. Drittens werden die Sanierungsprodukte, obwohl grundsätzlich rechtlich möglich, noch immer nicht von der Krankenkasse bezahlt, weil der Gemeinsame Bundesausschuss der Ärzte und Krankenkassen (GB-A) zwar wirksame Substanzen kennt, die Kostenübernahme aber ablehnt mit der Begründung, es lägen noch keine evidenzbasierten, kontrollierten Doppelblindstudien vor. (Mit dem gleichen Argument hätte man Semmelweis (»Retter der Mütter«) die Einführung der Händedesinfektion in der Wiener Geburtshilflichen Klinik im 19. Jahrhundert verweigern können, weil er am Anfang natürlich auch außer seinen Beobachtungen nichts in der Hand hatte, was für die Händedesinfektion sprach.)

Die Sanierungspräparate müssen also entweder von der Patientin selbst getragen werden (was bei Kosten von € 40–80,- pro Sanierungskit für eine Taschengeldempfängerin, der nur noch unter € 100,- pro Monat zur persönlichen Verfügung verbleiben, im Grunde unzumutbar ist) oder das Heim übernimmt die Kosten, ohne dass dies in den Entgelten durch die Kostenträger angemessen berücksichtigt würde. Viertens bedarf eine erfolgreiche Sanierung geschulten Personals mit genügend Zeit, denn eine Sanierung scheitert manchmal an ganz banalen Kleinigkeiten: Nach der antiseptischen Waschung legen Sie beispielsweise versehentlich den gewaschenen Arm der Bewohnerin zurück auf die kontaminierte Bettwäsche oder die Patientin benutzt einen kontaminierten Roll-on-Deo, mit dem sie den MRSA wieder aufträgt oder das Gebiss liegt nachts in Wasser, statt in antiseptischer Lösung oder der Klingelknopf wird nicht wischdesinfiziert... Sie sehen, an vielen Stellen können kleine Fehler alle Bemühungen zunichte machen.

Rechtlich begeben Sie sich hier zwar nicht auf sehr glattes Parkett, weil das RKI (unverständlicherweise) immer noch den Standpunkt vertritt, eine Sanierung sei im ambulanten Bereich und der stationären Altenpflege nicht routinemäßig erforderlich und es gibt auch kein generelles Verbot, MRSA-Patienten in der stationären Altenpflege in Doppelzimmern unterzubringen. Es sei denn, die Mitbewohner haben ihrerseits besondere Risikofaktoren, wie offene Wunden, liegende Zugänge aller Art oder ein Immundefizit. Aber wenn es zu einer nachweisbaren Übertragung in Ihrer Einrichtung kommt und Sie nicht nachweisen können, dass Sie alles Ihnen Zumutbare und Mögliche getan haben, um eine Übertragung zu verhindern, machen Sie sich grundsätzlich angreifbar (und es gibt inzwischen Anwaltskanzleien, die darauf spezialisiert sind, nach möglichen Schwachstellen zu suchen, siehe z. B. http://www.MRSA-anwalt.de).

Wer dagegen ganz klar pflichtwidrig und in den meisten Bundesländern sogar ordnungswidrig gehandelt hat, ist das abgebende Krankenhaus. Denn es ist fachlich unstrittig und im IfSG und vielen Länderhygieneverordnungen geregelt, dass eine Informationspflicht für denjenigen besteht, der einen Patienten mit MRE an jemand anderen im Medizinalwesen weiterleitet. Dies gilt stationär wie ambulant und in jede Richtung, also nicht nur von Krankenhaus zu Altenheim, sondern natürlich auch anders-herum. Das Krankenhaus hätte auf jeden Fall Sie und den Rettungsdienst über die MRSA-Kolonisation der Bewohnerin informieren müssen.

Fallbeispiel 2: Diabetikerin mit ESBL

Sie nehmen eine 78-jährige Diabetikerin im Krankenhaus auf Station auf, die bislang von einem ambulanten Dienst zu Hause versorgt wurde. Auf der Einweisung ist vermerkt, dass die Patientin ESBL-Träge-rin ist und zwar in ihrem sakralen Dekubitus und im Stuhl. Auch der Rettungsdienst gibt diese Information an Sie weiter. Die Patientin ist zwar verlangsamt, aber gut orientiert und kooperativ. Auch über ihre Besiedelung mit einem MRE weiß sie Bescheid. Schwester Renate hält die Unterbringung in einem Einzelzimmer für erforderlich, Sie wider-sprechen und zwar mit Recht, denn in diesem Falle reicht es, der Patientin eine eigene Toilette bzw. einen eigenen Nachtstuhl zuzuord-nen und sie dazu anzuhalten, sich nach jeder Benutzung gründlich die Hände zu desinfizieren. Damit ist eine fäkale Weitergabe gut zu ver-meiden. Natürlich müssen Sie die Wunde in Schutzkleidung unter Anwendung von Wundantiseptika ordnungsgemäß versorgen und mit sterilem Verbandmaterial sicher verschließen, damit auch von dieser keine Infektionsgefahr für Sie oder Mitpatienten ausgeht.

Fallbeispiel 3: Chirurgie und MRE

In der plastischen und Wiederherstellungschirurgie übernehmen Sie im Rahmen eines humanitären Projektes einen indischen Patienten, der schwere Brandverletzungen erlitten hat.

Er hat einen multiresistenten Acinetobacter baumannii in seinen Wunden und im Tracheostoma und war bereits in Indien wochenlang unter multiplen Antibiotikagaben hospitalisiert. Bei dem Keim handelt es sich um einen 4-MRGN nach der RKI-Klassifikation. Damit ist er nach RKI-Kriterien isoliert unterzubringen, im Gegensatz zu 3-MRGN-Patienten, für die das RKI dies nicht zwingend vorsieht.

Selbstverständlich tragen Sie bei seiner Versorgung besondere Schutz-kleidung über Ihrer Arbeitskleidung (Schutzkittel, Handschuhe, Mund-Nasen-Schutz, Kopfhaube) und halten im Übrigen die sog. Standard- oder Basishygiene ein. Dabei geht es nicht nur um Ihren Schutz, sondern auch den Schutz des Patienten vor zusätzlichen Infektionen, denn Brandwunden sind extrem infektionsgefährdet und der schwer Brandverletzte im Regelfall immundefizitär.

Hinweise für die Praxis

— Das Wichtigste ist die gegenseitige Information(-spflicht)!: Solange abgebende Einrichtungen aus Schusseligkeit oder vorsätzlich (z. B. aus der Angst heraus, die zur Übernahme vorgesehene Einrichtung verweigert die Aufnahme) Nachfolgeinstitutionen nicht über das Vorhandensein von MRE informieren, ist lückenloser Schutz vor der Weiterverbreitung nicht möglich!

— Klare, eindeutige Angaben dokumentieren: Dabei sollten die Angaben so genau wie möglich sein, denn die Mitteilung: »Patient hat MRE« ist zu ungenau. Sie müssen wissen, was für einen MRE, denn ein MRSA ist sanierbar, ein ESBL oder MRGN ist es nicht. Auch hängen Ihre Schutzmaßnahmen davon ab, um welchen Keim es geht und wo er auf oder im Patienten lokalisiert ist.

— Sitzt der Keim nur in der Wunde oder im geschlossenen harnableitenden System, muss der Patient nicht im Einzelzimmer untergebracht werden. Hat er den Keim dagegen z. B. im Tracheostoma und sein Sputum fliegt meterweit, ist das erforderlich.

— ESBL-Patient: Der ESBL-Patient mit geformtem Stuhl braucht eine eigene Toilette oder einen eigenen Nachstuhl, aber kein Einzelzimmer, wenn er sich nach jeder Entleerung gewissenhaft die Hände desinfiziert. Hat er dagegen profusen Durchfall und ist inkontinent, sieht das schon wieder anders aus!

— Regionale MRE-Netzwerke nutzen: In vielen Regionen gibt es inzwischen in Anlehnung an das MRSA-Netzwerk Twente-Münsterland (das erste gemeinsame deutsch-niederländische MRSA-Netzwerk überhaupt) sog. »MRE-Netzwerke«. In diesen arbeiten (oft koordiniert durch die Gesundheitsämter) die regionalen Versorger des Gesundheitswesens (Krankenhäuser, niedergelassene Ärzte, stationäre und ambulante Pflege, Rettungsdienste, Laboratorien, Krankenkassen, Kassenärztliche Vereinigungen u. a.) im Kampf gegen MRE zusammen, organisieren gemeinsam Fortbildungen und Informationen für Profis, Betroffene und Angehörige und legen gemeinsam Standards für die Informationsweitergabe, Abstrichindikationen, Sanierungsschemata usw. fest. Häufig haben sie Homepages, auf denen man sich gut informieren kann und auch Materialien zur Information von Betroffenen und Angehörigen findet.

— Entscheidung immer nach dem Einzelfall. Sie sehen: Es gibt Institutionen, Richtlinien und Empfehlungen, die helfen können. Und ganz sicher sind Sie mit dem MRE-Problem nicht allein, aber all das erspart Ihnen nicht die Betrachtung des Einzelfalles und die Einzelfallentscheidung.

— Basishygiene: Mit der Einhaltung der sog. Standard- oder Basishygiene liegen Sie immer richtig, nur manchmal »darf bzw. muss es etwas mehr sein«!

Nadelstichverletzungen

R. Höfert

R. Höfert, M. Schimmelpfennig, *Hygiene – Pflege – Recht*,
DOI 10.1007/978-3-642-30007-3_23,
© Springer-Verlag Berlin Heidelberg 2014

Gesetze und Vorschriften

— Technische Regel für biologische Arbeitsstoffe (TRBA 250)

Erläuterung

Im Gesundheitsbereich sind die Pflegenden neben den Ärzten die am häufigsten betroffene Berufsgruppe von Nadelstichverletzungen. Die Schätzungen für derartige Verletzungen mit Infektionsrisiko liegen zwischen 500.000 und 700.000 Ereignissen jährlich.

Nadelstichverletzungen gelten als Berufsunfall. Zu den Nadelstichverletzungen zählen jegliche Stich-, Schnitt- und Kratzverletzungen der Haut durch Kanülen oder Skalpelle, die mit Blut oder anderen Körperflüssigkeiten verunreinigt sind, einschließlich des direkten Kontaktes mit der Schleimhaut von Mund, Nase und Augen sowie verletzter oder ekzematöser Haut.

> **❯** Dokumentationspflicht: Jede Nadelstichverletzung muss u. a. mit der Kontamination (Patient, Zeit, Art der Maßnahme) dokumentiert werden, um diese auch bei einer Infektion im Kontext zur beruflichen Verursachung gegenüber der Berufsgenossenschaft belegen zu können.

Die gefährlichsten Erreger bei direktem Blut-zu-Blut-Kontakt sind das Hepatitis-B-Virus (HBV), das Hepatitis-C-Virus (HCV) und das Humane Immundefizienz-Virus (HIV).

Nach der technischen Regel für biologische Arbeitsstoffe (TRBA 250) müssen alle Tätigkeiten, bei denen Körperflüssigkeit in infektionsrelevanter Menge übertragen werden kann, mit verletzungssicheren Instrumenten durchgeführt werden.

Die technischen Anforderungen im Sinne der Qualität für sichere Instrumente gemäß TRBA sind:

Anforderungen an sichere Instrumente

— Sichere Instrumente zur Verhütung von Stich- und Schnittverletzungen dürfen Patienten nicht gefährden.
— Der Sicherheitsmechanismus ist Bestandteil des Systems und kompatibel mit anderem Zubehör.
— Seine Aktivierung muss mit einer Hand erfolgen können.
— Seine Aktivierung muss sofort nach Gebrauch möglich sein.
— Der Sicherheitsmechanismus schließt einen erneuten Gebrauch aus.
— Das Sicherheitsprodukt erfordert keine Änderung der Anwendungstechnik.
— Der Sicherheitsmechanismus muss durch ein deutliches Signal (fühlbar oder hörbar) gekennzeichnet sein.

Die TRBA 250 ist seit 2007 in Kraft. Die Überwachung zur Umsetzung der TRBA 250 obliegt den Unfallversicherungen und den Gewerbeaufsichtsämtern.

▪ Rechtliche Bedeutung der TRBA 250

— Die Technische Regel für Biologische Arbeitsstoffe (TRBA) 250 enthält konkrete Vorgaben zum betrieblichen Arbeitsschutz beim Umgang mit biologischen Arbeitsstoffen. Die TRBA 250 richtet sich nach dem aktuellen Stand der Technik.
— Die TRBA wird ausdrücklich in der Biostoffverordnung genannt als verbindliche Richtlinie für den Arbeitgeber, um Beschäftigte vor Gefahren am Arbeitsplatz zu schützen.
— Die Biostoffverordnung ihrerseits konkretisiert das Arbeitsschutzgesetz.
— Die TRBA 250 enthält neben Maßnahmen zum Arbeitsschutz auch Maßnahmen zum Schutz der zu behandelnden Menschen (Patientenschutz).
— Wer die TRBA 250 nicht kennt oder einfach ignoriert, handelt der Biostoffverordnung zuwider.
— Die TRBA 250 wird vom Ausschuss für Biologische Arbeitsstoffe (ABAS) des Bundesministeriums für Arbeit und Soziales erstellt.
— Verantwortlich für die Umsetzung der TRBA 250 ist der Arbeitgeber.

Konkret heißt das:

> Die Technischen Regeln werden von den Gerichten wie vorwegge-
> nommene Sachverständigengutachten aufgefasst. Der Arbeitgeber,
> der die Technischen Regeln umsetzt, handelt gemäß seiner gesetz-
> lichen Verpflichtung.

Fallbeispiele und Urteile

Urteil 1: Infektion nach Verletzung mit Injektionskanüle im Müllsack

Die Klägerin war als Reinigungskraft bei der Firma X GmbH (im Folgenden: X) angestellt. Dabei handelt es sich um ein Tochterunternehmen
der Beklagten, das beauftragt ist, den in den Krankenhäusern der
Beklagten anfallenden Müll zu entsorgen.

Als die Klägerin am späten Nachmittag des 23.03.1999 auf der
Intensivstation des L.-Krankenhauses in M. einen Müllsack aus einem
Behälter zog, stach sie sich an einer gebrauchten Injektionsnadel in
den rechten Oberschenkel und in den rechten Daumen. Die Nadel befand sich samt Spritze in dem Müllsack, obwohl sie in einem hierfür
vorgesehenen gesonderten Gefäß hätte gelagert und entsorgt werden müssen. Noch am gleichen Tag wurden bei der Klägerin eine HIV-
Prophylaxe und eine Hepatitis-B-Impfung vorgenommen. Später erfolgten Laborkontrollen.

Im Oktober 1999 wurde die Klägerin auf ihre gelbe Gesichtsfarbe
angesprochen. Am 13.01.2000 suchte die Klägerin ihren Hausarzt auf,
weil sie morgens eine Gelbfärbung ihrer Augen bemerkt hatte. Der
Hausarzt diagnostizierte eine Hepatitis-C-Infektion. Die Klägerin sieht
die Ursache dieser Infektion in der Nadelstichverletzung vom
23.03.1999 und nimmt die Beklagte nunmehr auf Ersatz ihres materiellen und immateriellen Schadens in Anspruch. Die Klägerin hat behauptet, außer der Verletzung vom 23.03.1999 seien bei ihr alle in Betracht
zu ziehenden Übertragungswege einer Hepatitis C ausgeschlossen.
Die Beklagte hat eingewendet, da die Hepatitis C erst im Oktober 1999
bemerkt worden sei, lasse sie sich nicht ursächlich auf den Vorfall vom
23.03.1999 zurückführen. Denn die Inkubationszeit liege in der Regel
bei nur 7–8 Wochen und übersteige jedenfalls den Zeitraum von einem
halben Jahr nicht. Im Übrigen, so hat die Beklagte gemeint, sei sie von

▼

einer Haftung für Personenschäden der Klägerin gemäß § 106 Abs. 3 Alt. 3 SGB VII befreit.

Das Landgericht hat eine Haftungsfreistellung der Beklagten gemäß § 106 SGB VII bejaht und mit dieser Begründung die Klage abgewiesen. Mit ihrer Berufung verfolgt die Klägerin unter Wiederholung und Vertiefung ihres erstinstanzlichen Vortrags ihr Klageziel weiter. Die Beklagte wird verurteilt, an die Klägerin € 36.000,- nebst 4% Zinsen seit dem 27.03.2001 zu zahlen. Es wird festgestellt, dass die Beklagte verpflichtet ist, der Klägerin sämtliche materielle Schäden zu ersetzen, welche ihr aus dem Unfall vom 23.03.1999 entstanden sind und zukünftig noch entstehen werden, soweit die Ansprüche nicht auf Sozialversicherungsträger oder sonstige Dritte übergegangen sind, sowie alle künftigen immateriellen Schäden.

Entscheidungsgründe: Gemäß §§ 823, 831, 847 BGB ist die Beklagte dem Grunde nach verpflichtet, den durch den Unfall vom 23.03.1999 verursachten materiellen und immateriellen Schaden der Klägerin in vollem Umfange zu ersetzen. Unstreitig wurde die Klägerin verletzt, weil auf der Intensivstation eines Krankenhauses der Beklagten eine dort verwendete Injektionsnadel vorschriftswidrig in einen Müllsack gelangt war. Bei Beachtung einschlägiger Unfallverhütungsvorschriften hätte die gebrauchte Nadel in einem dafür vorgesehenen besonderen Behältnis gelagert werden müssen. Dies ist von einem zum angestellten Krankenhauspersonal gehörenden Mitarbeiter der Beklagten versäumt worden, der im Sinne des § 831 BGB zu einer Verrichtung der Beklagten bestellt war (OLG Hamm, Urteil vom 02.12.2002, AZ: 6U 179/01; Vorinstanz: LG Hagen, 4O 318/00).

Urteil 2: HCV-Infektion nach Nadelstichverletzung

Die 1968 geborene Klägerin ist ausgebildete Krankenschwester und war seit 1992 im R.-Krankenhaus in M. sowohl auf der internistischen als auch der orthopädischen Station im Schichtdienst beschäftigt. Da das Krankenhaus nicht über eine infektiologische Spezialabteilung verfügte, lagen auch Patienten mit ansteckenden Krankheiten auf der internistischen Station. Zu den Aufgaben der Klägerin gehörte die Pflege der stationär behandelten Patienten. Sie hatte frisch operierte Patienten zu versorgen, Infusionen an- und abzuhängen sowie Kanülen zu entsorgen. Nach einer Nadelstichver-

▼

letzung im Mai 1998 wurde bei der Klägerin eine HCV-Infektion festgestellt.

Das Sozialgericht München (SG) hat die Verwaltungsentscheidungen aufgehoben und den Beklagten verurteilt, die Hepatitis-C-Erkrankung als BK 3101 anzuerkennen und »die gesetzlichen Entschädigungsleistungen zu gewähren« (Urteil vom 7. April 2005). Das Bayerische Landessozialgericht (LSG) hat die Berufung des Beklagten zurückgewiesen (Urteil vom 27. Juni 2007). Die Klägerin sei seit 1992 im Gesundheitswesen tätig und leide an einer Infektionskrankheit im Sinne der BK 3101. Auch sei der ursächliche Zusammenhang zwischen der versicherten Tätigkeit und der schädigenden Einwirkung gegeben. Zwischen den Beteiligten war die Feststellung einer Infektion der Klägerin mit dem Hepatitis-C-Virus (HCV) als Berufskrankheit (BK) streitig. Beim Tatbestand der Berufskrankheit Nr. 3101 der Anlage zur BKV tritt an die Stelle der Einwirkungen eine besondere Infektionsgefahr, die anhand der Durchseuchung des beruflichen Umfelds und der Übertragungsgefahr bei der versicherten Tätigkeit zu beurteilen ist. Die Übertragungsgefahr wird durch den Übertragungsmodus der jeweiligen Infektionskrankheit sowie die vom Versicherten nach Art, Häufigkeit und Dauer ausgeübten gefährdenden Verrichtungen bestimmt.

Entscheidungsgründe: Die zulässige Revision ist nicht begründet. Das LSG hat im Ergebnis zu Recht die Berufung des Beklagten in Bezug auf die Feststellung der Hepatitis-C-Infektion als BK 3101 zurückgewiesen (BSG, Urteil vom 02.04.2009, AZ: B2U 30/07 R).

Hinweise für die Praxis

- In der Umsetzung der Regeln gibt es immer noch Defizite. So werden noch nicht in allen Einrichtungen der Gesundheits-, Kranken- und Altenpflege verletzungssichere Instrumente eingesetzt.
- Ärzte und Pflegekräfte werden häufig nicht ausreichend mit neuen Instrumenten geschult. Wichtig in der Schulung ist auch die Aufklärung über Risiken durch Nadelstichverletzungen und die vollständige statistische Erfassung der Infektionen durch Nadelstichverletzungen.
- Für den Arbeitsschutz verantwortlich ist die Klinikleitung bzw. Heimleitung oder Leitung des ambulanten Pflegedienstes.

- **Wichtig zur Verhütung von Nadelstichverletzungen**
- Abwurfbehälter zur direkten Entsorgung der benutzten Instrumente ohne Zwischenablage,
- Strikte Einhaltung des »Recapping-Verbotes« (Zurückstecken der Kanüle in die Schutzhülle)
- Nur qualifizierte Mitarbeiter sollten/dürfen Tätigkeiten von Injektionen/Punktionen usw. durchführen
- Arbeitgeber melden: Wenn Sie in Ihrer Einrichtung nicht über Geräte mit einem integrierten Sicherheitsmechanismus verfügen, der entweder nach der Verwendung automatisch ausgelöst oder vom Anwender aktiviert werden muss, dann sollten Sie dieses dem Arbeitgeber melden.

- **Wichtig nach einer Nadelstichverletzung**
- Desinfizieren und Arzt aufsuchen: Wenn es zu einer Nadelstichverletzung kommt, so muss die Stichverletzung sofort desinfiziert werden.
- Anschließend muss schnellstmöglich ein Durchgangsarzt oder ein anderer Arzt aufgesucht werden (Arbeitsunfall).
- Die Stichverletzung muss den Vorgesetzten gemeldet werden.

Piercing, Schmuck und Fingernägel

M. Schimmelpfennig

R. Höfert, M. Schimmelpfennig, *Hygiene – Pflege – Recht*,
DOI 10.1007/978-3-642-30007-3_24,
© Springer-Verlag Berlin Heidelberg 2014

Gesetze und Vorschriften

- Infektionsschutzgesetz (IfSG)
- Berufsgenossenschaftliche Regel (BGR) 250; sie ist identisch mit der Technischen Regel für biologische Arbeitsstoffe (TRBA) 250
- Mitteilung der Kommission für Krankenhaushygiene und Infektionsprävention am Robert Koch-Institut »Händehygiene« (Bundesgesundheitsblatt, Heft 3/2000, S. 230–233)
- Stellungnahme des Robert Koch-Instituts auf seiner Internetseite unter der Rubrik FAQ »Ist das Tragen künstlicher Fingernägel für Personen, die Patienten behandeln oder pflegen, verboten?« aus 2007 – Stellungnahme der Deutschen Gesellschaft für Krankenhaushygiene (DGKH) vom 01.10.2010

Erläuterung

Das Vermeiden von Schmuck und Piercings auf Seiten des Personals ist ein wichtiger Aspekt in der Hygiene und zur Verminderung von Verletzungsgefahren. Solche Details werden jedoch nicht in Gesetzen geregelt. Gesetze sind bewusst allgemein gehalten und setzen zumeist nur Ziele und Rahmenbedingungen. So ist auch das Infektionsschutzgesetz eher allgemein formuliert. Im § 1 IfSG heißt es wörtlich:

»(1) Zweck des Gesetzes ist es, übertragbaren Krankheiten beim Menschen vorzubeugen, Infektionen frühzeitig zu erkennen und ihre Weiterverbreitung zu verhindern. ...

(2) Die hierfür notwendige Mitwirkung und Zusammenarbeit ... soll entsprechend dem jeweiligen Stand der medizinischen ... Wissenschaft und Technik gestaltet ... werden«

Ein Grund für die eher allgemein formulierte Sprache im IfSG ist, dass sich der Stand der medizinischen und Pflegewissenschaft ständig ändert. So beschränken sich Gesetze meist auf allgemeine Festlegungen, anderenfalls müsste man sie dauernd ändern.

■ Verordnungen regeln das Detail

Wer konkrete Regelungen sucht, findet sie in Verordnungen, die zu Gesetzen erlassen werden, um deren detaillierte Ausführung zu präzisieren. Da Verordnungen die Umsetzung von Gesetzen ausformen und eigens dazu erlassen werden, haben sie selbst »Gesetzescharakter«, d. h. sie sind genauso verbindlich wie das zugehörige Gesetz.

Dies gilt auch für die Vorschriften der Berufsgenossenschaften (BGR), da Letztere die öffentlich-rechtlichen Träger der gesetzlichen Unfallversicherung sind. Berufsgenossenschaftliche Vorschriften und Regelwerke sind quasi gesetzesgleich.

So findet sich in der BGR 250 unter Punkt 4.1.2.6 folgende Bestimmung:

»Bei Tätigkeiten, die eine hygienische Händedesinfektion erfordern, dürfen an Händen und Unterarmen keine Schmuckstücke, Uhren und Eheringe getragen werden. Derartige Gegenstände können die Wirksamkeit der Händedesinfektion verhindern.«

Diese Aussage ist eindeutig! Da gibt es keinen Spielraum für Diskussionen.

> Auch künstliche Nägel mit und ohne Strasssteinchen, Farben und Muster wie auch Nagellacke generell sind als Schmuck im Sinne dieser Vorschrift anzusehen.

■ Arbeitgeber kann weitere Vorschriften erlassen

Hinzu kommt, dass der Arbeitgeber aufgrund der ihm obliegenden Gefährdungsbeurteilung weitere Verbote zum Tragen von Schmuck oder Piercings erlassen kann, wenn sie inhaltlich begründet sind, z. B. weil damit Verletzungs- oder Infektionsgefahren verbunden sind. So dürfen Pflegekräfte keinen Ohrschmuck tragen, der Verletzungsgefahren birgt, z. B. große Creolen-Ohrringe, in die ein Patient geraten oder fassen kann. Wenn diese als »Haltegriffe« missbraucht werden, können böse Ohrläppchenverletzungen die Folge sein! Auch Ohrringe mit spitzen Enden o. Ä. sind ungeeignet. Allenfalls kurze Ohrstecker, z. B. mit einer Perle, sind akzeptabel. Dies gilt analog für Haarschmuck und Halsketten, die niemals so lang sein dürfen, dass sie ins Arbeitsfeld schwingen oder der Patient in sie hineinfassen kann.

> Konkrete Hinweise zu künstlichen Fingernägeln in Gesundheits-
> berufen finden Sie auch auf der Webseite des RKI: http://www.rki.de
> unter der Rubrik Infektions- und Krankenhaushygiene/Themen A-Z/
> Häufig gestellte Fragen zu künstlichen Fingernägeln im Gesund-
> heitsdienst.

Fallbeispiele und Urteile

Fallbeispiel 1: künstliche Fingernägel

Schwester Melanie arbeitet als Pflegefachkraft und erscheint am Montag zum Frühdienst mit langen, zweifarbig abgesetzten Acrylnägeln. 60 Euro hat sie am Freitag zuvor dafür bezahlt. Die Wohnbereichsleiterin Susanne teilt ihr daraufhin mit, dass das Tragen solcher Nägel in der Pflege unzulässig sei, und fordert sie auf, diese umgehend zu entfernen. Melanie weigert sich mit der Begründung, sie habe schließlich das viele Geld nicht nur für ein Wochenende ausgegeben und im Übrigen könne sie ja Handschuhe tragen, wenn die Stationsleitung eine Gefährdung der Bewohner annehme.

Hier irrt Melanie. Tatsächlich ist das von Susanne ausgesprochene Trageverbot rechtens und auch fachlich gut begründet. Es ist belegt, dass sich durch das Tragen von Nagellack und Kunstnägeln einrichtungsbedingte bakterielle und Pilzinfektionen ereignet haben, was an Randspaltenbildungen und Feuchtigkeitskammern liegt, die sich an den Grenzflächen und unter dem Kunstmaterial bilden können.

Dass Handschuhe entgegen Melanies Annahme kein geeignetes Mittel sind, solche Infektionen zu vermeiden, belegt das Beispiel eines Kardiochirurgen, der intraoperativ unter seinen Handschuhen seinen Ehering anbehielt. Das Ergebnis waren drei Sternuminfektionen mit dem Bakterium Serratia marcescens. Die Beweiskette konnte dadurch geführt werden, dass die Erreger in den Sternalwunden genetisch mit den an der Chirurgenhand unter dem Ehering gefundenen Serratien übereinstimmten.

Fallbeispiel 2: Piercing im Gesicht
Krankenpfleger Rudi hat sich nach längerem inneren Ringen dazu ent-
schlossen, sich im Urlaub ein Lippen- und ein Augenbrauenpiercing
zuzulegen. Damit erscheint er nach Urlaubsende auf Station. Er ist sehr
überrascht, dass die Hygienebeauftragte Claudia ihn im Einvernehmen
mit der Stationsleitung auffordert, diese Piercings im Dienst abzulegen,
und ihm untersagt, diese während der Arbeit zu tragen. Krankenpfleger
Rudi hält dagegen und argumentiert, ob er sich piercen lasse oder nicht
und diese Piercings trage, gehöre zu seiner Privatsphäre, in die ihm
niemand reinzureden habe.
Irrtum, informiert ihn die Hygienebeauftragte (▶ Urteil 1).

Urteil 1: Piercing im Gesicht
Der Arbeitgeber hat das Recht, unter arbeitsschutzrechtlichen Aspekten verbindliche Anweisungen zum Nichttragen von Schmuck (also
auch von Piercings) zu geben (LAG Schleswig Holstein, Urteil vom
26.10.1995, AZ: 4Sa 467/95).
Das Urteil bezieht sich auf einen Nachtpflegehelfer in einer Behinder-
teneinrichtung, der wiederholt der Aufforderung seines Arbeitgebers,
im Dienst seinen Schmuck und seine Piercings abzulegen, nicht
nachkam und dafür abgemahnt wurde. Er scheiterte vor dem Landes-
arbeitsgericht mit seinem Ansinnen, den Arbeitgeber zur Zurück-
nahme der Abmahnung zu verurteilen. Im Gegenteil, stellte das
Gericht fest. Für dieses Fehlverhalten wäre auch eine Kündigung des
Arbeitnehmers gerechtfertigt gewesen.

Hinweise für die Praxis

- In den Richtlinien und Empfehlungen des Robert Koch-Instituts
  (RKI) und der Fachgesellschaften erhalten Sie weitere Informationen.
- Die Aussagen des RKI und der Fachgesellschaften haben zwar keinen
  Gesetzescharakter, spiegeln aber den aktuellen Stand der medizi-
  nischen und Pflegewissenschaft, die laut IfSG § 1, Absatz 2, den Maß-
  stab setzen sollen. Der Begriff »Richtlinie« und erst recht der Begriff
  »Empfehlung« ist insofern irreführend, als er eine Beliebigkeit annehm-
  men lässt, die in Wahrheit nicht gegeben ist. Dies gilt insbesondere
  für Äußerungen des RKI. Das Institut hat nämlich laut IfSG § 4,
  Absatz 2, ausdrücklich den gesetzlichen Auftrag, solche Richtlinien

und Empfehlungen zu veröffentlichen. Damit ist eine »Richtlinie« oder »Empfehlung« des RKI verbindlicher als eine DIN-Norm, denn das Deutsche Institut für Normung ist eine private Einrichtung ohne gesetzlichen Normierungsauftrag.

- Wer in der Hygiene die Standards des RKI nicht einhält oder übertrifft, muss im Schadensfalle die sog. Beweislastumkehr fürchten, d. h. er muss beweisen, dass der Schaden auch dann eingetreten wäre, wenn er sich an die geltenden Richtlinien und Empfehlungen gehalten hätte, eine Aufgabe mit äußerst geringen Erfolgsaussichten.

- **Sonderfall gehärtete Nägel bei chronischen Nagelbeißern:** Nach Auffassung des Krankenhaushygienikers Schwarzkopf, Bad Kissingen, sind künstlich gehärtete Nägel bei chronischen Nagelbeißern zu tolerieren, weil die Infektionsgefahr in diesem Falle im Vergleich zur Situation mit den Riefen, Einrissen und Begleitverletzungen, wie sie bei Nägelkauern typischerweise auftreten, geringer sind. (Ärztliches Attest vorlegen lassen!)

- **Piercings an nicht sichtbaren Körperstellen:** Sie dürfen getragen werden, solange die entsprechenden Hautbezirke frei von Entzündungszeichen (insbesondere Rötung, Schwellung, Sekretion) sind. Sobald solche Symptome vorliegen, sind diese Piercings zu desinfizieren, zu verbinden, ggf. auch zu entfernen, da durch Juckreiz und Schmerz Wundkontakt (auch unbewusst) herbeigeführt werden kann, womit dort vorhandene Erreger in die Umgebung verteilt und damit Patienten gefährdet werden.

Qualitätssicherung

R. Höfert

R. Höfert, M. Schimmelpfennig, *Hygiene – Pflege – Recht*,
DOI 10.1007/978-3-642-30007-3_25,
© Springer-Verlag Berlin Heidelberg 2014

Gesetze und Vorschriften

- Sozialgesetzbuch (SGB) §§ 135 a, 137 ff SGB V
- Krankenhausentgeltgesetz (KHEntgG) § 8 Abs. 4
- Pflegeweiterentwicklungsgesetz (PfWG) §§ 112, 113, 113a, 113b, 114, 114a
- Infektionsschutzgesetz (IfSG) § 23 Abs. 3, 5, 6, 7

Erläuterung

Im Sinne des Verbraucherschutzes wurden zur Sicherheit der Patienten bzw. Bewohner im Krankenversicherungsrecht, Pflegeversicherungsrecht, Infektionsschutzgesetz und ca. 100 weiteren Verordnungen hohe Maßstäbe zur Versorgungsqualität und Qualitätssicherung gesetzt. Diese sind als Anforderungsprofil der Pflege unter rechtlicher Verantwortung zu sehen.

▪ Für das Krankenhaus

Die Leistungserbringer sind zur Sicherung und Weiterentwicklung der Qualität der von ihnen erbrachten Leistungen verpflichtet (§§ 135 a, 137 ff. SGB V Verpflichtung zur Qualitätssicherung). Die Leistungen müssen dem jeweiligen Stand der wissenschaftlichen Erkenntnisse entsprechen und in der fachlich gebotenen Qualität erbracht werden. [...] Zugelassene Krankenhäuser [...] sind nach Maßgabe der §§ 137 und 137 d verpflichtet, einrichtungsintern ein Qualitätsmanagement einzuführen und weiterzuentwickeln.

▪▪ Regress bei fehlender Transparenz des QM-Systems

§ 8 Abs. 4 Krankenhausentgeltgesetz: Hält das Krankenhaus seine Verpflichtung zur Qualitätssicherung nicht ein, sind von den Fallpauschalen und Zusatzentgelten Abschläge nach § 137 Abs. 1 Satz 3 Nr. 5 des Fünften Sozialgesetzbuches vorzunehmen.

- **Ambulante Pflege und Altenpflegeeinrichtungen**

Hier gilt seit dem 01.07.2008 das Pflegeweiterentwicklungsgesetz. Zur Qualitätsverantwortung ist in § 122 geregelt, dass die zugelassenen Pflegeeinrichtungen verpflichtet sind, Maßnahmen der Qualitätssicherung sowie ein Qualitätsmanagement nach Maßgabe der Vereinbarungen nach § 113 durchzuführen, Expertenstandards nach § 113 a anzuwenden sowie bei Qualitätsprüfungen nach § 114 mitzuwirken. Bei stationärer Pflege erstreckt sich die Qualitätssicherung neben den allgemeinen Pflegeleistungen auch auf die medizinische Behandlungspflege, die soziale Betreuung, die Leistungen bei Unterkunft und Verpflegung (§ 87) sowie auf die Zusatzleistungen (§ 88).

- **Grundsätze zur Sicherung und Weiterentwicklung der Pflegequalität § 113**

(1) Der Spitzenverband Bund der Pflegekassen, die Bundesarbeitsgemeinschaft der überörtlichen Träger der Sozialhilfe, die Bundesvereinigung der kommunalen Spitzenverbände und die Vereinigungen der Träger der Pflegeeinrichtungen auf Bundesebene vereinbaren bis zum 31. März 2009 gemeinsam und einheitlich unter Beteiligung des Medizinischen Dienstes das Spitzenverbandes Bund der Krankenkassen, des Verbandes der privaten Krankenversicherung e. V., der Verbände der Pflegeberufe auf Bundesebene, der maßgeblichen Organisationen für die Wahrnehmung der Interessen und der Selbsthilfe der pflegebedürftigen und behinderten Menschen sowie unabhängiger Sachverständiger Maßstäbe und Grundsätze für die Qualität und die Qualitätssicherung in der ambulanten und stationären Pflege sowie für die Entwicklung eines einrichtungsinternen Qualitätsmanagements, das auf eine stetige Sicherung und Weiterentwicklung der Pflegequalität ausgerichtet ist. Die Vereinbarungen sind im Bundesanzeiger zu veröffentlichen. Sie sind für alle Pflegekassen und deren Verbände sowie für die zugelassenen Pflegeeinrichtungen unmittelbar verbindlich. In den Vereinbarungen nach Satz 1 sind insbesondere auch Anforderungen zu regeln

1. an eine praxistaugliche, den Pflegeprozess unterstützende und die Pflegequalität fördernde Pflegedokumentation, die über ein für die Pflegeeinrichtungen vertretbares und wirtschaftliches Maß nicht hinausgehen dürfen,

2. an Sachverständige und Prüfinstitutionen nach § 114 Abs. 4 im Hinblick auf ihre Zuverlässigkeit, Unabhängigkeit und Qualifikation sowie

3. an die methodische Verlässlichkeit von Zertifizierungs- und Prüfverfahren nach § 114 Abs. 4, die den jeweils geltenden Richtlinien des Spitzenverbandes Bund der Pflegekassen über die Prüfung der in Pflegeeinrichtungen erbrachten Leistungen und deren Qualität entsprechen müssen.

▪ ▪ Expertenstandards zur Sicherung der Qualität in der Pflege

Alle Vertragsparteien nach § 113 stellen die Entwicklung und Aktualisierung wissenschaftlich fundierter und fachlich abgestimmter Expertenstandards zur Sicherung und Weiterentwicklung der Qualität in der Pflege sicher. Expertenstandards tragen für ihren Themenbereich zur Konkretisierung des allgemein anerkannten Standes der medizinisch-pflegerischen Erkenntnisse bei.

▪ ▪ Schiedsstelle Qualitätssicherung

Die Vertragsparteien nach § 113 richten gemeinsam bis zum 30. September 2008 eine Schiedsstelle Qualitätssicherung ein. Diese entscheidet in den ihr nach diesem Gesetz zugewiesenen Fällen. Gegen die Entscheidung der Schiedsstelle ist der Rechtsweg zu den Sozialgerichten gegeben. Ein Vorverfahren findet nicht statt; die Klage gegen die Entscheidung der Schiedsstelle hat keine aufschiebende Wirkung.

▪ ▪ Qualitätsprüfungen (§ 114)

Zur Durchführung einer Qualitätsprüfung erteilen die Landesverbände der Pflegekassen dem Medizinischen Dienst der Krankenversicherung oder den von ihnen bestellten Sachverständigen einen Prüfauftrag. Der Prüfauftrag enthält Angaben zur Prüfart, zum Prüfgegenstand und zum Prüfumfang. Die Prüfung erfolgt als Regelprüfung, Anlassprüfung oder Wiederholungsprüfung. Die Pflegeeinrichtungen haben die ordnungsgemäße Durchführung der Prüfungen zu ermöglichen.

Die Landesverbände der Pflegekassen veranlassen in zugelassenen Pflegeeinrichtungen bis zum 31. Dezember 2010 mindestens einmal und ab dem Jahre 2011 regelmäßig im Abstand von höchstens einem Jahr eine Prüfung durch den Medizinischen Dienst der Krankenversicherung oder durch von Ihnen bestellte Sachverständige (Regelprüfung). Die Regelprüfung erfasst insbesondere wesentliche Aspekte des Pflegezustandes und die Wirksamkeit der Pflege- und Betreuungsmaßnahmen (Ergebnisqualität). Sie kann auch auf den Ablauf, die Durchführung, die Evaluation der Leistungserbringung (Prozessqualität) sowie die unmittelbaren Rahmenbedingungen der Leistungserbringung (Strukturqualität) erstreckt werden. Die Regelprüfung bezieht sich auf die Qualität der allgemeinen Pflegeleistungen, der medizinischen Behandlungspflege, der sozialen Betreuung einschließlich der zusätzlichen Betreuung und Aktivierung.

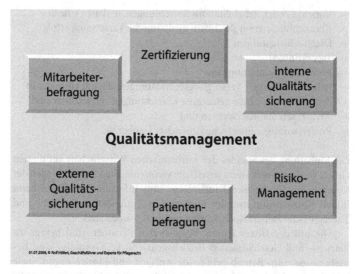

Qualitätsmanagement

- Mitarbeiterbefragung
- Zertifizierung
- interne Qualitätssicherung
- externe Qualitätssicherung
- Patientenbefragung
- Risiko-Management

01.07.2008, © Rolf Höfert, Geschäftsführer und Experte für Pflegerecht

◻ Abb. 25.1 Qualitätsmanagement. (Aus: Höfert 2011, S. 244. Springer, Heidelberg)

■ ■ Durchführung der Qualitätsprüfungen

Der MDK und die von den Landesverbänden der Pflegekassen bestellten Sachverständigen sind im Rahmen ihres Prüfauftrags (§ 114) jeweils berechtigt und verpflichtet, an Ort und Stelle zu überprüfen, ob die zugelassenen Pflegeeinrichtungen die Leistungs- und Qualitätsanforderungen erfüllen. Prüfungen sind grundsätzlich unangemeldet durchzuführen.

Die Prüfungen beinhalten auch Inaugenscheinnahmen des gesundheitlichen und pflegerischen Zustands von Pflegebedürftigen. Sowohl Pflegebedürftige als auch Beschäftigte der Pflegeeinrichtungen, Betreuer und Angehörige sowie Mitglieder der heimrechtlichen Interessenvertretungen der Bewohnerinnen und Bewohner können dazu befragt werden (◻ Abb. 25.1).

Nach dem Infektionsschutzgesetz (§ 23) hat der Leiter einer Einrichtung sicherzustellen, dass die nach dem Stand der medizinischen Wissenschaft erforderlichen Maßnahmen getroffen werden, um nosokomiale Infektionen zu verhüten und die Weiterverbreitung von Krankheitserregern, insbesondere solcher mit Resistenzen, zu vermeiden (► Anhang IfSG).

Dies gilt für folgende Einrichtungen:

— Krankenhäuser

— Einrichtungen für ambulantes Operieren

- Vorsorge- oder Rehabilitationseinrichtungen, in denen eine den Krankenhäusern vergleichbare medizinische Versorgung erfolgt
- Dialyseeinrichtungen
- Tageskliniken
- Entbindungseinrichtungen
- Behandlungs- oder Versorgungseinrichtungen, die mit einer der in den Nummern 1 bis 6 genannten Einrichtungen vergleichbar sind
- Arztpraxen, Zahnarztpraxen und
- Praxen sonstiger humanmedizinischer Heilberufe.

Die Einhaltung des Standes der medizinischen Wissenschaft auf diesem Gebiet wird vermutet, wenn jeweils die veröffentlichten Empfehlungen der Kommission für Krankenhaushygiene und Infektionsprävention beim Robert Koch-Institut und der Kommission Antiinfektiva, Resistenz und Therapie beim Robert Koch-Institut beachtet worden sind.

Die mit der Überwachung beauftragten Personen sind befugt, zu Betriebs- und Geschäftszeiten Betriebsgrundstücke, Geschäfts- und Betriebsräume, zum Betrieb gehörende Anlagen und Einrichtungen sowie Verkehrsmittel zu betreten oder zu besichtigen. Weiterhin dürfen sie in die Bücher oder sonstige Unterlagen Einsicht nehmen und hieraus Abschriften, Ablichtungen oder Auszüge anfertigen. Sie dürfen sonstige Gegenstände untersuchen oder Proben zur Untersuchung fordern, wenn diese erforderlich ist.

Checkliste zur Qualitätssicherung
- Risikoanalyse mit Prophylaxe- und Therapieplan bei Patientenübernahme
- Aufzeichnung einer evtl. Veränderung des Status bei jeder Visite
- Einwilligung zur Fotodokumentation bei Patienten bzw. Betreuern einholen
- Dokumentation per Code durchgeführter Leistungen in jeder Schicht
- Abweichende Maßnahmen einzeln vermerken; reduzierte oder ausgelassene Versorgung gesondert begründen, u. a. auch vom Patienten verweigerte Maßnahmen
- Ergänzende Risikoanalyse und Aktualisierung des Therapieplans bei nicht erwarteter Verlaufs- oder Statusänderung
- Remonstrationshinweis an den therapieverantwortlichen Arzt bzw. an die Leitung der Einrichtung bei einer befürchteten Patienten-

▼

gefährdung durch Nichteinhaltung des aktuellen wissenschaftlichen Qualitätsstandards
- Transparent nachvollziehbarer Abschlussbericht bei Entlassung
oder Verlegung, ggf. mit Empfehlung der Weiterbehandlung und
-pflege

Fallbeispiele und Urteile

Urteil 1: MDK-Gutachten bei Unterschenkelprothese

Ein Patient klagte, infolge eines falschen MDK-Gutachtens verspätet
behandelt worden zu sein und dadurch einen vermeidbaren Schaden
erlitten zu haben. Von der gesetzlichen Krankenkasse wurde der MDK
mit einer Stellungnahme nach § 275 SGB V zu der Frage beauftragt, ob
die Neuversorgung mit einer Unterschenkelprothese medizinisch notwendig sei. Der beklagte MDK-Arzt verneinte die Frage zunächst. Der
Kläger machte daraufhin einen Schmerzensgeldanspruch mit der Begründung geltend, aufgrund unsorgfältiger Auswertung vorliegender
Behandlungsunterlagen sei eine notwendige prothetische Neuversorgung seines Unterschenkels verzögert worden, wodurch es unter
anderem zu erheblichen Komplikationen gekommen sei.

Der BGH bejaht einen Anspruch des Patienten auf Schadenersatz aus
Amtspflichtverletzung nach § 839 BGB iVm Art. 34 Satz 1 GG wegen
durch das MDK-Gutachten verzögerter Heilbehandlung. Schalte die
Krankenkasse den MDK ein, welcher auf Grundlage arbeitsteiligen
Zusammenwirkens sein überlegenes Fachwissen in die zutreffende Entscheidung einbringe, gewinne diese Mitwirkung im Verhältnis zum
Bürger eine über die bloße innerbehördliche Beteiligung hinausgehen-
de Qualität. Wie die Krankenkasse sei in solchen Fällen auch der MDK
gehalten, bei der Ausübung seiner Tätigkeit die Interessen des betroffenen Patienten zu wahren. Ist der MDK – wie in den alten Bundesländern
– als Körperschaft des öffentlichen Rechts organisiert, haftet der MDK
für fehlerhafte Stellungnahmen selbst. Bei privat-rechtlicher Organisation des MDK – wie in den neuen Bundesländern – haftet nicht der
MDK, sondern die Krankenkasse, welche den Gutachtenauftrag erteilt
hat. Die Haftung des begutachtenden Arztes schloss der BGH hingegen
grundsätzlich aus (BGH, Urteil vom 22.06.2006, AZ: III ZR 270/05).

Das Urteil stärkt die Rechte von krankenversicherten Patienten, darüber hinaus aber auch die Stellung von Leistungserbringern im Rahmen der Kranken- bzw. Pflegeversicherung wie etwa ambulanter oder stationärer Pflegeeinrichtungen.

Hinweise für die Praxis

- Berücksichtigen Sie die qualitätsrelevanten Empfehlungen bezüglich der Hygienemaßnahmen des Robert Koch-Institutes.
- Bei Bedenken und Beobachtung von Mängeln in der Hygienekette, zeigen Sie diese bei den Verantwortlichen auf (▶ Remonstration).

Remonstration

R. Höfert

R. Höfert, M. Schimmelpfennig, *Hygiene – Pflege – Recht,*
DOI 10.1007/978-3-642-30007-3_26,
© Springer-Verlag Berlin Heidelberg 2014

Gesetze und Vorschriften

— Bürgerliches Gesetzbuch (BGB) § 121

Erläuterung

Unter Remonstration versteht man das Recht und die Pflicht, eine vorliegende bzw. sich abzeichnende gefahrengeneigte Versorgung schriftlich und damit nachweislich anzuzeigen.

In den vergangenen Jahren hatte sich der Begriff der Überlastungsanzeige bei personellen Engpässen und damit Auswirkungen auf die Qualitätssicherung gefestigt.

Unter rechtlichen Anforderungen (Beweislast und Patientensicherheit) ist diese Remonstration eine fachliche Kommunikation einer nachgeordneten zur fachvorgesetzten Pflegekraft, Pflegedienstleitung bzw. zu den für die Hygiene der Einrichtung Verantwortlichen. Mit der Remonstration kommt die bedenkenaufzeigende Pflegekraft ihrer Hinweis- und Unterrichtungspflicht nach. Eine Remonstration sollte rechtzeitig im Sinne § 121 BGB (»ohne schuldhaftes Verzögern – unverzüglich«) erfolgen.

> ❯ Kommt die Pflegeperson dieser Pflicht nicht nach, so trifft sie das volle Übernahmeverschulden und die Durchführungsverantwortung, da eine Nicht-Äußerung der Bedenken einer Zustimmung der gefährlichen Situation gleichkäme.

Gründe für eine Remonstration
- Erkenntnisse über fachlich falsche Anordnungen
- Bedenken bezüglich der eigenen Qualifikation für eine bestimmte Maßnahme
- Verletzungen der festgelegten Pflege- und Hygienestandards
- Kontaminationsgefahr bei infizierten Patienten für Mitpatienten
- Einsatz unsteriler Instrumente für aseptisch notwendige Behandlungsbereiche

> Das Remonstrationsschreiben kommt nicht einer Arbeitsverweigerung gleich, sondern zeigt die Bedenken auf, die bezüglich der Gefährdung einer qualitativen Versorgung der Patienten/Bewohner im Sinne des Aufnahmevertrages im Krankenhaus, bzw. des Heim- oder Pflegevertrages geschuldet sind.

Hinweise für die Praxis

- Ergeben sich aus der Remonstration keine organisatorischen, qualitativen Veränderungen, so sollten Sie zeitnah ein weiteres Schreiben auch nachrichtlich an die Betriebsleitung bzw. den Einrichtungsträger richten, mit dem Hinweis auf Mängel und sich abzeichnende Gefährdungen. Hiermit ziehen Sie sich als verantwortliche Pflegekraft zivilrechtlich aus dem Zentrum der Verantwortung.
- Strafrechtlich wirkt ihr Schreiben nicht strafbefreiend, möglicherweise aber strafmildernd.

Risikomanagement und Risikodokumentation

R. Höfert

R. Höfert, M. Schimmelpfennig, *Hygiene – Pflege – Recht*,
DOI 10.1007/978-3-642-30007-3_27,
© Springer-Verlag Berlin Heidelberg 2014

Gesetze und Vorschriften

— Patientenrechtegesetz (PRG)
— Infektionsschutzgesetz (IfSG)

Erläuterung

Im Fokus des Risikomanagements steht die Patientensicherheit. Zahlreiche Studien zeigen für den Krankenhausbereich jährlich 5–10% »unerwünschte Ereignisse« wie Schäden, Behandlungsfehler und Todesfälle. Die Weltgesundheitsorganisation (WHO) definiert die Patientensicherheit als »Bewahrung des Patienten vor unnötigen Schädigungen oder potenziellen Schädigungen im Zusammenhang mit der Gesundheitsvorsorge«. Vergleichbar zum hochsensiblen Bereich der Luftfahrt muss es im Gesundheitswesen um eine offene Fehlerkultur und -prävention gehen.

In der Pflege stehen die Analyse und die Dokumentation von Risiken an zentraler Position. Bereits zum Anamnesegespräch hat die verantwortliche Pflegefachkraft darauf zu achten, Risiken zu erkennen, zu analysieren und diese entsprechend zu dokumentieren. Eine Gefahr zu erkennen, ist gerade in haftungsrechtlichen Belangen entscheidend. Das Risikomanagement beinhaltet klare Strukturvorgaben und Abläufe, mit denen Risiken ermittelt, analysiert, dokumentiert und ausgewertet werden. Es setzt voraus, dass Risikofaktoren definiert sind sowie die Methodik, Ermittlung und die Analyse vorgegeben werden. Ernsthaft betriebenes Risikomanagement beeinflusst nachhaltig die Planung, Durchführung und Auswertung pflegerischer Maßnahmen und die Dokumentation.

Risikomanagement ist nicht nur eine betriebswirtschaftliche Notwendigkeit, sondern zugleich auch eine Verpflichtung im Qualitätsmanagement. Die gesetzlichen Anforderungen der Qualitätssicherung im Sinne des Patientenrechtegesetzes, des SGB V (Krankenversicherungsgesetz), des SGB XI (Pflegeversicherungsgesetz), des Infektionsschutzgesetzes (IfSG) und der umfänglichen Richtlinien des Robert Koch-Institutes und Maßnahmeempfehlungen der Deutschen Gesellschaft für Krankenhaushygiene werden durch ein funktionierendes Risikomanagement umgesetzt. Hierzu gehört für die Pflege die Gesamtheit aller organisatorischen Maßnahmen und Regelungen zur Risikoerkennung und zum Umgang mit den Risiken in der Einrichtung.

■ Ziele des Risikomanagements

- Abwendung und Minimierung von Schäden an Patienten und Bewohnern in Erfüllung des Krankenhausaufnahme-, Heim- oder Pflegevertrages (Garantenstellung)
- Realisierung des Hygieneplans und Aufzeigen von Lücken in den Maßnahmen
- Erreichen eines Sicherheitsniveaus durch Überwachungs- und Prüfmaßnahmen in der Einrichtung
- Kontinuierliche Risikoermittlung und -bewertung
- Erfassung von Infektionsrisikogruppen, wie Menschen mit chronischen Wunden, Dekubitalgeschwüren, Abwehrschwäche, Mangelernährung, chronischen Hauterkrankungen
- Berücksichtigung invasiver Medizinprodukte, wie Harn-, Gefäßkatheter oder PEG
- Postoperative Wundinfektionen
- Standardisierte Vorgehensweise bei Risiko- oder Schadenseintritt durch Pflegepersonal und Pflegedienstleitung
- Berücksichtigung der aktuellsten pflegewissenschaftlichen Erkenntnisse
- Vergleichbarkeit im Umgang mit jeweiligen Risiken

Module des Risikomanagements

- Orientierung an aktuellen medizin- und pflegewissenschaftlichen Erkenntnissen
- Vergleichbarkeit der einzelnen Pflegefachbereiche
- Haftungsrechtliche Absicherung aller Beteiligten (Beweislast)
- Risikoidentifikation
- Risikoanalyse und -bewertung
- Risikosteuerungs- und Kontrollprozess

▼

- Risikokommunikation und -berichterstattung (anonyme Fehler-
  berichte)
- Risikodokumentation
- Koordination und Konsequenzen für Änderungen des Hygiene-
  plans, der Standards und Dienstanweisungen
- Fort- und Weiterbildung

Voraussetzung sind Standards als Anleitungs- und Koordinationsinstrument. Diese schützen vor haftungsrechtlichen Auswirkungen (Beweislast)
und koordinieren Verhaltensregeln nach dem Stand der Wissenschaft.
Wichtig ist, dass die Standards und Leitlinien, die Inhalte des Risikomanagements, kurz, verständlich und umsetzbar formuliert sind. Entscheidend ist,
dass diese Dinge in der täglichen Praxis Anwendung finden und damit im
Sinne einer Handlungsanweisung im Unternehmen gelebt werden.

- **Aus Fehlern lernen, um Fehler zu vermeiden**

Grundsätzlich ist eine offene Fehlerkultur und -kommunikation in Gesundheitseinrichtungen zu erwarten. Nur wenn ein Fehler offenbart wird, können sofort Gegenmaßnahmen getroffen und die Patienten vor möglichen
Folgen geschützt werden. Hierzu gehört auch die anonymisierte Meldung
von kritischen Ereignissen und Beinahe-Schäden. Inzwischen widmen sich
diesem Thema verschiedene Initiativen und Projekte zu Berichterstattung,
Analyse und Verbesserungsvorschlägen, u. a.:

- Aktionsbündnis Patientensicherheit e.V.
- Institut für Patientensicherheit der Universität Bonn
- Krankenhaus-CIRS (critical incedent reporting system)
- CIRSmedical (Ärzteschaft)
- Jeder Fehler zählt (Hausärzte)
- Aus kritischen Ereignissen lernen (Kuratorium Deutsche Altershilfe)
- European Union Network For Patient Safety

Ziel aller Initiativen sind nationale Strategien und Programme zur Patientensicherheit, sanktionsfreie Systeme zur Berichterstattung von Zwischenfällen
und Forcierung des Themas in der Aus- und Weiterbildung von Gesund-
heitsberufen.

- **Risikodokumentation**

Die Risikodokumentation ist ein Bestandteil der Qualitätssicherung und
dient insbesondere der Beweisführung bei straf- und zivilrechtlichen
Belangen. Besondere Bedeutung kommt ihr auch im Rahmen der sich

verkürzenden Verweildauer in Krankenhäusern und der integrierten Versorgung zu.

Eine Risikodokumentation wird beispielsweise bei Dekubitusinfektion und Sturz, Mangelernährung und Fixierung eines Patienten notwendig. Mit Hilfe dieser Dokumentation wird vor allem eine durchgehende Versorgungsqualität und Kommunikation zwischen den beteiligten Berufsgruppen und pflegenden Angehörigen gewährleistet. Dokumentiert wird die gegenwärtige Verfassung des Patienten, wenn eine Aufnahme oder Überleitung mit pflegerischen Interventionshinweisen an eine andere Einrichtung bevorsteht.

Durch die Pflegedokumentation werden die Beobachtungen und Reaktionen zu einem Risiko erfasst und ärztliche sowie pflegerische hygienische Interventionen initiiert (Beweislast). Die Risikodokumentation ist außerdem ein wesentliches Modul für die jährlich zu erstellenden Qualitätsberichte und bei Prüfungen durch das Gesundheitsamt, den MDK oder die Heimaufsicht.

Fallbeispiele

Beispiele für Mängel in der Hygiene und ein nicht ausreichendes Risikomanagement
- Verkeimte Infusionslösung
- Verschmutztes OP-Besteck
- Defekte Klimaanlage
- Fehlende Händedesinfektion

Hinweise für die Praxis

- Berichte dürfen keine personenbezogenen Angaben über Mitarbeiter oder Patienten enthalten. Vor Einführung des Reportsystems sollten alle Mitarbeiter über die richtige Form der Berichterstattung informiert werden. Wenn dennoch Berichte mit genannten Personen eingehen, sollten die Angaben anonymisiert werden.
- Patienten mit gleichen oder ähnlichen Namen werden leicht verwechselt. Durchgeführt werden sollte eine Identitätsprüfung nur mit vollständigen Identifizierungsmerkmalen. Diese Patienten sollten möglichst in verschiedenen Krankenzimmern untergebracht werden!

- Verfahren Sie nach dem Prinzip »Berichten – Bearbeiten – Beheben«, um aus kritischen Situationen Strategien zu entwickeln, die der Vermeidung von Fehlern dienen.
- Nehmen Sie im Rahmen Ihrer Verantwortung (§ 3 Altenpflege- und Krankenpflegegesetz) und der deliktischen Haftung (BGB) das Recht und die Pflicht zur Dokumentation von Erkenntnissen, Planungen, Ergebnissen und Risiken wahr!
- Sollte Ihnen dieses jedoch verwehrt werden, so beachten Sie Ihr Remonstrationsrecht bzw. Ihre Remonstrationspflicht (Aufzeigen von Bedenken bezüglich der Versorgungsqualität).

Robert Koch-Institut (RKI)

M. Schimmelpfennig

R. Höfert, M. Schimmelpfennig, *Hygiene – Pflege – Recht*,
DOI 10.1007/978-3-642-30007-3_28,
© Springer-Verlag Berlin Heidelberg 2014

Gesetze und Vorschriften

- Infektionsschutzgesetz (IfSG)

Erläuterung

In seinen Ursprüngen auf das Jahr 1891 zurückgehend und von Robert Koch selbst bis 1904 geleitet, ist das RKI heute **das** Bundesinstitut für übertragbare und nicht-übertragbare Krankheiten im Range einer Bundesoberbehörde, die direkt dem Bundesgesundheitsministerium unterstellt ist.

In seiner heutigen Form ging es 1994 aus dem 1952 gegründeten Bundesgesundheitsamt hervor, das in vier Institute aufgespalten wurde. Die anderen drei, die zu kennen sich für Pflegeberufsangehörige gleichfalls lohnt, sind heute:

- das Bundesinstitut für Arzneimittel und Medizinprodukte (BfArM),
- das Bundesinstitut für Risikobewertung (BfR),
- das Bundesamt für Verbraucherschutz und Lebensmittelsicherheit (BVL).

Das RKI wird von vielen Medizinalberufsangehörigen in seiner Bedeutung unterschätzt. Viele wissen, dass es Empfehlungen und Richtlinien zur Hygiene herausgibt, aber schon die Begriffe »Empfehlung« und »Richtlinie« verführen dazu, diese als unverbindlich anzusehen und »nicht so ernst zu nehmen«; im Einzelfall kann das ein folgenschwerer Irrtum sein. Denn anders als eine private Fachgesellschaft , wie z. B. die in der Arbeitsgemeinschaft der wissenschaftlich-medizinischen Fachgesellschaften (AWMF) zusammengeschlossenen Fachgesellschaften der verschiedenen medizinischen Fächer oder auch private Vereine wie das Deutsche Institut für Normung (DIN), hat das RKI einen gesetzlichen Auftrag, zu Fragen der Hygiene Stellung zu nehmen.

- **Das RKI hat einen gesetzlichen Auftrag zur Hygiene**

Im IfSG heißt es dazu im § 4, Abs. 2, Satz 1: »Das Robert Koch-Institut erstellt ... für Fachkreise als Maßnahme des vorbeugenden Gesundheitsschutzes Richtlinien, Empfehlungen, Merkblätter und sonstige Informationen zu Vorbeugung, Erkennung und Verhinderung der Weiterverbreitung übertragbarer Krankheiten ...«. Außerdem ist es die oberste Meldebehörde nach dem IfSG.

Aussagen des RKI sind somit keine unverbindliche private Stellungnahme von irgendwem, sondern fachliche Bewertungen einer Bundesoberbehörde mit dem gesetzlichen Auftrag dazu, genau solche Stellungnahmen und fachliche Bewertungen abzugeben!

> **Fachlichen Äußerungen des RKI kommt ein hoher Verbindlichkeitsgrad zu.**

Höher als beispielsweise DIN-Normen, die merkwürdigerweise eine hohe Akzeptanz haben, obwohl sie rechtlich gesehen nicht mehr sind, als die fachliche Einschätzung eines privaten Vereins. Rechtlich gesehen sind die veröffentlichten Positionen des RKI daher als sog. vorweggenommene Sachverständigengutachten anzusehen, die gerichtlich verwendet werden können und im Falle ihrer Nichtbeachtung zur Beweislastumkehr führen.

Das RKI definiert gewissermaßen die anerkannten Standards der Hygiene und jedermann ist verpflichtet, diese einzuhalten. (In den handwerklichen Berufen entsprechen dem die anerkannten Regeln der Technik, nach denen sich jeder zu richten hat, egal ob Installateur, Elektriker oder Dachdecker.)

- **Das RKI definiert verbindliche Standards**

Wer sich nicht an die anerkannten Standards der Hygiene hält, dem passiert zwar solange nichts, wie kein Schaden eintritt, aber im Schadensfall hat dann nicht der Geschädigte zu beweisen, dass die Regelverletzung den Schaden verursacht hat, sondern der Schädiger müsste beweisen, dass der Schaden auch dann eingetreten wäre, wenn er regelkonform gehandelt hätte. Dies kann im Einzelfall sehr schwer bis unmöglich sein.

Nebenbei ist anzumerken, dass das RKI immer nur **Mindeststandards** definiert. Hygienisch mehr tun darf man immer, weniger hingegen nicht!

In der Hessischen Hygieneverordnung (HHygV) ist übrigens noch einmal extra niedergelegt, dass die Richtlinien und Empfehlungen des RKI zu beachten sind, womit sie in Hessen sogar Gesetzescharakter haben.

Fallbeispiele und Urteile

Fallbeispiel 1: Händedesinfektion

Gemäß RKI ist vor Maßnahmen am Patienten eine hygienische Händedesinfektion durchzuführen. Ob das in einer Einrichtung regelhaft
geschieht, lässt sich am durchschnittlichen Händedesinfektionsmittelverbrauch pro 24 h und Bett berechnen.

Wenn nun in einer Klinik dieser Verbrauch auf einer Station bei
4,1 ml/24 h liegt, ist klar, dass gegen die Pflicht zur Händedesinfektion
in hohem Maße verstoßen wird. Denn da man für eine Händedesinfektion mindestens 3 ml benötigt (und sich ja überdies die Hände vor und
nach einer Verrichtung am Patienten desinfizieren soll), geht aus dieser
Zahl hervor, dass entweder die Händedesinfektion auf dieser Station
nicht sachgerecht durchgeführt wird oder dass dort die Patienten
gröblich vernachlässigt werden. Gesetzt den Fall, der Verbrauch wäre
in Ordnung, hieße das ja, dass bei durchschnittlich 4,1 ml Verbrauch
pro 24 h und Bett am Patienten pro Tag weniger als eine Verrichtung
vorgenommen würde, denn allein für diese eine Verrichtung bräuchte
man ja bereits 6 ml.

Dabei muss der Patient im Schadensfalle unter solchen Umständen gar
nicht nachweisen, an welcher Stelle seiner Versorgung die mangelnde
Händedesinfektion zu seiner Schädigung geführt hat, sondern es
reicht aus, dem Träger der Einrichtung ein sog. Organisationsverschulden nachzuweisen. Das kann er in diesem Falle ganz leicht: Bei gerin-
gem Verbrauch an Händedesinfektionsmitteln ist klar, dass das
Personal die anerkannten Standards der Händehygiene gar nicht einhalten kann. Das reicht zumindest für die Beweislastumkehr. Das Haus
muss beweisen, dass die Infektion auch bei korrektem Händedesinfektionsmittelverbrauch zustande gekommen wäre und diesen Beweis
kann es in der Regel nicht führen. Hinzu kommt, dass die Einhaltung
der anerkannten Regeln der Hygiene nach Urteil des BGH eine
garantiepflichtige, weil garantiefähige Leistung des Trägers ist, da sie
anders als der Behandlungserfolg zum sog. voll steuerbaren Bereich
medizinischen Handelns gehört.

Fallbeispiel 2: Katheterwechsel

Ein Urologe kommt in ein Altenheim, um einen transurethralen Katheter zu wechseln. Er nimmt den neuen Katheter aus seiner sterilen Verpackung, benetzt ihn unter fließendem Leitungswasser und legt ihn mit bloßen Händen bei zurückgeschlagener Bettdecke des Bewohners, ohne zuvor irgendwelche Desinfektionsmaßnahmen an sich oder dem Patienten vorgenommen zu haben. Dieses Vorgehen ist ein eklatanter Verstoß gegen alle anerkannten Regeln der Hygiene, sodass der daraus entstehende Harnwegsinfekt haftungsrechtlich eindeutig zu Lasten dieses Arztes geht.

Fallbeispiel 3: Lokalanästhetikum

Beim Einsprühen eines Lokalanästhetikums in den Rachen wendet die hiermit beauftragte medizinische Fachangestellte (MFA) einer HNO-Praxis den gleichen Sprühkopf des Präparates ohne irgendwelche Aufbereitungsschritte bei verschiedenen Patienten an.
Dies ist unzulässig, denn sie kann damit Keime aus einer Mundhöhle in die andere übertragen.
Der Sprühkopf ist entweder ein Einmalprodukt, dann sollte jeder Patient einen neuen bekommen. Oder er ist für die desinfizierende Aufbereitung zugelassen, dann muss diese vor Anwendung am nächsten Patienten auch durchgeführt werden.

Hinweise für die Praxis

- Entgegen einer verbreiteten Fehleinschätzung haben die Empfehlungen und Richtlinien des RKI zur Hygiene einen hohen Verbindlichkeitsgrad. Dies beruht u. a. darauf, dass das RKI eine Bundesoberbehörde ist mit dem gesetzlichen Auftrag, diese zu formulieren.
- Daraus folgt, dass man die einschlägigen Publikationen des RKI kennen muss, denn sie repräsentieren die anerkannten Standards der Hygiene in Deutschland. Wer dagegen verstößt, trägt im Schadensfalle die Beweislastumkehr, d. h. er muss beweisen, dass sein Vorgehen hygienisch gleich wirksam ist, wie das vom RKI vorgesehene.
- Das RKI definiert Mindeststandards. Mehr tun darf man immer, weniger nicht.
- Das RKI ist kein »Schikaneverein«, sondern gibt auf seiner Webseite http://www.rki.de wertvolle Tipps zur Hygiene. Die Suchfunktion könnte allerdings besser sein und erfordert manchmal etwas Geduld.

Schutzimpfungen

M. Schimmelpfennig

R. Höfert, M. Schimmelpfennig, *Hygiene – Pflege – Recht*,
DOI 10.1007/978-3-642-30007-3_29,
© Springer-Verlag Berlin Heidelberg 2014

Gesetze und Vorschriften

- Grundgesetz (GG)
- Infektionsschutzgesetz (IfSG)
- Biostoffverordnung (BioStoffV)
- Technische Regeln für Biologische Arbeitsstoffe (TRBA) 250 = BGR 250
- Empfehlungen der ständigen Impfkommission am Robert Koch-Institut (STIKO)
- Öffentlich empfohlene Schutzimpfungen der Länder

Erläuterung

Schutzimpfungen gehören zu den wirksamsten und preiswertesten Maßnahmen der Prävention überhaupt. Was die wenigsten wissen: Impfen ist historisch betrachtet traditionelle indische bzw. chinesische Medizin (TCM), denn die älteste bekannte Impfung ist die in Indien bereits vor ca. 2.000 und in China vor ca. 1.500 Jahren durchgeführte Variolation, ein Verfahren, bei dem pockenvirushaltiges Material in die Nase oder den Oberarm eingebracht wurde, um so vor einer Pockenerkrankung zu schützen. Die Methode wurde im Jahre 1721 von dem schottischen Arzt Charles Maitland in Westeuropa eingeführt, war in ihrem Erfolg aber begrenzt.

Erst mit Einführung der Kuhpockenimpfung durch den englischen Landarzt Edward Jenner im Jahre 1796 wurde das moderne Impfwesen begründet. Jenner hatte beobachtet, dass an Kuhpocken erkranktes landwirtschaftliches Hilfspersonal (Melkerbuben und Melkmädchen) immun war gegen Menschenpocken. Daraufhin impfte er Menschen aus der Landbevölkerung mit Kuhpockenlymphe und konnte nachweisen, dass sie so zuverlässig vor Menschenpocken geschützt werden konnten. Dies führte zu den ersten deutschen Impfgesetzen in Bayern und Hessen im Jahre 1807.

Der Pockenschutzimpfung ist die weltweite Ausrottung der Pocken zu verdanken, die 1979 von der WHO verkündet wurde. Die Pockenimpfung war die einzige Pflichtimpfung für die Allgemeinbevölkerung in der Bundesrepublik Deutschland. Diese Impfpflicht wurde nach Ausrottung der Pocken abgeschafft.

> ❯ Alle anderen Impfungen waren und sind freiwillig. Gestützt wird diese Freiwilligkeit auf die Grundrechte der Selbstbestimmung und körperlichen Unversehrtheit. Nach dem IfSG kann der Gesetzgeber jedoch in bestimmten Gefahrenlagen bestimmte Bevölkerungskreise zur Duldung von Schutzimpfungen verpflichten.

Die Pockenschutzimpfung war eine der nebenwirkungsreichsten Impfungen, die es gab. Seit ihrer Einstellung sind 35 Jahre vergangen. Heutige Impfstoffe sind in der Regel gut verträglich und nebenwirkungsarm, ernste Komplikationen sind sehr selten. Da jemand, der sich impfen lässt, nicht nur sich selbst schützt, sondern immer auch seine Mitmenschen (denn er wird ja nicht nur selber nicht krank, sondern kann die Krankheit auch nicht auf andere übertragen), tritt der Staat für den Impfling im Falle eines Impfschadens ein: Erleidet jemand durch eine öffentlich empfohlene Schutzimpfung einen gesundheitlichen Schaden, hat er einen gesetzlich verbrieften Anspruch auf Entschädigung durch den Staat. Dabei ist die Beweislast für einen Geschädigten im Vergleich zu zivilrechtlichen Haftungsansprüchen erleichtert.

■ **Impfungen helfen dem Körper, sich selbst zu helfen**

Vom Wirkprinzip gehören Schutzimpfungen im Grundsatz zu den Naturheilverfahren, denn sie erfüllen genau das Prinzip, das in der Naturheilkunde gefordert wird, nämlich dem Körper zu helfen, sich selbst zu helfen. Nichts anderes tue ich mit einer aktiven Schutzimpfung: Es wird ein abgeschwächter oder abgetöteter Krankheitserreger bzw. Teile von ihm oder ein abgewandeltes seiner Toxine (Toxoid) mit dem Impfstoff verabreicht und man fordert den Organismus dadurch auf, sich gegen dieses Antigen durch Antikörperbildung zu wehren. Tritt dann der Original-Krankheitserreger auf, wird er von der Abwehr sofort erkannt und bekämpft, der Mensch erkrankt nicht.

■ **Gesundheitsberufe besonders gefährdet**

Medizinisches Personal ist berufsbedingt natürlich besonders gefährdet, durch den Kontakt mit Patienten Infektionserkrankungen zu erleiden oder auf Patienten zu übertragen. Deshalb ist es für uns besonders wichtig, die öffentlich empfohlenen Schutzimpfungen für die Allgemeinbevölkerung wie auch die Indikationsimpfungen für medizinisches Personal in Anspruch zu nehmen, um uns und die uns anvertrauten Patienten zu schützen.

Je nach Alter, Herkunft und Milieu unserer Patienten sind Masern, Mumps, Röteln, Pertussis und Varizellen oder auch Hepatitis A und B von größerer Bedeutung, Grippe ist in jeder Altersgruppe relevant.

> **Grundsätzlich hat der Arbeitgeber nach Biostoffverordnung seinen Beschäftigten jede Impfung kostenfrei anzubieten, die vor einer Erkrankung schützt, der der Mitarbeiter am Arbeitsplatz tätigkeitsbedingt ausgesetzt ist.**

Wie so oft gibt es dabei aber ein Hintertürchen, mit dem der Arbeitgeber die Kostenübernahme umgehen kann. Diese Verpflichtung richtet sich nämlich nach einer Gefährdungsbeurteilung, die vom Arbeitgeber arbeitsplatzbezogen zu erstellen ist. Kommt nun der Arbeitgeber bei dieser Gefährdungsbeurteilung zu dem Schluss, dass bezogen auf die Krankheit X eine Gefährdung in seinem Betrieb nicht gegeben ist, braucht er die entsprechende Schutzimpfung seinen Mitarbeitern nicht kostenlos anzubieten, sofern die Gefährdungsbeurteilung sach- und fachgerecht erfolgt.

- **Vom Arbeitgeber angebotene Impfungen sind freiwillig**

Für die Mitarbeiter gilt: Eine arbeitgeberseitig angebotene Impfung kann, muss aber nicht in Anspruch genommen werden. Dieses Recht, eine an sich sinnvolle und notwendige Impfung abzulehnen, beruht auf dem Grundrecht der körperlichen Unversehrtheit. Und mehr noch: Lehnt ein Arbeitnehmer eine ihm angebotene Schutzimpfung ab und erkrankt infolgedessen arbeitsbedingt an einer Berufskrankheit, hat er, obwohl die Erkrankung durch die Impfung zu verhindern gewesen wäre, einen Anspruch auf Kostenübernahme seiner Behandlungskosten durch die Berufsgenossenschaft und, im Falle der erkrankungsbedingten Berufsunfähigkeit, Anspruch auf alle Rehabilitationsleistungen der BG. Im Falle dauernder Berufsunfähigkeit besteht Anspruch auf Rentenleistungen der BG.

Fallbeispiele und Urteile

Fallbeispiel 1: Hepatitis B – im Beruf angesteckt
Schwester Andrea arbeitet auf einer internistischen Allgemeinstation. Dort versorgt sie auch einen 28-jährigen Patienten, der mit unklaren Gelenk- und Oberbauchbeschwerden aufgenommen wurde und erhöhte Leberwerte aufweist.
▼

Am zweiten Tag nach der stationären Aufnahme sticht sie sich bei der Entsorgung an einer Kanüle, die zur venösen Blutentnahme bei diesem Patienten verwendet wurde. Sie desinfiziert die Einstichstelle an der Fingerbeere und setzt ihre Arbeit normal fort. Weder sucht sie den Betriebsarzt noch den D-Arzt auf. Sie dokumentiert den Vorfall nicht schriftlich, erzählt allerdings zwei Kolleginnen in der Frühstückspause von dem Ereignis.

Nach einigen Tagen ist der Hepatitis-Serologie des Patienten zu entnehmen, dass dieser an einer akuten, infektiösen Hepatitis B leidet. Für eine Gammaglobulingabe ist es zu spät, eine Aktivimpfung wird 6 Tage nach der Nadelstichverletzung begonnen. Leider ist es die erste Impfung von Schwester Andrea gegen Hepatitis B. Mehrere vorangehende Angebote ihres Arbeitgebers hierfür hat sie nicht angenommen, einmal hatte sie zum Zeitpunkt der Impfung frei, beim nächsten Mal war sie akut fieberhaft erkrankt und dann kam mal ein Urlaub dazwischen.

Trotz der postexpositionellen Aktivimpfung entwickelt Schwester Andrea nach zwei Monaten eine akute Hepatitis B (da die postexpositionelle Aktivimpfung die Inkubationszeit nicht überholt). Dramatischerweise zählt Andrea zu den 10% der Fälle, in denen die Erkrankung chronisch wird und es resultiert ihre Berufsunfähigkeit.

Obwohl dieser Verlauf durch eine rechtzeitige präexpositionelle Impfung mit hoher Wahrscheinlichkeit hätte verhindert werden können, muss die Berufsgenossenschaft für sämtliche Behandlungs- und Rehabilitationskosten aufkommen, da es sich hier um eine Berufskrankheit handelt. Zwar könnte Krankenschwester Andrea theoretisch die Hepatitis B auch aus anderer Quelle erworben haben, beispielsweise durch ungeschützten sexuellen Kontakt, aber im vorliegenden Fall gibt es einen durch zwei Zeugen belegten Blutkontakt mit einem infizierten Patienten. Die Inkubationszeit passt und die in diesem Falle erfolgte Subtypisierung der Viren ergibt Stammgleichheit zwischen Patient und betreuender Pflegekraft.

Eine solch eindeutige Situation ist selten. In den Fällen, in denen die Kausalkette nicht so eindeutig nachvollziehbar ist, versucht die Berufsgenossenschaft oft, eine Anerkennung der Erkrankung als Berufskrankheit abzulehnen. Der Geschädigte muss zwar nicht den Beweis erbringen, dass seine Erkrankung berufsbedingt ist, es aber anhand nachvollziehbarer Fakten zumindest wahrscheinlich machen. Diese Regelung ist gegenüber den sonst üblichen Anforderungen bereits als

▼

Beweiserleichterung zu werten. Vergleiche hierzu die Urteile des BSG zu den Anerkennungskriterien für Hepatitis B (BSG, Urteil vom 24.02.2004, AZ: B2U 13/03 R) und C (BSG, Urteil vom 02.04.2009, AZ: B2U 30/07 R).

Fallbeispiel 2: Grippe – im Beruf angesteckt?

Krankenpfleger Klaus erkrankt im Dezember, da ungeimpft, an einer echten Grippe (Influenza). Die Erkrankung nimmt einen schweren Verlauf. Da das Influenzavirus zu den kardiotropen Viren gehört, stellt sich bei ihm eine virale Myokarditis ein, die eine Intensivtherapie erforderlich macht. Er leidet an einer monatelangen Rekonvaleszenz und kann erst im vierten Monat nach Erkrankungsbeginn seine Arbeit im Wege der stufenweisen Wiedereingliederung wieder aufnehmen.

In diesem Fall hat Klaus keine Chance auf Anerkennung als Berufskrankheit, weil sowohl im dienstlichen als auch im privaten Umfeld Grippefälle passend zur Inkubationszeit aufgetreten sind und keine genaue Virentypisierung erfolgte. Er kann also nicht wahrscheinlich machen, dass er sich seine Grippe im Dienst zugezogen hat und kann daher keine Leistungen der Berufsgenossenschaft hierfür in Anspruch nehmen, sondern muss mit den schlechteren Leistungen der gesetzlichen Krankenversicherung vorlieb nehmen.

Hinweise für die Praxis

— Nach der Biostoffverordnung muss der Arbeitgeber seinen Mitarbeitern solche Schutzimpfungen kostenlos anbieten, die vor Erregern schützen, denen der Arbeitnehmer am Arbeitsplatz ausgesetzt ist. (Dem Impfangebot muss eine Gefährdungsabschätzung des Arbeitgebers bezogen auf den jeweiligen Arbeitsplatz zugrunde liegen, bei dem Ermessensspielräume genutzt werden können, Impfindikationen eher großzügig oder eher restriktiv zu stellen.)

— Etliche Arbeitgeber umgehen die Impfkosten dadurch, dass sie einen bestehenden Impfschutz zur Einstellungsvoraussetzung erheben nach dem Motto: »Wir stellen Sie ein, wenn Sie den erforderlichen Impfschutz bereits besitzen.«

— Eine Impfung ist in Deutschland immer freiwillig (bis auf die noch nicht vorgekommene Anordnung zur Impfung nach dem IfSG für als besonders gefährdet eingestufte Personen). Daher muss ein Arbeitnehmer das Impfangebot seines Arbeitgebers nicht annehmen, selbst wenn diese Entscheidung für Außenstehende irrational wirkt. Tritt eine impfpräventable Erkrankung arbeitsplatzbedingt ein und kann dies der Geschädigte hinreichend wahrscheinlich machen, stehen ihm Leistungen der BG auch dann zu, wenn er die Impfung aus persönlichen, subjektiven Gründen heraus abgelehnt hat. Für diese Entscheidung braucht er sich nicht zu rechtfertigen, sie ist allein mit seinem Recht auf körperliche Unversehrtheit begründet.

— Aus präventiv-hygienischer Sicht ist die Wahrnehmung von Impfangeboten in aller Regel sinnvoll, da die negativen Folgen der Infektionskrankheit im Normalfall die möglichen Nebenwirkungen der Impfungen weit übersteigen. Trotzdem ist die Impfindikation stets eine Einzelfallentscheidung und hat die Belange des Individuums zu berücksichtigen (z. B. darf ein Hühnereiweißallergiker nicht mit hühnereiweißhaltigen Impfstoffen geimpft werden).

— Die Akzeptanz der Hepatitis-B-Impfung erreicht in den Medizinalberufen 80–90%, hier ist zwar noch Steigerungspotential gegeben, aber der Wert ist immerhin akzeptabel. Wer clever ist, lässt sich übrigens am besten gleich gegen Hepatitis A mitimpfen (Kombinationsimpfstoff), weil man dann zwei Extrainjektionen spart und außerdem nicht mehr gefährdet ist, sich aus dem Urlaub in (sub-)tropischen Gefilden eine Hepatitis A mitzubringen, was auch im Interesse des Arbeitgebers liegt. Hinzu kommt, dass die Immunantwort auf die B-Komponente des Impfstoffes im kombinierten Impfstoff häufig besser ausfällt, also höhere Antikörpertiter erzielt werden, als beim Monoimpfstoff.

— Völlig unbefriedigend ist aus präventiv-hygienischer Sicht die Beteiligung der Medizinalberufe an der Influenza-Impfung. Sie liegt bei ca. 10% und ist damit weniger als halb so hoch wie bei den Rentnern. Zugrunde liegt dem ein Märchen, das offenbar nur schwer auszurotten ist. Dieses Märchen geht so: »Ich habe mich mal gegen Grippe impfen lassen und danach hatte ich die schlimmste Grippe meines Lebens, das mach' ich nie wieder!« Diese viel zitierte Geschichte ist schon deswegen Unsinn, weil der Grippeimpfstoff überhaupt kein infektionstüchtiges Material enthält. Er enthält nur Bruchstücke der Virushülle und kein Virusgenom, sodass er definitiv keine Grippe auslösen kann! Was allerdings vorkommen kann, ist, dass jemand mit einem grippalen Infekt inkubiert ist, was er und der Impfarzt ja nicht wissen können. Das kann dazu führen, dass diese bereits vor der Impfung erfolgte Infektion klinisch schwerer verläuft, als ohne die Grippeimpfung, weil durch die Impfung ein Teil der Immunabwehr auf die Grippeschutzimpfung umgelenkt wurde. Aber dabei darf man nicht vergessen: Grippe und grippaler Infekt sind zwei verschiedene

Dinge! Die Grippe kann schwere Komplikationen verursachen und zieht eine wochenlange Rekonvaleszenz nach sich. Sie kostet jährlich in Deutschland 8.000–12.000 Menschen das Leben. Der grippale Infekt ist demgegenüber relativ harmlos, weil deutlich kürzer verlaufend und komplikationsarm. Im Übrigen berichten Kolleginnen und Kollegen, die sich regelmäßig jährlich gegen Grippe impfen lassen, von einer abnehmenden Zahl von grippalen Infekten und Erkältungskrankheiten bei sich, weil es offenbar eine partielle Kreuzimmunität gegen andere virale Erreger akuter respiratorischer Infekte gibt.

– Wer bei Impfungen besonderen Wert auf gute Verträglichkeit legt, sollte sich eher am (frühen) Vormittag (aber nicht nüchtern!) impfen lassen, als am späten Nachmittag oder Abend, weil morgens der körpereigene Cortisolspiegel tagesrhythmisch bedingt höher ist als abends und man so dessen antiallergische und antiphlogistische Wirkung besser nutzen kann. (Eine späte Tagesstunde stellt aber keine Kontraindikation gegen eine Impfung dar!)

> **Wer sich impfen lässt, schützt nicht nur sich selbst, sondern auch seine Angehörigen und die ihm anvertrauten Patienten!**

Schweigepflicht

R. Höfert

R. Höfert, M. Schimmelpfennig, *Hygiene – Pflege – Recht*,
DOI 10.1007/978-3-642-30007-3_30,
© Springer-Verlag Berlin Heidelberg 2014

Gesetze und Vorschriften

- Strafgesetzbuch (StGB) § 203 (1) Nr. 1–6
- Infektionsschutzgesetz (IfSG) §§ 6–11

Erläuterung

Die Einhaltung der Schweigepflicht wird dem Bewohner/Patienten durch § 203, (1) 1. StGB garantiert und ist für alle Gesundheitsberufe verpflichtend.

- **Verletzung von Privatgeheimnissen § 203 StGB**

Wer unbefugt ein fremdes Geheimnis, namentlich ein zum persönlichen Lebensbereich gehörendes Geheimnis oder ein Betriebs- oder Geschäftsgeheimnis, offenbart, das ihm als Arzt, Zahnarzt, Apotheker oder Angehörigen eines anderen Heilberufs, der für die Berufsausübung oder die Berufsbezeichnung eine staatlich geregelte Ausbildung erfordert, [...] anvertraut worden oder sonst bekannt geworden ist, wird mit Freiheitsstrafe bis zu einem Jahr oder Geldstrafe bestraft. Dieser Absatz ist auch anzuwenden, wenn der Täter das fremde Geheimnis nach dem Tod des Betroffenen unbefugt offenbart.

Schutzgegenstand fremdes Geheimnis
- Krankheitsbild des Patienten
- Diagnose
- Therapie
- Prognose
▼

- Geschehnisse des Privatlebens
- Ungünstige Charaktermerkmale
- Psychische Auffälligkeit
- Berufliche, wirtschaftliche, finanzielle Verhältnisse
- Name des Patienten
- Tatsache, dass der Patient in Behandlung ist

Die Verletzung von Privatgeheimnissen ist ein Sonderdelikt; die Tat kann nur von bestimmten Personen begangen werden (§ 203 Abs. 1 Nr. 1 bis 6 StGB). Zum möglichen Täterkreis gehören:

- Arzt, Zahnarzt, Tierarzt, Apotheker
- Angehörige anderer Heilberufe, die eine staatliche Ausbildung haben
- Altenpfleger
- Hebamme
- Krankenschwester
- Medizinische Fachangestellte
- Pharmazeutisch-technische Assistenten
- Medizinisch-technische Assistenten

> **Der Anspruch des Patienten auf Verschwiegenheit aller Gesundheitsberufe ergibt sich als Nebenpflicht aus dem Krankenhausaufnahmevertrag, Heimvertrag oder Pflegevertrag.**

▪ Tathandlungen

Objektiver Tatbestand Ein Geheimnis ist offenbart, wenn es einer anderen, nicht zum Wissen berechtigten Person bekannt geworden ist. Die Form der Bekanntgabe ist beliebig. Bei schriftlicher Fixierung eines Geheimnisses: das offene Herumliegenlassen, die Datenübermittlung an ein nicht gesichertes Empfangsgerät.

Subjektiver Tatbestand Der Täter muss vorsätzlich handeln und somit wissen, dass

- es sich um Geheimnisse oder Einzelangaben handelt, die ihm in seiner beruflichen Stellung bekannt werden,
- der Geheimnisträger die Geheimhaltung vermutlich will,
- das Geheimnis offenbart wird.

Die Schweigepflicht erstreckt sich grundsätzlich auf alle Angelegenheiten, die der Arzt oder Pflegende bei der Begegnung mit dem Patienten erfährt. Zum Geheimnis werden alle Mitteilungen des Patienten, Aufzeichnungen,

Röntgenaufnahmen, Untersuchungsbefunde, Operationsprotokolle gezählt. Hierzu gehören auch Informationen über die familiären, beruflichen und wirtschaftlichen Angelegenheiten, selbst solche, die gar nicht den Patienten in eigener Person angehen. Auch der Name des Patienten sowie die Tatsache seiner Behandlung sind geschütztes Geheimnis. Damit ist die gesamte Patientendokumentation ein geschütztes Rechtsgut. Mit der Folge, dass Papierabfall, der Patientendaten trägt, als Datenmüll gesammelt und getrennt entsorgt werden muss.

> ⊙ Wenn Gründe vorliegen, die eine Weitergabe von Informationen über den Patienten rechtfertigen, so ist der Straftatbestand des § 203 StGB nicht erfüllt.

- **Ausnahmen von der Schweigepflicht**

Die Pflicht zur Verschwiegenheit kann sich in bestimmten Situationen aufheben. Situationen für eine Entbindung von der Schweigepflicht sind z. B.:

- Der Patient hat Sie selbst rechtswirksam von der Schweigepflicht entbunden.
- Die Schweigepflicht ist durch gesetzliches Gebot aufgehoben, z. B. durch die Meldepflicht nach dem Infektionsschutzgesetz (§§ 6–11 IfSG).
- Bei pflichtgemäßem Ermessen zur Wahrung eines Interesses, das höher ist, als das Interesse des Betroffenen an der Wahrung der Schweigepflicht.
- Bei geplanten Straftaten (§ 138 StGB).

Fallbeispiele und Urteile

Fallbeispiel 1: Verstoß gegen Schweigepflicht führt zu gesundheitlichem Schaden

Gemeindeschwester Anna betreut in der ambulanten Pflege Herrn Möller, der in seinem Ulcus cruris venosum einen MRSA hat. Sie erzählt das ihrer besten Freundin Sabine, weil sie diese Tatsache sehr erschreckt, zumal dies der erste Fall einer MRSA-Besiedelung in ihrer Laufbahn ist und sie bisher dachte, das sei ein reines Krankenhausproblem.

▼

Sabine kann das nicht für sich behalten und erzählt das weiter herum und zwar in sehr reißerischer Form, nach dem Motto: »Jetzt ist der Killerkeim auch in unserem Dorf angekommen, Herr Möller hat ihn«. Das führt dazu, dass die Nachbarn Herrn Möller nicht mehr die Hand geben, ja zum Teil die Straßenseite wechseln, wenn sie ihm begegnen. Der Lieferant von »Essen auf Rädern« stellt das Essen vor die Tür, klingelt und verschwindet, statt wie früher mit Herrn Möller ein Schwätzchen zu halten.

Unter dieser Ausgrenzung leidet Herr Möller sehr und entwickelt eine Zuwendungsentzugsdepression.

Hier liegt ein klarer Verstoß gegen die Schweigepflicht seitens Schwester Anna vor, denn sie hat es zwar nur ihrer Freundin Sabine erzählt, aber die hat es weitergetratscht. Auch wenn Freundin Sabine es für sich behalten hätte, läge ein Verstoß gegen die Schweigepflicht vor. Dies ist für sich selbst genommen ein Straftatbestand. Im vorliegenden Falle kommt aber hinzu, dass Herrn Möller ein gesundheitlicher Schaden entstanden ist, denn die Abkehr seiner Nachbarn und Mitbürger von ihm und die Stigmatisierung (»Das ist doch der mit dem Killerkeim!«) grenzen ihn aus und bedeuten einen Zuwendungsentzug für ihn, auf den er mit einer Depression reagiert.

Damit liegt neben dem Straftatbestand des § 203 StGB auch ein Fall immateriellen Schadens nach § 253 BGB vor, der in Absatz 2 bestimmt : »Ist wegen einer Verletzung … der Gesundheit Schadensersatz zu leisten , kann auch wegen des Schadens, der nicht Vermögensschaden ist, eine billige Entschädigung in Geld gefordert werden.«

Hätte Herr Möller einen pfiffigen Anwalt, könnte dieser also zumindest versuchen, die Behandlungskosten für die Depression und eine Entschädigung für die soziale Ausgrenzung von Schwester Anna bzw. vom Träger ihres Pflegedienstes zu erstreiten.

Fallbeispiel 2: Verstoß gegen § 203 StGB bei Hausbesuch

Dr. Schmidt hat die Landarztpraxis seines Vorgängers erst vor kurzem übernommen. Anlässlich eines Hausbesuches bei einem angesehenen Bürger in dessen Villa, stellt er fest, dass sein Patient, Herr Kramer, sich körperhygienisch sehr vernachlässigt und überdies an einem Vermüllungs- oder Messie-Syndrom leidet. Die Villa ist innen sehr verwahrlost und völlig mit Müll und altem Krempel zugestellt, so dass man sich

▼

darin kaum mehr bewegen kann. Das hat Herr Kramer aber bisher sehr gut verbergen können, denn seine Fassade, wenn er das Haus verließ, war noch stets einwandfrei.

Dr. Schmidt, der davon ausgeht, dass diese Umstände allgemein bekannt sind (nach dem Motto: »In Dorf und Kleinstadt bleibt sowieso nichts geheim!«) erzählt das sorglos bei einem »Honoratiorentreff«, weil es ihn doch sehr beeindruckt hat. Das Ansehen seines Patienten Kramer leidet daraufhin sehr, denn entgegen Dr. Schmidts Annahme waren weder die körperliche Vernachlässigung noch das Messie-Syndrom Herrn Kramers bisher der Nachbarschaft bekannt.

Auch hier liegt ein klarer Verstoß gegen die Schweigepflicht vor. Wären die Umstände der körperlichen Vernachlässigung und der Vermüllung in Herrn Kramers Villa tatsächlich allgemein bekannt gewesen, hätte keine Geheimnisoffenbarung vorgelegen, denn ein Geheimnis, das keines ist, kann auch nicht rechtswidrig bekannt gemacht werden. Tatsächlich wusste aber bisher niemand im Dorf, wie schlimm es um Herrn Kramer stand. Und dies allgemein öffentlich zu machen, ist ein Verstoß gegen § 203 StGB, da ja Dr. Schmidt in seiner Eigenschaft als Hausbesuch durchführender Arzt davon erfahren hat.

(So makaber man das finden mag: Hätte ein Handwerker oder die Raumpflegerin das entdeckt und erzählt, hätte kein Verstoß gegen § 203 StGB vorgelegen, weil diese Berufe nicht zum Personenkreis derer gehören, auf die § 203 StGB Anwendung findet. Dass der Tratsch darüber trotzdem stillos und etikettewidrig ist, steht auf einem anderen Blatt.)

Hinweise für die Praxis

— Die Informationsnotwendigkeit über die Situation und Infektionsrisiken des Patienten innerhalb des therapeutischen Teams fällt nicht unter den Tatbestand der Schweigepflichtverletzung.

Sorgfaltspflicht

R. Höfert

R. Höfert, M. Schimmelpfennig, *Hygiene – Pflege – Recht*,
DOI 10.1007/978-3-642-30007-3_31,
© Springer-Verlag Berlin Heidelberg 2014

Gesetze und Vorschriften

- Bürgerliches Gesetzbuch (BGB) § 276
- Altenpflege- und Krankenpflegegesetz §§ 3

Erläuterung

Der § 276 BGB regelt in Abs. 2 »Fahrlässig handelt, wer die im Verkehr erforderliche Sorgfalt außer Acht lässt.« Nach § 823 Abs. 1 BGB ist zum Schadensersatz verpflichtet, wer vorsätzlich oder fahrlässig das Leben, den Körper, die Gesundheit, die Freiheit, das Eigentum oder ein sonstiges Recht eines anderen widerrechtlich verletzt.

Die Sorgfaltspflicht gilt für Pflegende immer dann, wenn sie Patienten im Rahmen ihrer Tätigkeit pflegerisch behandeln, beaufsichtigen und betreuen. Sie korrespondiert außerdem mit den Zielformulierungen des §§ 3 des Altenpflege- und Krankenpflegegesetzes. Bestandteil der Sorgfaltspflicht ist auch die sog. Beobachtungsverantwortung, zu der das Pflegepersonal im Rahmen der Eigenverantwortlichkeit und Mitwirkung verpflichtet ist. Die Beobachtungsverantwortung umfasst sowohl die Situation des Patienten als auch alle Umstände, die seine Gesundheit beeinflussen können.

Hiermit ist gemeint, dass Mängel in der Behandlungs- oder Pflegeleistung gegenüber dem jeweils Durchführenden mitgeteilt werden müssen. Wenn dieser den Fehler jedoch nicht eingesteht, muss die Information über den Mangel und die Gefährdung des Patienten an die nächste Instanz, entweder Abteilungsleitung oder bei einem ärztlichen Behandlungsfehler an den zuständigen Arzt, weitergeleitet werden (Remonstrationsrecht und -pflicht). Hierzu gehören insbesondere Feststellungen von Fehlern in Umsetzung der Hygienestandards.

Der Patient/Bewohner setzt voraus, dass alle gesetzlichen Anforderungen im Rahmen seiner Pflege berücksichtigt werden.

> ❯ Schadensersatzansprüche bzw. Schmerzensgeldforderungen, ob aus schlechter Erfüllung des Vertrages oder aus unerlaubter Handlung, werden unter der Fragestellung geprüft, ob die Pflegekraft gegen Sorgfaltspflichten verstoßen hat. Wesentlich ist hierbei die Qualifikation der durchführenden bzw. anordnenden Pflegekraft.

Fallbeispiele und Urteile

Fallbeispiele für die Verletzung der Sorgfaltspflicht
- Dokumentationsmangel
- Delegation an eine Nichtfachkraft
- Es kommt nach einer Operation zu septischen Komplikationen.
- Operationstuch im Bauch eines Patienten vergessen: 46-jähriger Patient stirbt nach OP.
- Haftung der instrumentierenden OP-Schwester bei abgebrochener und im Patienten verbliebener OP-Nadelspitze.
- Hygienemängel, wie Versäumnisse der Händedesinfektion
- Kontaminationsgefahr bezüglich Belegungsplan

Hinweise für die Praxis

- Die Sorgfaltspflicht gilt für Pflegende immer dann, wenn sie Patienten im Rahmen ihrer Tätigkeit pflegerisch behandeln, beaufsichtigen und betreuen.
- Mängel in der Behandlungs- oder Pflegeleistung müssen gegenüber dem jeweils Durchführenden mitgeteilt werden.
- Schadensersatzansprüche bzw. Schmerzensgeldforderungen, ob aus schlechter Erfüllung des Vertrages oder aus unerlaubter Handlung, werden unter der Fragestellung geprüft, ob die Pflegekraft gegen Sorgfaltspflichten verstoßen hat. Wesentlich ist hierbei die Qualifikation der durchführenden bzw. anordnenden Pflegekraft.

Standards

R. Höfert

R. Höfert, M. Schimmelpfennig, *Hygiene – Pflege – Recht*,
DOI 10.1007/978-3-642-30007-3_32,
© Springer-Verlag Berlin Heidelberg 2014

Gesetze und Vorschriften

- Krankenversicherungsgesetz (SGB V)
- Pflegeversicherungsgesetz (SGB XI)
- Infektionsschutzgesetz (IfSG)

Erläuterung

Unter rechtlichen Aspekten hat der Patient Anspruch auf eine Pflege nach
aktuellem Stand der medizinischen, pflegerischen und hygienischen Wissenschaft. Hygienepläne und Standards sind in der Umsetzung dieser Anforde-
rung ein wesentliches Anleitungs- und Koordinationsinstrument für pflege-
risches Handeln. Sie beschreiben jeweils den Maßstab für die sorgfältige
Durchführung im Sinne von §§ 276, 278 BGB.

Wirkung von Standards
- Adaption an aktuelle wissenschaftliche Erkenntnisse
- Festlegung des professionellen Niveaus
- Systematisierung der Handlungsfelder
- Methodische Sicherheit
- Verhaltensregeln
- Konkretisierung der Verantwortung professionell Pflegender
- Koordination zwischen den verschiedenen Professionen und
  Angehörigen
- Überprüfbarkeit der Wirkung von Maßnahmen
- Berücksichtigung der Rechtsprechung

▼

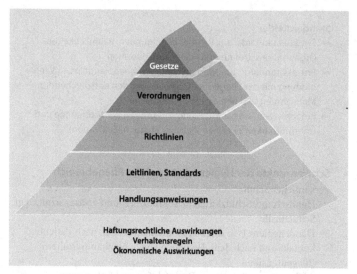

Abb. 32.1 Standard-Pyramide. (Aus: Höfert 2011, S. 270. Springer, Heidelberg)

- Beweisführung im Zusammenwirken mit der Dokumentation bei rechtlichen Auseinandersetzungen
- Umsetzung von Gesetzen und Verordnungen
- Ökonomische Auswirkungen
- Kriterien bei Qualitätsprüfungen
- Verbraucherschutz, Ausschaltung der Übertragung von Erregern, die nosokomiale Infektionen hervorrufen können
- Personalschutz, Eigenschutz vor Erregern

Kommt es zu strafrechtlichen bzw. zivilrechtlichen Auseinandersetzungen und liegen keine Hygienepläne und Standards für den zutreffenden Pflegebereich und die Tätigkeiten vor, so wird von Seiten der Anklage jeweils auf den aktuellen Stand der Technik und Wissenschaft zurückgegriffen, der sich aus umfangreichen Veröffentlichungen ableiten lässt (Abb. 32.1).

Die Hygienestandards müssen qualitative, quantitative und organisatorische Kriterien beinhalten. Wesentliche Standardfelder sind in der Übersicht zusammengefasst.

Standardfelder
- Strukturstandards: u. a. Rahmenbedingungen, Räumlichkeiten, Organisationsstruktur und Personalqualifikation
- Prozessstandards: u. a. Vorgaben pflegerischen Handelns, in Verbindung mit der Pflege-Ziel-Formulierung, den entsprechenden Maßnahmen und den einzelnen Tätigkeiten
- Ergebnisstandards: u. a. das angestrebte Ziel der Maßnahme und Überprüfbarkeit zwischen Ziel und Situation (Evaluation)

- **Schwerpunkte der Hygienestandards im Pflegebereich**
- Persönlicher Schutz
  - Handschuhe, Schutzkittel, Plastikmütze, Mund-/Nasenschutz, ggf. Schutzbrille
  - Händehygiene (vor direktem Patientenkontakt, nach Patientenkontakt und nach dem Ausziehen von Schutzhandschuhen)
  - Pflegeutensilien
  - Aufbereitung, Reinigung, Desinfektion und Entsorgung
  - Einmalartikel
- Medizinprodukte
  - Aufbereitung nach Kontamination
- Wäsche
  - Bettwäsche
  - Wechseln, Einsammeln und Desinfizieren der Wäsche
- Flächendesinfektion und -reinigung
  - Abfallentsorgung
- Sichere Injektionstechnik
  - Anwendung aseptischer Arbeitstechniken bei Injektionen, Punktionen und Wundversorgung
  - Vermeidung von Nadelstichverletzungen
- Vorgehen bei erkennbarem Infektionsrisiko, z. B. Verlegung des Patienten in Einzelzimmer

> **Pflegende, die von einem festgeschriebenen und per Dienstanweisung verabschiedeten Standard abweichen, haben dieses im Haftungsfall zu rechtfertigen. Handelt eine Pflegeperson nicht standardgerecht, sei es weil die individuelle Situation eines Patienten dies erfordert oder aus der Erfahrung des Pflegenden heraus, so muss diese Standardabweichung schriftlich fixiert werden.**

Der Patient hat Anspruch auf eine am aktuellen Standard orientierte Pflege-/Sorgfaltspflicht im Rahmen der einzelnen diagnostischen, therapeutischen und pflegerischen Maßnahmen. In der Dokumentation ist darauf zu verweisen, und nur bei Abweichungen ist eine erweiterte Formulierung aufzunehmen.

Mit dem Gesetz zur strukturellen Weiterentwicklung der Pflegeversicherung (Pflegeweiterentwicklungsgesetz), Bundesgesetzblatt vom 30.05.08, sind seit 01.07.2008 Standards im Sinne des § 113a als Qualitätssicherung verbindlich.

Fallbeispiele und Urteile

Keine

Hinweise für die Praxis

- Aufgrund Ihrer Organisations-, Anordnungs- und Durchführungsverantwortung sollten Sie klare Handlungsanweisungen im Sinne von Hygienestandards vorgeben bzw. einfordern.
- Beachten Sie bitte, dass Standards aktuell zu sein haben, und richten Sie Ihre Standards am aktuellen Stand der Wissenschaft aus.
- Pflegestandards und Pflegedokumentation dienen Ihnen als Beweismittel.

Trinkwasser

M. Schimmelpfennig

R. Höfert, M. Schimmelpfennig, *Hygiene – Pflege – Recht*,
DOI 10.1007/978-3-642-30007-3_33,
© Springer-Verlag Berlin Heidelberg 2014

Gesetze und Vorschriften

— Trinkwasserverordnung (TrinkwV) = Verordnung über die Qualität
von Wasser für den menschlichen Gebrauch

Erläuterung

Die Trinkwasserverordnung hat wie das Infektionsschutzgesetz bundesweit
Gesetzescharakter. Sie regelt die Anforderungen an Trinkwasser, im Verord-
nungstext bezeichnet als »Wasser für den menschlichen Gebrauch«. Trinkwasser ist das bestüberwachte Lebensmittel in Deutschland (und in vielen
anderen Ländern). Der Grund ist einfach: Sauberes Trinkwasser, von dem
keine Gefahr für die menschliche Gesundheit ausgeht, ist für den Menschen
existentiell. Dies ist in der Menschheitsgeschichte lange bekannt, so gab es
schon im Mittelalter Schutzvorschriften für Trinkwasser, und Brunnen-
vergifter wurden streng bestraft. Der Begriff ist heute noch im übertragenen
Sinne ein Schimpfwort. Trinkwasser soll sauber, klar und kühl sein, sein
Gebrauch zum Genuss anregen, so eine klassische Definition.

Was hat das mit Pflege zu tun? Sehr viel. In Deutschland kommt Wasser
aus unseren Wasserleitungen in Trinkwasserqualität an der Entnahmestelle
(Wasserhahn) an. Wir verlassen uns darauf und verwenden Leitungswasser
direkt zum Trinken, zur Lebensmittelzubereitung, zur Körperpflege und
vielen anderen Zwecken, beispielsweise auch zur Reinigung von Medizinprodukten.

• **Verantwortlichkeit für die einwandfreie Qualität
des Trinkwassers**

Diese liegt bis zum Hausanschluss beim Wasserversorger, also typischerweise bei den Stadtwerken (Wasserwerken). Ab Eintritt des Wassers in die

Hausinstallation liegt die Verantwortung beim Betreiber der Wasserversorgungsanlage, also z. B. beim Hauseigentümer bzw. beim Betreiber der Einrichtung (Träger der Pflegeeinrichtung). Er hat dafür Sorge zu tragen, dass das Trinkwasser stets in einwandfreier Beschaffenheit beim Verbraucher (z. B. Mieter, Bewohner) ankommt.

Von einwandfreier Beschaffenheit sprechen wir dann, wenn das Wasser in physikalischer, chemischer und mikrobiologischer Hinsicht beanstandungsfrei ist. Hierfür gibt es Grenzwerte (im Anhang der Trinkwasserverordnung), die vom Betreiber einzuhalten sind. Die Einhaltung der Grenzwerte hat der Betreiber regelmäßig durch Wasserproben nachzuweisen, die nur von zertifizierten Probenehmern entnommen und in anerkannten Laboratorien untersucht werden dürfen. Die Kosten trägt der Betreiber. Bezüglich der Befunde besteht Auskunftspflicht gegenüber dem Gesundheitsamt, das für die Überwachung der Trinkwasserversorgung zuständig ist.

Sehen wir uns ein paar Parameter der Trinkwasserqualität mit besonderer Bedeutung für die Pflege an: Wenn das Trinkwasser als »braune Brühe« aus dem Hahn läuft, Geruch aufweist oder nicht geschmacksneutral ist, merkt das (fast) jeder und wird sich an das Wasserwerk oder den Eigentümer der Wasserversorgungsanlage wenden. Und unabhängig von der Trinkwasserverordnung hat der Betreiber einen Verbrühschutz sicherzustellen, der verhindert, dass sich Bewohner Verbrühungen bei der Wasserentnahme zuziehen.

- ### Keime im Trinkwasser

Aus hygienischer Sicht noch entscheidender ist aber die einwandfreie mikrobiologische Beschaffenheit des Wassers, die man dem Wasser typischerweise aber gerade nicht anmerkt, denn Mikroorganismen kann man bekanntlich weder sehen noch riechen, hören, schmecken oder fühlen. Und hier sind drei Keime bzw. Keimgruppen im Trinkwasser von besonderer Bedeutung:

Fäkalkeime, wie z. B. e.coli Es handelt sich um einen sog. Indikatorkeim, der anzeigt, dass das Wasser einer fäkalen Verunreinigung ausgesetzt war. Fäkalkeime dürfen im Trinkwasser nicht enthalten sein, weil sie eine Fülle von Krankheiten übertragen können, man denke nur an Gastroenteritiden, hier insbesondere Typhus, Paratyphus, bakterielle Ruhr oder Hepatitis A und Polio. Fäkale Verunreinigungen kommen z. B. nach Starkregenereignissen oder Überschwemmungen vor, wenn Nutztierfäkalien von Weiden in Brunnen eingeschwemmt werden. Sie können aber auch durch Menschenhand bei fehlender Hygiene ins Trinkwasser gelangen (z. B. durch Sickergruben über Trinkwasservorkommen, Eintrag durch Personal in Trinkwasserspeicher, mangelnde bauliche Trennung von Trink- und Abwasserführung etc.).

Pseudomonaden Sie sind klassische Feuchtkeime, anspruchslos, aber u. U. hochpathogen für vorgeschädigte Personen und in der Regel multiresistent. Wir kennen sie als Wunderreger, Pneumoniekeime, Auslöser von Harnwegsinfekten u. a. Begünstigt werden sie durch schlecht hergestellte oder schlecht gewartete Wasserversorgungsanlagen (▶ Fallbeispiele und Hinweise für die Praxis).

Legionellen Durch sie werden zwei Erkrankungen verursacht, nämlich die Legionellose oder Legionärskrankheit und das Pontiacfieber. Klassische Reservoire sind schlecht gewartete Wasserversorgungs- und Klimaanlagen sowie zu niedrig temperierte Warmwasserspeicherbehälter. Hier können sich die Legionellen sehr gut vermehren und werden dann als Aerosol z. B. beim Duschen oder bei der Vernebelung eingeatmet, woraus sich Pneumonien mit schweren Verläufen ergeben können.

Fallbeispiele und Urteile

Fallbeispiel 1: Pseudomonaden im Trinkwasser

Ein neu erbautes Krankenhaus soll eröffnet werden. Bei der Beprobung des Trinkwassers finden sich darin Pseudomonaden. Das Gesundheitsamt untersagt daraufhin die Inbetriebnahme. Auf politischen Druck wird nicht der Fehler im System gesucht (Ursache), sondern mittels einer Hochchlorung das Wasser (symptomatisch) desinfiziert, sodass die nächste Wasserprobe »einwandfrei« ist. Daraufhin wird das Krankenhaus mit großem Medien-Aufwand feierlich eröffnet. Schon nach wenigen Betriebstagen finden sich wieder Pseudomonaden im Trinkwasser, weshalb das Gesundheitsamt das Krankenhaus gegen den politischen Willen schließt. Es dauert etliche Wochen, bis der Fehler im System gefunden und beseitigt ist. In diesem Fall waren bei der Installation kontaminierte sog. »Pressfittings« eingebaut worden, also Rohrquetschverbindungen, die heute teilweise statt des klassischen Lötens verwendet werden. Diese haben Gummidichtungen, in denen sich Pseudomonaden unter Biofilmbildung gut verstecken können und damit Aufbereitungsmaßnahmen nicht mehr zugänglich sind. Damit ist eine ständige Streuquelle für Pseudomonaden geschaffen. Im Falle des Krankenhauses musste das Trinkwassersystem aufwendig baulich revidiert und saniert werden, ehe es wieder eröffnet werden konnte.

Fallbeispiel 2: Sterilwasserfilter gegen Pseudomonaden

In einem Ärztehaus in der Fußgängerzone wurden Änderungs-
und Erweiterungsarbeiten am Trinkwassernetz ausgeführt. Eine anschließende Beprobung zeigte einen Befall mit Pseudomonas
aeruginosa. Zur Vermeidung von Praxisschließungen ordnete das
Gesundheitsamt die Anbringung von Sterilwasserfiltern an allen
patientenrelevanten Zapfstellen an. Diese Filter halten rund vier
Wochen und liegen im Preis in der Größenordnung von € 50,- pro
Stück. Es dauerte eineinhalb Jahre bis das Pseudomonadenproblem in
diesem Trinkwassernetz beseitigt war. Bei vier Arztpraxen im Haus
mit durchschnittlich fünf filterpflichtigen Zapfstellen liegen die Kosten,
die der Vermieter tragen musste, bei € 18.000,-.
Der Prozess gegen den Installateur läuft noch.

Fallbeispiel 3: Pseudomonaden am Wasserhahn

Bei der Abklatschprobe der Hände einer Pflegekraft einer Intensivstation fanden sich Pseudomonaden, ebenso auf ihrer Dienstkleidung
(Kasack). Es stellte sich heraus, dass diese Pflegekraft ein Waschbecken
benutzte, dass mit einem völlig verkalkten, grün gefärbten Strahlregler
(auch Mousseur oder Perlator genannt, ein Einsatz am Auslauf, der das
Wasser bricht oder mit Luft mischt, um einen weich fließenden, nicht
pladdernden Wasserstrahl zu erreichen) ausgestattet war. Die Kunst-
stoffmembran im Inneren dieses Strahlreglers zeigte einen ausgedehnten Biofilm. Sowohl im Kalk als auch im Biofilm des Strahlreglers fanden sich Pseudomonaden, ebenso im Siphon des betroffenen Waschbeckens. Beim Händewaschen wuschen sich die Pflegekräfte und Ärzte
systematisch die Pseudomonaden auf die Hände. Zusätzlich kontaminierte Spritzwasser aus dem Siphon (der Wasserstrahl war in den
Siphon gerichtet statt auf das Porzellan des Waschbeckens) die Dienstkleidung.
Nachdem diese Problematik erkannt und an allen Zapfstellen der
Station abgestellt war, ging die Zahl nosokomialer Pseudomonaden-
pneumonien auf Station signifikant zurück.

Fallbeispiel 4: Legionellenpneumonie auf HNO-Station

Das Gesundheitsamt erhält eine Meldung über eine Legionellenpneumonie auf einer HNO-Normalstation. Recherchen ergaben, dass der Patient mit einem Ultraschallvernebler behandelt worden war, bei dem es sich um ein ausgelistetes Gerät handelte, das in einem Lagerraum seine Ausmusterung überlebt hatte. Dieses Gerät arbeitet mit einem Mehrwegwasserbehälter, der mit Leitungswasser befüllt wurde. Für das Gerät fühlte sich niemand verantwortlich, es wurde nur alle paar Wochen einmal eingesetzt, wenn die neuen Geräte alle bereits anderweitig im Einsatz oder sonst nicht verfügbar waren. Dabei war es üblich, das Gerät nach Gebrauch bis zu seinem nächsten Einsatz, auch mit Restwasser im Behälter, in sein »Schwarzlager« zurückzustellen. Eine Beprobung ergab einen massiven Befall mit Legionellen, die genotypisch mit den Legionellen des erkrankten Patienten identisch waren.

Trotz eindeutiger Sachlage, nämlich schuldhafter Verursachung der Legionellenpneumonie durch das Krankenhaus, kam es hier nicht zum Prozess, weil die Aufsichtsbehörde den Missstand zwar mit der Klinik erörterte und beseitigen ließ, der Patient über die Ursache seiner Pneumonie aber nichts erfuhr.

Fallbeispiel 5: Legionellen im Altenpflegeheim

In einem Altenheim wird das am Ende des Ganges liegende Einzelzimmer zwei Wochen lang nicht benutzt, weil sich die Bewohnerin in stationärer Krankenhausbehandlung befindet. Eine Woche nach ihrer Rückkehr ins Heim muss sie erneut stationär eingewiesen werden, diesmal unter dem Bild einer Pneumonie, die atypisch ist. Glücklicherweise denkt der behandelnde Arzt beim Befund »atypische Pneumonie« an eine Legionellose und veranlasst den Erregernachweis aus dem Sputum, welcher auch gelingt. Die Meldung an das Gesundheitsamt führt zur Trinkwasserbeprobung aus der Dusche der Nasszelle im Zimmer der Bewohnerin, wo gleichfalls der Nachweis gelingt.

Woran lag es? Das Zimmer der Bewohnerin lag am Ende des Ganges und wurde während ihres ersten Krankenhausaufenthaltes nicht benutzt. Da die Hausinstallation alt war und das Wasser nicht in einer zirkulierenden Ringleitung geführt wurde, andererseits im Heim aber auch kein Spülplan existierte, der lang stehendes Stagnationswasser

▼

durch einfaches zeitweiliges Laufenlassen vermieden hätte, konnten die Legionellen die zwei Wochen Abwesenheit der Bewohnerin und die damit verbundene Nichtbenutzung der Wasserleitung wunderbar für ihre Vermehrung nutzen. Als die Bewohnerin wiederkam und die Dusche wieder in Betrieb nahm, waren im Duschwasser und damit auch in dessen Aerosol, das ja beim Warmduschen unweigerlich entsteht, genügend Legionellen enthalten, um durch Einatmung der Erreger die Pneumonie zu verursachen.

Hinweise für die Praxis

- Obwohl die Wartung und ggf. der Austausch der Strahlregler am Wasserhahn Aufgabe des technischen Dienstes ist, tun Pflegekräfte gut daran, auf deren Sauberkeit zu achten. (Auch wenn man dafür in die Knie gehen muss, um den Strahlregler beurteilen zu können.) Normalerweise muss das Wartungsintervall bzw. der Austausch im Hygieneplan in Abhängigkeit vom Kalkgehalt des Wassers niedergelegt sein.
- Wasserauslässe und Rohrleitungsteile, die (auch bei Abwesenheit von Bewohnern) nicht ständig benutzt werden, bergen die Gefahr einer Verkeimung des dann dort stehenden Stagnationswassers. Dies gilt besonders für warmwasserführende Teile. Deshalb muss für solche Zapfstellen und Leitungsteile ein Spülplan existieren, in dem festgelegt ist, wer wann wie lange dort das Wasser laufen lässt, um eine Verkeimung zu vermeiden.
- Legionellengefahr droht besonders in warmwasserführenden Teilen, vor allem dann, wenn die Temperatur im Warmwasserspeicherbehälter aus falsch verstandenem »Ökodenken« zu niedrig eingestellt ist. Die Speicherwassertemperatur sollte nicht unter 60 °C, besser 65 °C betragen. Auch dafür zu sorgen ist Aufgabe des technischen Dienstes, aber es ist gut, wenn die Pflege darüber Bescheid weiß und mit der Haustechnik im Dialog ist.
- Tipp für den Urlaub: Im Hotel vor Benutzung von Waschbecken oder Dusche 5 Minuten kaltes Wasser laufen lassen, um Stagnationswasser auszuspülen.

Verantwortung

R. Höfert

R. Höfert, M. Schimmelpfennig, *Hygiene – Pflege – Recht*,
DOI 10.1007/978-3-642-30007-3_34,
© Springer-Verlag Berlin Heidelberg 2014

Gesetze und Vorschriften

— Als Vorschriften gelten Hygienepläne und Standards.

Erläuterung

Hygienisch verantwortliches Handeln setzt nachprüfbare Hygienepläne und Handlungsanweisungen (Standards) voraus. Hiermit werden alle zutreffenden Anforderungen, Maßnahmen und Kontrollverfahren festgelegt. Schwerpunkte sind die Personalhygiene und Schutzmaßnahmen bei Tätigkeiten am Patienten, Reinigungs- und Desinfektionsverfahren sowie die Aufbereitung und Sterilisation von Medizinprodukten.

Die grundsätzliche Verantwortung für die Umsetzung gesetzlicher und richtlinienrelevanter Hygienemaßnahmen liegt beim jeweiligen Einrichtungsträger, wie Krankenhaus, Pflegeheim oder ambulanten Pflegedienst.

Für den Krankenhausbereich trägt die hygienische Gesamtverantwortung der ärztliche Direktor in Zusammenarbeit mit dem hygienebeauftragten Arzt, der Hygienefachkraft und der Hygienekommission unter Einbeziehung aller relevanten Verantwortungsbereiche.

Die Hygienekommission verabschiedet grundsätzlich den Hygieneplan. Für die Umsetzung sind die jeweiligen Abteilungsleitungen und Stationsleitungen verantwortlich.

Im Bereich des Pflegeheims liegt die Hygieneverantwortung bei der Geschäftsführung, die diese an die Heimleitung, Pflegedienstleitung und der/dem Hygienebeauftragten überträgt. Die Umsetzung des Hygieneplans und der -standards sind dann von der Wohnbereichsleitung/Stationsleitung zu verantworten.

Für den ambulanten Pflegedienst ist grundsätzlich die Geschäftsführung im Zusammenwirken mit der Pflegedienstleitung und der/dem Hygienebeauftragten verantwortlich.

Die Aufgabenstellung und rechtliche Würdigung in der Pflege erfolgt unter folgenden Kriterien:

- **Verantwortung im Pflegealltag**

Im Pflegealltag kommt es immer wieder zu Unsicherheiten bezüglich der Verantwortungsbereiche unter rechtlichen Aspekten. Die Berufe der Alten-, Kranken- und Kinderkrankenpflege gelten im Sinne von Artikel 74 des Grundgesetzes, Abs. 1, Nr. 19 als »anderer Heilberuf«.

Grundlage für die Verantwortlichkeit sind das Altenpflegegesetz vom 25.08.2003 (BGBl I S. 1690) und das Krankenpflegegesetz vom 16.07.2003 (BGBl I S. 1442). Diese Gesetze regeln die Erlaubnis zum Führen der Berufsbezeichnung und so auch jeweils zur Wahrnehmung der Aufgaben im Sinne der Ausbildungsziele (§ 3).

Die Aufgabenstellung und rechtliche Würdigung im Sinne der Haftung unterliegen den folgenden Kriterien:

Anordnungsverantwortung Die Anordnungsverantwortung kommt primär in der ärztlichen Behandlung eines Patienten zum Tragen, sie liegt also beim Arzt. Dieser haftet strafrechtlich und zivilrechtlich für seine Entscheidung. Die Anordnungsverantwortung und -haftung treffen aber ebenso z. B. die Pflegedienstleitung oder Schichtleitung, die eine notwendige, vom Arzt übertragene angeordnete Maßnahme oder eine Maßnahme aus dem eigenverantwortlichen Aufgabenbereich der Pflege an einen nicht ausreichend qualifizierten Mitarbeiter überträgt. Der Arzt geht in seiner ursprünglichen Anordnung davon aus, dass die Ausführung durch eine qualifizierte Pflegeperson erfolgt. Anordnungen müssen schriftlich in der Dokumentation formuliert werden (Beweislast). Im Sinne des BGB können der Pflegeperson nur solche Tätigkeiten übertragen werden, die ihr billigerweise zugemutet werden können (§§ 315 ff.).

Durchführungsverantwortung Unter Durchführungsverantwortung ist zu verstehen, dass die Pflegeperson die volle Verantwortung für die Durchführung einer ärztlich angeordneten oder aufgrund der Pflegeeinschätzung notwendigen Maßnahme trägt. Jeweils zu beachten ist: Je höher die Qualifikation der Anordnenden gegenüber der durchführenden Pflegeperson, umso höher ist die Verantwortung. Würde z. B. von der Pflegedienstleitung angeordnet, dass ein Praktikant eine intramuskuläre Injektion verabreichen soll, so würde in diesem Falle die Durchführungsverantwortung bei der Pflegedienstleitung liegen, und es wäre bei einem Haftungsfall so, als wenn sie selbst die Spritze verabreicht hätte. Hat eine Pflegeperson Zweifel, eine angeordnete Leistung durchführen zu können, so muss sie dieses nachweislich mitteilen bzw. die Durchführung ablehnen (▶ Remonstration).

Organisationsverantwortung Die Organisationsverantwortung und -haftung liegt primär beim Träger der Einrichtung, geht aber über auf die Pflegedienstleitung für den gesamten Pflegedienst, auf die jeweilige Schichtleitung für die Einsatzplanung, so auch auf die Nachtwache. Zur Organisationsverantwortung zählt etwa, ausreichend qualifizierte Mitarbeiter für den aktuellen Pflegebedarf bereitzustellen.

Fallbeispiele und Urteile

Fallbeispiel 1: Durchführungsverantwortung
Ein Arzt hat während einer Visite eine Infusion verordnet und die Stationsschwester die Delegation auf sich genommen. Sie überträgt die Ausführung auf eine Schülerin des ersten Ausbildungsjahres. In diesem Fall trifft bei einer Schädigung des Patienten für die Stationsschwester neben dem Übernahmeverschulden auch die Anordnungs- und Durchführungsverantwortung zu.

Urteil 1: Anordnungsverantwortung
Klare Unterscheidungen zwischen Einsatzbereichen von Fachkräften und ausgebildeten Helfern sind erforderlich und gesetzliche Regelungen zur Abgrenzung der Tätigkeiten notwendig (BVG, Urteil vom 24.10.2002, AZ: 2BvF 1/01).
Hat die Pflegefachkraft bei der Übernahme einer Aufgabe Bedenken bezüglich der Versorgungsqualität, so muss sie diese schriftlich äußern, sonst trifft sie das Übernahmeverschulden. Im Sinne des BGB können der Pflegeperson nur solche Tätigkeiten übertragen werden, die ihr billigerweise zugemutet werden können (§§ 315 ff.).

Urteil 2: Organisationsverantwortung: Leitungen sind juristisch verantwortlich
Für die unzureichende Versorgung von Pflegepatienten können auch Heimleiter strafrechtlich zur Verantwortung gezogen werden. Mit der Entscheidung bestätigten die Richter ein Urteil des LG Karlsruhe, das den ehemaligen Leiter eines Altenpflegeheims wegen fahrlässiger

▼

Körperverletzung zu einer Geldstrafe in Höhe von € 900,- verurteilt hatte.

In dem Heim war eine 76-jährige Schlaganfallpatientin so schlecht gepflegt worden, dass sie vom Liegen einen Dekubitus bekam und im Krankenhaus behandelt werden musste. Die Pflegekräfte waren deshalb bereits wegen Körperverletzung rechtskräftig verurteilt worden. Das OLG begründete die strafrechtliche Verantwortlichkeit des Heimleiters u. a. damit, dass er durch sein Pflegepersonal ständig über den Zustand der Patientin informiert gewesen sei. Als direkter Vorgesetzter der Pflegekräfte trage er die Verantwortung. Spätestens bei Verschlechterung der Geschwürerkrankung hätte der Angeklagte ärztliche Hilfe holen müssen (OLG Karlsruhe, AZ: 1Ss 84/04).

Hinweise für die Praxis

- Es bedarf einer klaren Zuständigkeitsregelung, um ggf. die haftungsrechtliche Verantwortung zu klären.
- Hierzu dienen Stellenbeschreibungen, Hygienepläne, Dienstanweisungen, Standards und Befähigungsnachweise.

Wäscheaufbereitung

M. Schimmelpfennig

R. Höfert, M. Schimmelpfennig, *Hygiene – Pflege – Recht*,
DOI 10.1007/978-3-642-30007-3_35,
© Springer-Verlag Berlin Heidelberg 2014

Gesetze und Vorschriften

- Berufsgenossenschaftliche Regel (BGR) 500 Kap. 2.6
- Empfehlungen des Robert Koch-Instituts (RKI)

Erläuterung

Beim Thema Wäscheaufbereitung ist zu unterscheiden:
1. Wird der Patient stationär oder ambulant versorgt?
2. Um welche Wäsche geht es?

Die Wäsche kann in folgende Kategorien eingeteilt werden:
- Privatwäsche des Patienten (insbesondere Leibwäsche),
- Wäsche, die die Einrichtung zur Versorgung des Patienten zur Verfügung stellt,
- Wäsche, die das Personal zur dienstlichen Verfügung stellt (sog. Arbeitskleidung, auch Dienstkleidung oder Grundkleidung genannt),
- Schutzkleidung, die vom Arbeitgeber gestellt werden muss (z. B. Schutzkittel, Mundschutz, Kopfhauben, Handschuhe, Schürzen).

■ Privatwäsche

Die Privatwäsche des Patienten liegt primär in der Verantwortung des Patienten, d. h. er muss sich darum kümmern, dass sie gewaschen und instandgehalten wird. Da er das im Allgemeinen nicht selbst kann, wird diese entweder von Angehörigen oder ambulanten Diensten im Haushalt des Patienten gewaschen und instandgehalten oder von diesen mitgenommen und entweder bei ihnen zu Hause gewaschen (bei Angehörigen) oder in die Wäscherei/Reinigung gegeben.

Bei stationärer Versorgung kann der Patient/Bewohner seine Wäsche gleichfalls Angehörigen mitgeben oder er schließt mit seiner Betreuungseinrichtung (z. B. Pflegeeinrichtung) einen Vertrag ab, in dem diese Aufgabe auf die Einrichtung übertragen wird. Die Betreuungseinrichtung kann die Wäsche selbst waschen oder außer Haus geben. Dabei sind aber bestimmte Regeln zu beachten, insbesondere die BGR 500, Kap. 2.6

- **Vorschriften für die Einrichtung und Wäscherei**

Im Gegensatz zur Wäscheaufbereitung durch Angehörige und ambulante Dienste, die in der Regel die Infrastruktur im häuslichen Umfeld des Patienten nutzen müssen (oder als Angehörige ihr eigenes häusliches Umfeld nutzen), unterliegt die professionelle Wäscheaufbereitung durch die Einrichtung oder die externe Wäscherei bestimmten Definitionen sowie strukturellen und prozessualen Vorgaben. Die wichtigsten werden in den folgenden Absätzen erläutert:

- ■ **Krankenhauswäsche**

Wäsche, die in Krankenhäusern sowie in Kranken- und Pflegestationen, in Einrichtungen zur Versorgung, Pflege, Untersuchung oder Behandlung von Patienten/Bewohnern anfällt, gilt definitionsgemäß als »**Krankenhauswäsche**«. Diese wird noch einmal unterteilt in

- infektionsverdächtige,
- infektiöse und
- hochinfektiöse Wäsche.

Letztgenannte stammt aus Sonderseuchenstationen oder von Patienten mit Pocken oder viralem hämorrhagischem Fieber (eher selten). Infektiöse Wäsche stammt aus Infektionsstationen, mikrobiologischen Laboratorien oder der Pathologie (also auch eher seltener im pflegerischen Alltag), alle andere Wäsche zählt als infektionsverdächtig (also »täglich Brot«).

- ■ **Infektionsverdächtig**

Zumindest infektionsverdächtig ist also definitionsgemäß sämtliche Wäsche, die am Patienten eingesetzt wird, ob es sich nun um Bettwäsche, vom Haus gestellte Leibwäsche für den Patienten (z. B. Flügelnachthemd), Wäsche zur Körperpflege (z. B. Lappen, Handtücher) oder die Dienst- und Schutzkleidung des Personals handelt, denn letztere kann ja auch bei der Versorgung, Pflege, Untersuchung oder Behandlung des Patienten mit Keimen kontaminiert werden. Nicht erfasst wird von der BGR 500 die Privatwäsche des Patienten, obgleich natürlich auch sie, namentlich bei Infektionserkrankungen des Patienten oder Inkontinenz, das Kriterium »infektionsverdächtig« erfüllt und folgerichtig auch so behandelt werden sollte.

▪▪ Dienstkleidung des Pflegepersonals ist infektionsverdächtig

Von zentraler Bedeutung ist die Aussage, dass infektionsverdächtige Wäsche nach der Definition der BGR 500 von der Einrichtung zu waschen und instandzuhalten ist! Und da sind wir bei einem klassischen »Sündenfall«: Da im Gegensatz zur Schutzkleidung, die stets vom Arbeitgeber zu stellen ist, die Dienst- oder Arbeitskleidung vom Arbeitnehmer zu stellen ist, wird oft stillschweigend daraus gefolgert, dann habe dieser sie auch zu Hause zu waschen und der Arbeitgeber sei hierfür nicht zuständig. Das ist ein verbreiteter Irrtum, denn wie wir gesehen haben, erfüllt die Dienstkleidung aufgrund der Einsatzbedingungen in der Regel das Kriterium »infektionsverdächtig«, womit ihre Aufbereitung in den Zuständigkeitsbereich des Arbeitgebers fällt! In vielen Fällen funktioniert das gut, insbesondere dann, wenn der Arbeitgeber (zumeist aus Gründen eines einheitlichen Erscheinungsbildes des Personals seiner Einrichtung) nicht nur die Schutz-, sondern auch die Dienstkleidung seines Personals stellt. Aber in den Fällen, in denen der Arbeitgeber die Stellung der Dienstgrundkleidung seinen Mitarbeitern überlässt (und das ist rechtlich nicht zu beanstanden!), wird oft stillschweigend davon ausgegangen, dass das Personal auch für die Aufbereitung zuständig ist. Das ist jedoch zumindest dann nicht der Fall, wenn davon auszugehen ist, dass auch die Dienstgrundkleidung arbeitsbedingt mit Keimen kontaminiert werden kann, was im pflegerischen Alltag die Regel und nicht die Ausnahme darstellt.

> ❯ Damit ist Dienstgrundkleidung des Pflegepersonals als infektionsverdächtig einzustufen und ihre Aufbereitung Sache des Arbeitgebers.

Warum das keine Prinzipienreiterei ist, sondern gute fachliche Gründe hat, zeigen die folgenden Argumente, die sich ergeben, wenn wir einen Blick auf die prozessualen und strukturellen Bedingungen werfen, nach denen sich die professionelle Aufbereitung infektionsverdächtiger Wäsche zu vollziehen hat.

a. Prozessuale Vorschriften Infektionsverdächtige Wäsche muss nach Wäschearten (Kochwäsche, 60°-Wäsche, 40°-Wäsche, Feinwäsche etc.) getrennt in selbstöffnenden textilen Säcken gesammelt werden. (Das geschieht meist in Wäschesammlern, die mehrere durch unterschiedliche Farbstreifen gekennzeichnete Stoffsäcke mit Seitenschlitz haben, die nach Befüllung mit einem leicht zu lösenden Verschluss verschlossen werden.) Diese Säcke werden in Gänze nach Entfernen des Verschlusses in die Waschmaschine getan. Das »Von-Hand-Sortieren« eingesammelter Wäsche zur sortenreinen Befüllung von Waschmaschinen nach unterschiedlichen Waschgängen ist verboten (!), weil hierbei eine vermeidbare

Infektionsgefahr auftritt. Man denke nur an Wäsche, die mit Blut, Eiter oder Fäkalien kontaminiert ist. Im Übrigen ist das Waschen infektionsverdächtiger Wäsche in Pflegeeinrichtungen eine klassische pflegefremde Tätigkeit, die zwar häufig von Pflegekräften erbracht wird, aber eigentlich Sache des (häufig eingesparten) Wäschereipersonals ist.

b. Strukturelle Vorschriften Waschmaschinen zur Aufbereitung infektionsverdächtiger Wäsche müssen Gewerbewaschmaschinen sein, die bestimmte Kriterien erfüllen: Zum einen müssen sie über eine reine und eine unreine Seite verfügen, d. h. es gibt eine Seite, auf der die Wäschesäcke durch eine hinreichend große Öffnung in Gänze eingelegt werden und die gegenüberliegende Seite, aus der die gewaschene Wäsche entnommen wird. (Denn wenn Einfüll- und Entnahmeöffnung die gleiche ist, wird die Wäsche bereits bei der Entnahme durch die beim Einfüllen kontaminierte Gummilippe der Einfüllöffnung rekontaminiert (diese kann man behelfsweise vor Entnahme desinfizieren). Beim Wechsel von der unreinen zur reinen Seite der Maschine muss das Wäschereipersonal eine Schleuse passieren, in der die Hände desinfiziert werden und Schutzkleidung übergezogen wird.

> Gewerbewaschmaschinen erlauben eine definierte Waschmittelflotte, d. h. es ist möglich, Wasser und desinfizierendes Waschmittel so zu dosieren, dass eine definierte Konzentration erreicht werden kann. Gewöhnliche Haushaltswaschmaschinen erlauben dies nicht, weil man zwar eine definierte Waschmittelmenge einfüllen kann, die Maschine aber die Wassermenge selbst automatisch je nach Beladungszustand anfordert. Gewerbewaschmaschinen halten das eingestellte Temperaturniveau (also 95°, 60° oder 40° C) über eine festgelegte Zeit. Damit ist die Einhaltung von Einwirkzeiten der desinfizierenden Waschmittelflotte möglich, was bei Haushaltswaschmaschinen nicht funktioniert, weil diese zwar die Möglichkeit einer Temperaturvorwahl bieten, aber nirgends festgelegt ist, wie lange sie diese Temperatur halten (viele Haushaltswaschmaschinen erreichen die eingestellte Temperatur gar nicht, um den Stromverbrauch gering zu halten).

Sie sehen, dass im Thema Wäscheaufbereitung, das ja aus pflegerischer Sicht ein Nebenschauplatz ist, viel mehr hygienischer »Sprengstoff« liegt, als man auf den ersten Blick vermuten würde.

Fallbeispiele und Urteile

Fallbeispiel 1: Bewohnerwäsche mit Haushaltswaschmaschine gewaschen

In einem Seniorenzentrum erkranken 35 Bewohner und sechs Pflegekräfte an einer Rotavirus-bedingten Gastroenteritis. Bei der anlassbezogenen Begehung stellt das Gesundheitsamt fest, dass die Leibwäsche
der Bewohner (auch die fäkal kontaminierte) vom Pflegepersonal von
Hand im Keller der Einrichtung in gewöhnliche Haushaltswaschmaschi-
nen einsortiert wird. Von den Waschmaschinen ist der nächste Händedesinfektionsmittelspender soweit entfernt, dass fünf Türklinken
berührt werden müssen, um ihn zu erreichen.

Rechtlich könnte man diese Situation als Organisationsverschulden
der Einrichtung werten und den Träger wegen des Verdachts der
fahrlässigen (und gefährlichen) Körperverletzung anzeigen.

Fallbeispiel 2: kontaminierte Bewohnerwäsche steckt ganze Familie an

In einer Pflegeeinrichtung ereignet sich ein Noroviren-bedingter
Gastroenteritisausbruch. Eine Pflegekraft übergibt der Tochter einer
betroffenen Bewohnerin die fäkal kontaminierte Leibwäsche zur
privaten häuslichen Wäsche. Im Ergebnis erkranken alle Mitglieder der
Familie der Tochter.

Eine gewissenhafte Pflegekraft hätte die viruskontaminierte Wäsche
entweder gar nicht oder allenfalls abgeschlossen verpackt mit entsprechenden Hinweisen zur desinfizierenden Aufbereitung und
Händehygiene abgeben dürfen.

Auch hier könnte man den Tatbestand der fahrlässigen Körperverletzung als gegeben ansehen.

Fallbeispiel 3: standardgerechte Säuberung des Arbeitsmaterials des Reinigungsdienstes

Die Schmutzaufnehmer des Reinigungsdienstes (Wischmopps) werden
in der Einrichtung zusammen mit anderen Textilien in der im Unter-

▼

geschoss aufgestellten Haushaltswaschmaschine gewaschen und danach nicht etwa getrocknet, sondern im feuchten Zustand (für ihren Wiedereinsatz am nächsten Tag) auf einen Haufen gelegt.

Auch hier handelt es sich entweder um einen Verstoß gegen anerkannte Standards im Umgang mit infektionsverdächtiger Wäsche (z. B. Verstoß gegen entsprechende Arbeitsanweisungen) oder ein Organisationsverschulden der Einrichtung, wenn sie den Umgang mit den Wischmopps nicht entsprechend geregelt hat.

Fallbeispiel 4: Dienstkleidung in der privaten Waschmaschine waschen

Schwester Marianne muss ihre Dienstkleidung selbst stellen. Sie wäscht sie zu Hause in der Familienwaschmaschine, zusammen mit der Wäsche der Familie.

Das Waschen infektionsverdächtiger Wäsche zu Hause mit Privatwäsche von Angehörigen ist hygienisch zu beanstanden.

Fallbeispiel 5: Umfeld der Patienten gewährleistet nicht immer eine ausreichende Hygiene

Pfleger Heinz betreut in ambulanter Pflege eine Patientin mit MRSA. Im Entlassungsbrief des Krankenhauses wird gebeten, die begonnene Sanierung ambulant fortzusetzen. Hierzu werden auch Hinweise gegeben, z. B. der, die Bettwäsche der Patientin täglich zu wechseln und sämtliche Wäsche mit desinfizierendem Waschmittel zu waschen. Bei der Patientin handelt es sich um eine Armutsrentnerin, die nur zwei Satz Bettwäsche hat und auch das Geld für ein desinfizierendes Waschmittel nicht aufbringen kann. Die ambulante Pflege kann in diesem Fall die fachlich korrekten Hinweise zur Sanierung nicht umsetzen, da die finanziellen und strukturellen Voraussetzungen seitens der Pflegebedürftigen nicht gegeben sind.

Hier kann Pfleger Heinz gegen diese Situation nichts tun. Es ist nicht die Aufgabe des ambulanten Dienstes und liegt in der Regel auch außerhalb seiner Möglichkeiten, diese strukturellen Mängel auf Seiten der Patientin zu beheben.

Hinweise für die Praxis

Für den Alltag kristallisieren sich folgende Punkte als besonders wichtig heraus:

- Dienstgrundkleidung ist infektionsverdächtige Wäsche und muss desinfizierend aufbereitet werden.
- Die desinfizierende Reinigung der Dienstgrundkleidung ist Sache des Arbeitgebers. Falls mit diesem hierüber kein Übereinkommen zu erzielen ist, ist die Wäsche zumindest verschlossen zu transportieren und unter Verwendung eines desinfizierenden Waschmittels bzw. eines Desinfektionsmittels im letzten Spülgang separat von anderer Wäsche zu waschen.
- Die häufig insbesondere von schlanken weiblichen Pflegekräften geübte Praxis wegen Fröstelns über der Dienstkleidung Strickwaren zu tragen, ist hygienisch nicht tragbar. Strickwaren lassen sich nicht desinfizierend aufbereiten und haben daher im Dienst nichts zu suchen!
- In Ausbruchssituationen oder bei einzelnen Durchfallerkrankungen von Patienten muss die (Leib-)Wäsche der Betroffenen desinfizierend gewaschen werden und darf keinesfalls den Angehörigen kommentarlos mit nach Hause gegeben werden.
- Wäscheaufbereitung ist eine zumindest im stationären Bereich pflegefremde Tätigkeit. Ist man als Pflegekraft gleichwohl dazu gezwungen, gelten klare Hygieneregeln:
  - Beim Umgang mit Wäsche Schutzkleidung tragen.
  - Das Sortieren der Wäsche von Hand nach Waschprogrammen ist in der stationären Pflege verboten.
  - Die Sammlung der Wäsche hat bereits beim Einsammeln in entsprechend gekennzeichneten selbstöffnenden Säcken zu erfolgen.
  - Desinfizierende Waschmittel oder Desinfektionsmittel für den Spülvorgang verwenden.
  - Nach Beenden des Umgangs mit Schmutzwäsche Schutzkleidung ablegen und Hände desinfizieren, bei fehlenden Spendern notfalls aus der Kitteltaschenflasche. Erneute Händedesinfektion nach Verlassen des Bereiches.
- Im Gegensatz zur stationären Pflege ist für strukturelle Mängel im Haushalt von Pflegebedürftigen der ambulante Dienst nicht verantwortlich. Er kann allerdings Hinweise zur Abstellung geben.

Wunden

M. Schimmelpfennig

R. Höfert, M. Schimmelpfennig, *Hygiene – Pflege – Recht*,
DOI 10.1007/978-3-642-30007-3_36,
© Springer-Verlag Berlin Heidelberg 2014

Gesetze und Vorschriften

- Biostoffverordnung (BioStoffV)
- Richtlinien und Empfehlungen des Robert Koch-Instituts (RKI)
- Richtlinien und Empfehlungen der Fachgesellschaften, z. B. der ICW (Initiative Chronische Wunden e.V.) und der DGfW (Deutsche Gesellschaft für Wundheilung und Wundbehandlung e.V.)

Erläuterung

Wundbehandlung ohne Einhaltung der zugehörigen Hygienemaßnahmen ist zwar vielerorts noch üblich, wer sich aber darauf einlässt, riskiert haftungsrechtlich viel.

> **❯** Die im Behandlungsvertrag übernommene Sorgfaltspflicht beinhaltet, dass die Wundbehandlung nach den anerkannten Standards der Medizin und Pflegewissenschaft durchgeführt wird und das schließt die Einhaltung der anerkannten Standards der Hygiene ein.

▪ Hygiene und chronische Wunden

Hygiene ist, wo immer möglich, primär präventiv, d. h. zuerst darauf gerichtet, dass ein vermeidbarer Schaden gar nicht erst eintritt. Deshalb ist wichtig, dass die Vermeidung einer Wunde, wie auch die Wundbehandlung, nicht rein symptomatisch, sondern, wo immer möglich, ursachenorientiert durchgeführt wird. Häufig wird eine chronische Wunde nämlich durch eine oder mehrere Grunderkrankungen verursacht oder begünstigt und damit im Heilungsverlauf behindert.

In diesem Sinne sind die drei häufigsten chronischen Wunden:
- Dekubitus
- Ulcus cruris
- Diabetischer Fuß

▪▪ Dekubitus

Ihm liegt regelmäßig eine Druckbelastung des geschädigten Gewebes zugrunde. Ohne Druck kein Dekubitus, wie auch der deutsche Begriff Druckgeschwür anschaulich macht. Daneben gibt es eine weitere Fülle begünstigender Faktoren, wie z. B. einen Mangel an Eiweiß, Zink und Vitamin C, wie er nicht selten für die Ernährung alter Menschen typisch ist, eine gestörte Mikrozirkulation, etwa bei erhöhtem Hämatokrit durch Flüssigkeitsmangel (Exsikkose), AVK oder diabetischer Mikroangiopathie, neurologischen Erkrankungen mit gestörter Sensibilität (etwa bei diabetischer oder alkoholtoxischer Polyneuropathie), die eine mangelnde Selbstwahrnehmung des Patienten bedingen und so die korrigierende Selbstlagerung des Patienten beeinträchtigen, und natürlich bei allen Zuständen, die die Mobilität des Patienten motorisch einschränken, wie neurologische Systemerkrankungen (z. B. MS, Querschnittlähmung nach Trauma oder ein Zustand nach Apoplex) oder myodegenerative Erkrankungen, aber auch bei schweren psychischen Erkrankungen, die mit einer Antriebsstörung einhergehen, wie z. B. eine schwere Depression oder die katatone Verlaufsform einer Schizophrenie. Diese Ursachen oder begünstigenden Faktoren gilt es zu vermeiden oder zu vermindern, wenn ein Dekubitus nicht auftreten soll und mitzubehandeln, wenn nach eingetretenem Dekubitus eine Therapie erfolgen muss.

Ein Dekubitus kann auch unter optimaler symptomatischer Therapie nicht heilen, wenn diese Faktoren nicht angegangen werden! Das zu wissen und zu beherzigen ist auch Hygiene!

▪▪ Ulcus cruris

Dem Ulcus cruris liegt in der Regel entweder ein chronisches Venenleiden oder eine arterielle Verschlusskrankheit (AVK) zugrunde. Im ersten Fall kann eine Therapie nur erfolgreich sein, wenn das damit stets verbundene venostatische Ödem behandelt wird und zwar in erster Linie durch Kompression und Bewegung. Im zweiten Fall muss die AVK kausal behandelt werden, zum einen durch Vermeidung oder Verminderung von Risikofaktoren, wie Rauchen, Hypertonie und Hyperlipidämie, zum anderen durch die Gabe von Rheologica und/oder invasive Maßnahmen an den Gefäßen.

Eine besondere Herausforderung sind Mischformen aus venöser Insuffizienz und gleichzeitig vorliegender AVK, weil hier eine Kompressionstherapie sehr fein austariert sein muss, um die arterielle Perfusion nicht zusätzlich zu vermindern.

▪▪ Diabetischer Fuß

Der diabetische Fuß entwickelt leicht chronische Wunden, weil zum einen, bedingt durch die diabetische Polyneuropathie, sich schädigende Einflüsse auf den Fuß dem Diabetiker nicht durch Druckgefühl, Schmerz oder Kälte- und Wärmeempfinden mitteilen, zum anderen, bedingt durch die diabetische Angiopathie, die Perfusion so eingeschränkt sein kann, dass es hierdurch zu Gangrän und Nekrosen, bevorzugt an den Akren der unteren Extremität, kommen kann.

Häufig ist man verwundert, mit welch ausgedehnten Befunden erst Hilfe in Anspruch genommen wird. Die Füße scheinen in der Wahrnehmung vieler Menschen sehr weit weg (was sie anatomisch gesehen vom Kopf aus ja auch sind). Dies führt oft zu ihrer körperpflegerischen Vernachlässigung, wie viele Pflegekräfte bei der Übernahme von Grundpflegen, nicht nur bei Diabetikern, immer wieder feststellen. Aber gerade auch für Diabetiker sind ihre Füße, verstärkt durch die Polyneuropathie, »weit weg«. Dabei müssten gerade sie ihnen im Sinne der Prävention durch tägliche Inspektion (ggf. mit Spiegel) und Pflege besondere Aufmerksamkeit schenken. (Allerdings soll es leider immer noch eine recht hohe Zahl von Ärzten und Pflegekräften geben, die sich gleichfalls nur mangelhaft für die Füße ihrer diabetischen Patienten interessieren. Einer Studie zufolge erfahren in der allgemeinärztlichen Versorgung nur 20% der Diabetiker routinemäßig eine Fußuntersuchung und selbst in Diabeteskliniken werden nur ca. 50% der Patienten an den Füßen untersucht!)

Die Heilung einer Wunde am diabetischen Fuß kann jedenfalls nur dann gelingen, wenn die Grunderkrankung gut eingestellt wird und neben dem Diabetologen auch der Neurologe, der Angiologe, ggf. der Gefäßchirurg sowie der Orthopädieschuhmachermeister und der Podologe mit den Pflegekräften und dem Patienten selbst interdisziplinär zusammenarbeiten und an einem Strang ziehen.

▪ Erfolgsfaktor – Mitwirkung des Patienten

Die Compliance (Kooperation) des Patienten in der Therapie chronischer Wunden ist von großer Bedeutung. Wichtig ist für alle am therapeutischen Prozess Beteiligten, sich die Frage nach der Bedeutung der Erkrankung für den Patienten zu stellen. Denn wenn beispielsweise die chronische Wunde für den Patienten die Hauptquelle der Zuwendung ist und die Alternative heißt »Wunde abgeheilt mit nachfolgender völliger sozialer Isolierung« (niemand kommt mehr, auch die nette Schwester nicht, die der letzte menschliche Kontakt war), dann »darf« die Wunde ja nicht heilen, weil der Patient mit der Heilung mehr verliert als gewinnt.

Fallbeispiele und Urteile

Fallbeispiel 1: Antibiotika in der Lokaltherapie?

Ein Pfleger erhält vom behandelnden Arzt die Anweisung, ein Ulcus cruris mit einem im Mörser zu pulverisierenden oralen Antibiotikum zu behandeln. Der Pfleger remonstriert, indem er gegenüber dem Arzt ausführt, dass er diese Therapie nicht durchführen möchte, weil sie seiner Kenntnis nach einen »off label use« darstelle (schließlich hat der Hersteller des Antibiotikums dieses zur oralen Therapie bestimmt und nicht zur Wundbehandlung nach Pulverisierung). Außerdem entspreche die Anwendung von Antibiotika in der lokalen Wundtherapie nicht mehr dem aktuellen Stand. Dieser sehe vielmehr bei kritisch kolonisierten und infizierten Wunden den Einsatz von Antiseptika vor. Der Arzt besteht auf seiner Anweisung und der Pfleger führt diese schließlich auch aus. Der Patient entwickelt eine schwere Unverträglichkeitsreaktion, die mit der Amputation des betroffenen Unterschenkels endet. Vor Gericht werden Arzt und Pfleger wegen gefährlicher Körperverletzung verurteilt.

Fallbeispiel 2: schlechtes Vorbild beim Verbandwechsel

Eine junge Assistenzärztin betritt auf der Station für plastische Chirurgie das Zimmer eines Patienten mit Lappenplastik an der rechten Ferse zwecks Verbandwechsel. Sie trägt ihre Haare lang und offen, an der linken Hand eine Armbanduhr mit locker sitzendem silbernem Gliederarmband. Sie entnimmt ihrer Kitteltasche eine unsterile Verbandschere, um den Verband aufzuschneiden. Anschließend legt sie die Schere auf der Bettdecke unter dem Bein ab. Mit der unsterilen Schere, mit der sie den Verband geöffnet hat und neben der mittlerweile der alte Verband abgelegt wurde, schneidet sie sterile Fettgaze in Streifen, die sie mit Polyvidonjodsalbe bestreicht und dann auf die Ferse aufbringt. Nach dem Verbandwechsel wirft sie den alten Verband einfach in den offenen Mülleimer des Patientenzimmers und lässt zweimal Händedesinfektionsmittel über die Verbandschere laufen. Diese nimmt sie dann wieder mit hinaus zum Verbandwagen. Kaum verwunderlich, dass bei dem Patienten wenige Tage später im Wundabstrich MRSA nachgewiesen wurde.

▼

Im vorliegenden Fall wurde wirklich gegen alle Regeln der Hygiene verstoßen: Die Haare gehören zusammengebunden, die Uhr nicht ans Handgelenk, die Hände vor dem Verbandwechsel desinfiziert und erst dann Handschuhe angezogen. Es wurde eine unsterile Schere verwendet, die auch noch auf der Bettwäsche abgelegt wurde. Der Müll wurde nicht als B-Müll (Sack in Sack) entsorgt, die Schere für folgende Verbandwechsel weiterverwendet usw.

Dieser Fall ist deshalb so gut dokumentiert, weil die Ehefrau des Patienten Krankenschwester ist und über die Vorgänge ein Gedächtnisprotokoll und Fotos angefertigt hat. Unverständlich, dass vor den Augen einer angehörigen Fachkraft dermaßen gravierende Verstöße begangen wurden, zumal im Gegensatz zum Normalfall, in dem ja Angehörige bei der Erbringung medizinisch-pflegerischer Leistungen vor die Tür geschickt werden, in diesem Fall ihre Anwesenheit auf ihren Wunsch hin toleriert wurde. Soweit bekannt, wurde dieser Fall übrigens außergerichtlich »gelöst«, indem der Chefarzt sich verpflichtete, auch die anschließende ambulante Behandlung des Patienten in seiner Privatambulanz aufpreisfrei zu übernehmen, obwohl dieser Kassenpatient war.

Fallbeispiel 3: Was gestern gut war, ist heute noch genauso gut?

Schwester Ruth vom ambulanten Pflegedienst »Helfende Hände« übernimmt die ambulante Versorgung einer 83-jährigen Patientin mit ausgedehntem Ulcus cruris links, nachdem sich die alte Dame mit ihrem alten Pflegedienst überworfen hatte.

Bei der Übergabevisite findet Schwester Ruth nur unsteriles Verbandmaterial (einfachen Verbandmull) vor, als Wundspüllösung steht auf dem Fensterbrett eine 1-Liter-Sterofundin-Flasche mit darin steckender offener Einer-Kanüle. Auf ihre verblüffte Frage, wie sie denn mit diesem Material eine ordnungsgemäße Wundversorgung bewerkstelligen solle, antwortet ihr die Pflegekraft des bisher dort tätigen Pflegedienstes, der behandelnde Arzt stehe auf dem Standpunkt, das reiche. Mit sauberem Verbandmull und einer Elektrolytlösung habe er schon vor 20 Jahren Wunden zur Abheilung gebracht und er halte nichts von dem modernen, viel zu teuren Schnick-Schnack.

Fakt ist, dass nach den heute anerkannten Standards der Medizin und Pflegewissenschaft nichts unsteriles in die Wunde eingebracht werden

▼

darf und eine 1-Liter-Sterofundin-Flasche kein ordnungsgemäßes Mehrdosisbehältnis darstellt, aus dem über einen Zeitraum von mehreren Tagen entnommen werden dürfte, schon gar nicht bei Lagerung auf dem Fensterbrett und bei offen stehender Kanüle!

Hier wird Schwester Ruth viel Fingerspitzengefühl brauchen, um den behandelnden Arzt von einer sachgerechten Verordnungspraxis zu überzeugen.

Fallbeispiel 4: Ohne Kausalbezug kein Heilerfolg, trotz Einsatz aktueller Wundversorgungsprodukte

Frau Maus hat seit 7 Jahren »offene Beine«. Sie wird von einem Pflegedienst versorgt, der regelmäßig zum Verbandwechsel kommt. Hierbei kommt das Prinzip der feuchten Wundbehandlung unter Einsatz von Hydrokolloidverbänden zum Tragen. Die Wunden werden auch mit einer polihexanidhaltigen Wundspüllösung gespült, sind also keinesfalls kritisch kolonisiert. Trotzdem zeigen die Wunden keine Besserungstendenz. Die Patientin hält das für Schicksal, das sei auch schon bei ihrer Mutter so gewesen, damit müsse sie sich abfinden.

Falsch: In diesem Falle hatte weder der behandelnde Arzt noch der beteiligte Pflegedienst darauf geachtet, dass ein Ulcus cruris auch bei Verwendung aktuellster Wundversorgungsprodukte nicht heilen kann, wenn das zugrunde liegende ausgedehnte venostatische Ödem nicht mittels Kompression und Bewegungstherapie wirksam behandelt wird.

Im Ödem ist die Diffusionsstrecke viel zu lang, um Sauerstoff und Nährstoffe an- und Kohlendioxid und Stoffwechselabfallprodukte abtransportieren zu können, zumal die kapilläre Perfusion im ödematösen Gewebe auch noch vermindert ist.

Hinweise für die Praxis

Im Wesentlichen sind vier Dinge bei der Wundtherapie entscheidend:

- Kausale Aspekte und Bedeutung der Wunde für den Patienten berücksichtigen (▶ oben)
- Keine Keime in die Wunde verschleppen
- Keine Keime aus der Wunde des Patienten verbreiten
- Stadiengerechte Therapie einsetzen, d. h. insbesondere:
  - Nekrosenentfernung geht vor
  - Infektion oder kritische Kolonisation beseitigen (lokal antiseptisch, ggf. zusätzlich systemisch antibiotisch)
  - den Wundverhältnissen angepasste Auswahl der Versorgungsprodukte vornehmen, z. B. abhängig von der Exsudatmenge, Wundgrund, Wundtiefe u. a.

Ablaufschema für Verbandwechsel

1. Sämtliche benötigte Materialien auf sauberer Arbeitsfläche vorbereiten
2. Abfallbehälter bereitstellen (B-Müll)
3. Händedesinfektion
4. Keimarme Handschuhe anlegen
5. Schutzkittel tragen
6. Alten Verband mit Sterilwasser oder NaCl 0,9% lösen, ggf. Wundantiseptikum verwenden
7. Handschuhe ablegen
8. Händedesinfektion
9. Sterile Handschuhe anlegen, ggf. sterile Pinzette verwenden (Non-touch-Technik)
10. Angrenzenden Hautbereich reinigen und desinfizieren
11. Wunde und Wundrand (ggf. antiseptisch) reinigen
12. Neuen Verband auflegen, ggf. anmodellieren und fixieren
13. Abfall, Handschuhe und Schutzkittel entsorgen
14. Händedesinfektion

❯ **Alle Wunden gehören steril verbunden!**

Serviceteil

R. Höfert, M. Schimmelpfennig, *Hygiene – Pflege – Recht*,
DOI 10.1007/978-3-642-30007-3,
© Springer-Verlag Berlin Heidelberg 2014

Anhang

Auszüge aus dem Infektionsschutzgesetz (Die jeweils aktuelle Fassung des IfSG finden Sie unter: www.gesetze-im-Internet.de

- **Zweck des Gesetzes (§ 1 IfSG)**

Zweck des Gesetzes ist es, übertragbaren Krankheiten beim Menschen vorzubeugen, Infektionen frühzeitig zu erkennen und ihre Weiterverbreitung zu verhindern.

- **Begriffsbestimmungen zum Gesetz (§ 2 IfSG)**

Im Sinne des Gesetzes ist

1. Krankheitserreger: ein vermehrungsfähiges Agens (Virus, Bakterium, Pilz, Parasit) oder ein sonstiges biologisches transmissibles Agens, das bei Menschen eine Infektion oder übertragbare Krankheit verursachen kann

2. Infektion: die Aufnahme eines Krankheitserregers und seine nachfolgende Entwicklung oder Vermehrung im menschlichen Organismus

3. Übertragbare Krankheit: eine durch Krankheitserreger oder deren toxische Produkte, die unmittelbar oder mittelbar auf den Menschen übertragen werden, verursachte Krankheit

4. Kranker: eine Person, die an einer übertragbaren Krankheit erkrankt ist

5. Krankheitsverdächtiger: eine Person, bei der Symptome bestehen, welche das Vorliegen einer bestimmten übertragbaren Krankheit vermuten lassen

6. Ausscheider: eine Person, die Krankheitserreger ausscheidet und dadurch eine Ansteckungsquelle für die Allgemeinheit sein kann, ohne krank oder krankheitsverdächtig zu sein

7. [...]

8. Nosokomiale Infektion: eine Infektion mit lokalen oder systemischen Infektionszeichen als Reaktion auf das Vorhandensein von Erregern oder ihrer Toxine, die im zeitlichen Zusammenhang mit einer stationären oder einer ambulanten medizinischen Maßnahme steht, soweit die Infektion nicht bereits vorher bestand.

- **Aufgaben des Robert Koch-Institutes (§ 4 IfSG)**

(1) Das Robert Koch-Institut hat im Rahmen dieses Gesetzes die Aufgaben, Konzeptionen zur Vorbeugung übertragbarer Krankheiten sowie zur früh-

zeitigen Erkennung und Verhinderung der Weiterverbreitung von Infektionen zu entwickeln. Dies schließt die Entwicklung und Durchführung epidemiologischer und laborgestützter Analysen sowie Forschung zu Ursache, Diagnostik und Prävention übertragbarer Krankheiten ein.

- **Meldepflichtige Krankheiten (§ 6 IfSG)**

(1) Namentlich ist zu melden:

1. der Krankheitsverdacht, die Erkrankung sowie der Tod an
   a. Botulismus
   b. Cholera
   c. Diphtherie
   d. Humaner spongiformer Enzephalopathie, außer familiär-hereditärer Formen
   e. Akuter Virushepatitis
   f. Enteropathischem hämolytisch-urämischem Syndrom (HUS)
   g. Virusbedingtem hämorrhagischem Fieber
   h. Masern
   i. Meningokokken-Meningitis oder -Sepsis
   j. Milzbrand
   k. Poliomyelitis (als Verdacht gilt jede akute schlaffe Lähmung, außer wenn traumatisch bedingt)
   l. Pest
   m. Tollwut
   n. Typhus abdominalis/Paratyphus
   o. sowie die Erkrankung und der Tod an einer behandlungsbedürftigen Tuberkulose, auch wenn ein bakteriologischer Nachweis nicht vorliegt,

2. der Verdacht auf und die Erkrankung an einer mikrobiell bedingten Lebensmittelvergiftung oder an einer akuten infektiösen Gastroenteritis, wenn
   a. eine Person betroffen ist, die eine Tätigkeit im Sinne des § 42 Abs. 1 ausübt,
   b. zwei oder mehr gleichartige Erkrankungen auftreten, bei denen ein epidemischer Zusammenhang wahrscheinlich ist oder vermutet wird,

(3) Dem Gesundheitsamt ist unverzüglich das gehäufte Auftreten nosokomialer Infektionen, bei denen ein epidemischer Zusammenhang wahrscheinlich ist oder vermutet wird, als Ausbruch nicht namentlich zu melden. Die Meldung nach Satz 1 hat gemäß § 8 Abs. 1 Nr. 1, 3 oder 5, § 10 Abs. 1 Satz 3, Abs. 3 und 4 Satz 3 zu erfolgen.

- **Meldepflichtige Nachweise von Krankheitserregern (§ 7 IfSG)**

(1) Namentlich ist bei folgenden Krankheitserregern, soweit nicht anders bestimmt, der direkte oder indirekte Nachweis zu melden, soweit die Nachweise auf eine akute Infektion hinweisen:

1. Adenoviren; Meldepflicht nur für den direkten Nachweis im Konjunktivalabstrich
2. Bacillus anthracis
3. Borrelia recurrentis
4. Brucella sp.
5. Campylobacter sp., darmpathogen
6. Chlamydia psittaci
7. Clostridium botulinum oder Toxinnachweis
8. Corynebacterium diphtheriae, Toxin bildend
9. Coxiella burnetii
10. Cryptosporidium parvum
11. Ebolavirus
12. a) Escherichia coli, enterohämorrhagische Stämme (EHEC),
    b) Escherichia coli, sonstige darmpathogene Stämme
13. Francisella tularensis
14. FSME-Virus
15. Gelbfiebervirus
16. Giardia lamblia
17. Haemophilus influenzae; Meldepflicht nur für den direkten Nachweis aus Liquor oder Blut
18. Hantaviren
19. Hepatitis-A-Virus
20. Hepatitis-B-Virus
21. Hepatitis-C-Virus; Meldepflicht für alle Nachweise, soweit nicht bekannt ist, dass eine chronische Infektion vorliegt
22. Hepatitis-D-Virus
23. Hepatitis-E-Virus
24. Influenzaviren; Meldepflicht nur für den direkten Nachweis
25. Lassavirus
26. Legionella sp.
27. Leptospira interrogans
28. Listeria monocytogenes; Meldepflicht nur für den direkten Nachweis aus Blut, Liquor oder anderen normalerweise sterilen Substraten sowie aus Abstrichen von Neugeborenen
29. Marburgvirus
30. Masernvirus
31. Mycobacterium leprae

32. Mycobacterium tuberculosis/africanum, Mycobacterium bovis; Meldepflicht für den direkten Erregernachweis sowie nachfolgend für das Ergebnis der Resistenzbestimmung; vorab auch für den Nachweis säurefester Stäbchen im Sputum

33. Neisseria meningitidis; Meldepflicht nur für den direkten Nachweis aus Liquor, Blut, hämorrhagischen Hautinfiltraten oder anderen normalerweise sterilen Substraten

34. Norwalk-ähnliches Virus; Meldepflicht nur für den direkten Nachweis aus Stuhl

35. Poliovirus

36. Rabiesvirus

37. Rickettsia prowazekii

38. Rotavirus

39. Salmonella Paratyphi; Meldepflicht für alle direkten Nachweise

40. Salmonella Typhi; Meldepflicht für alle direkten Nachweise

41. Salmonella, sonstige

42. Shigella sp.

43. Trichinella spiralis

44. Vibrio cholerae O 1 und O 139

45. Yersinia enterocolitica, darmpathogen

46. Yersinia pestis

47. Andere Erreger hämorrhagischer Fieber.

Die Meldung nach Satz 1 hat gemäß § 8 Abs. 1 Nr. 2, 3, 4 und Abs. 4, § 9 Abs. 1, 2, 3 Satz 1 oder 3 zu erfolgen.

(2) Namentlich sind in dieser Vorschrift nicht genannte Krankheitserreger zu melden, soweit deren örtliche und zeitliche Häufung auf eine schwerwiegende Gefahr für die Allgemeinheit hinweist. Die Meldung nach Satz 1 hat gemäß § 8 Abs. 1 Nr. 2, 3 und Abs. 4, § 9 Abs. 2, 3 Satz 1 oder 3 zu erfolgen.

(3) Nichtnamentlich ist bei folgenden Krankheitserregern der direkte oder indirekte Nachweis zu melden:

1. Treponema pallidum

2. HIV

3. Echinococcus sp.

4. Plasmodium sp.

5. Rubellavirus; Meldepflicht nur bei konnatalen Infektionen

6. Toxoplasma gondii; Meldepflicht nur bei konnatalen Infektionen.

Die Meldung nach Satz 1 hat gemäß § 8 Abs. 1 Nr. 2, 3 und Abs. 4, § 10 Abs. 1 Satz 1, Abs. 3, 4 Satz 1 zu erfolgen.

- **Zur Meldung verpflichtete Personen (§ 8 IfSG)**

(1) Zur Meldung oder Mitteilung sind verpflichtet:

1. im Falle des § 6 der feststellende Arzt; in Krankenhäusern oder anderen Einrichtungen der stationären Pflege ist für die Einhaltung der Meldepflicht neben dem feststellenden Arzt auch der leitende Arzt, in Krankenhäusern mit mehreren selbständigen Abteilungen der leitende Abteilungsarzt, in Einrichtungen ohne leitenden Arzt der behandelnde Arzt verantwortlich. 5. im Falle des § 6 Abs. 1 Nr. 1, 2 und 5 und Abs. 3 Angehörige eines anderen Heil- oder Pflegeberufs, der für die Berufsausübung oder die Führung der Berufsbezeichnung eine staatlich geregelte Ausbildung oder Anerkennung erfordert.

- **Namentliche Meldung (§ 9 IfSG)**

(1) Die namentliche Meldung durch eine der in § 8 Abs. 1 Nr. 1, 4 bis 8 genannten Personen muss folgende Angaben enthalten:

1. Name, Vorname des Patienten
2. Geschlecht
3. Tag, Monat und Jahr der Geburt
4. Anschrift der Hauptwohnung und, falls abweichend: Anschrift des derzeitigen Aufenthaltsortes
5. Tätigkeit in Einrichtungen im Sinne des § 23 Absatz 5 oder 6 oder § 36 Abs. 1 oder 2; Tätigkeit im Sinne des § 23 Absatz 5 oder 6 oder § 42 Abs. 1 bei akuter Gastroenteritis, akuter Virushepatitis, Typhus abdominalis/Paratyphus und Cholera
6. Betreuung in einer Gemeinschaftseinrichtung gemäß § 33
7. Diagnose beziehungsweise Verdachtsdiagnose
8. Tag der Erkrankung oder Tag der Diagnose, gegebenenfalls Tag des Todes
9. wahrscheinliche Infektionsquelle
10. Land, in dem die Infektion wahrscheinlich erworben wurde; bei Tuberkulose Geburtsland und Staatsangehörigkeit
11. Name, Anschrift und Telefonnummer der mit der Erregerdiagnostik beauftragten Untersuchungsstelle
12. Überweisung in ein Krankenhaus beziehungsweise Aufnahme in einem Krankenhaus oder einer anderen Einrichtung der stationären Pflege und Entlassung aus der Einrichtung, soweit dem Meldepflichtigen bekannt
13. Blut-, Organ-, Gewebe- oder Zellspende in den letzten sechs Monaten
14. Name, Anschrift und Telefonnummer des Meldenden
15. bei einer Meldung nach § 6 Abs. 1 Nr. 3 die Angaben nach § 22 Abs. 2.

Bei den in § 8 Abs. 1 Nr. 4 bis 8 genannten Personen beschränkt sich die Meldepflicht auf die ihnen vorliegenden Angaben.

(2) Die namentliche Meldung durch eine in § 8 Abs. 1 Nr. 2 und 3 genannte Person muss folgende Angaben enthalten:

1. Name, Vorname des Patienten
2. Geschlecht, soweit die Angabe vorliegt
3. Tag, Monat und Jahr der Geburt, soweit die Angaben vorliegen
4. Anschrift der Hauptwohnung und, falls abweichend: Anschrift des derzeitigen Aufenthaltsortes, soweit die Angaben vorliegen
5. Art des Untersuchungsmaterials
6. Eingangsdatum des Untersuchungsmaterials
7. Nachweismethode
8. Untersuchungsbefund
9. Name, Anschrift und Telefonnummer des einsendenden Arztes beziehungsweise des Krankenhauses
10. Name, Anschrift und Telefonnummer des Meldenden.

Der einsendende Arzt hat bei einer Untersuchung auf Hepatitis C dem Meldepflichtigen mitzuteilen, ob ihm eine chronische Hepatitis C bei dem Patienten bekannt ist.

(3) Die namentliche Meldung muss unverzüglich, spätestens innerhalb von 24 Stunden nach erlangter Kenntnis gegenüber dem für den Aufenthalt des Betroffenen zuständigen Gesundheitsamt, im Falle des Absatzes 2 gegenüber dem für den Einsender zuständigen Gesundheitsamt erfolgen. Eine Meldung darf wegen einzelner fehlender Angaben nicht verzögert werden. Die Nachmeldung oder Korrektur von Angaben hat unverzüglich nach deren Vorliegen zu erfolgen. Liegt die Hauptwohnung oder der gewöhnliche Aufenthaltsort der betroffenen Person im Bereich eines anderen Gesundheitsamtes, so hat das unterrichtete Gesundheitsamt das für die Hauptwohnung, bei mehreren Wohnungen das für den gewöhnlichen Aufenthaltsort des Betroffenen zuständige Gesundheitsamt unverzüglich zu benachrichtigen.

(4) Der verantwortliche Luftfahrzeugführer oder der Kapitän eines Seeschiffes meldet unterwegs festgestellte meldepflichtige Krankheiten an den Flughafen- oder Hafenarzt des inländischen Ziel- und Abfahrtsortes. Die dort verantwortlichen Ärzte melden an das für den jeweiligen Flughafen oder Hafen zuständige Gesundheitsamt.

(5) Das Gesundheitsamt darf die gemeldeten personenbezogenen Daten nur für seine Aufgaben nach diesem Gesetz verarbeiten und nutzen. Personenbezogene Daten sind zu löschen, wenn ihre Kenntnis für das Gesundheitsamt zur Erfüllung der in seiner Zuständigkeit liegenden Aufgaben nicht mehr erforderlich ist, Daten zu § 7 Abs. 1 Nr. 21 spätestens jedoch nach drei Jahren.

- **§ 10 Nichtnamentliche Meldung (§ 10 IfSG)**

(1) Die nichtnamentliche Meldung nach § 7 Abs. 3 muss folgende Angaben enthalten:

1. im Falle des § 7 Abs. 3 Nr. 2 eine fallbezogene Verschlüsselung gemäß Absatz 2
2. Geschlecht
3. Monat und Jahr der Geburt
4. erste drei Ziffern der Postleitzahl der Hauptwohnung
5. Untersuchungsbefund
6. Monat und Jahr der Diagnose
7. Art des Untersuchungsmaterials
8. Nachweismethode
9. wahrscheinlicher Infektionsweg, wahrscheinliches Infektionsrisiko
10. Land, in dem die Infektion wahrscheinlich erworben wurde
11. Name, Anschrift und Telefonnummer des Meldenden
12. bei Malaria Angaben zur Expositions- und Chemoprophylaxe.

Der einsendende Arzt hat den Meldepflichtigen insbesondere bei den Angaben zu den Nummern 9, 10 und 12 zu unterstützen.

(2) Die fallbezogene Verschlüsselung besteht aus dem dritten Buchstaben des ersten Vornamens in Verbindung mit der Anzahl der Buchstaben des ersten Vornamens sowie dem dritten Buchstaben des ersten Nachnamens in Verbindung mit der Anzahl der Buchstaben des ersten Nachnamens. Bei Doppelnamen wird jeweils nur der erste Teil des Namens berücksichtigt; Umlaute werden in zwei Buchstaben dargestellt. Namenszusätze bleiben unberücksichtigt.

(3) Bei den in § 8 Abs. 1 Nr. 3 und 5 genannten Personen beschränkt sich der Umfang der Meldung auf die ihnen vorliegenden Angaben.

(4) Die nichtnamentliche Meldung nach § 7 Abs. 3 muss innerhalb von zwei Wochen gegenüber dem Robert Koch-Institut erfolgen. Es ist ein vom Robert Koch-Institut erstelltes Formblatt oder ein geeigneter Datenträger zu verwenden.

(5) Die Angaben nach Absatz 2 und die Angaben zum Monat der Geburt dürfen vom Robert Koch-Institut lediglich zu der Prüfung verarbeitet und genutzt werden, ob verschiedene Meldungen sich auf dieselbe Person beziehen. Sie sind zu löschen, sobald nicht mehr zu erwarten ist, dass die damit bewirkte Einschränkung der Prüfungen nach Satz 1 eine nicht unerhebliche Verfälschung der aus den Meldungen zu gewinnenden epidemiologischen Beurteilung bewirkt, jedoch spätestens nach zehn Jahren.

(6) Die nichtnamentliche Meldung nach § 6 Absatz 3 muss die Angaben nach Absatz 1 Nummer 5, 9 und 11, Monat und Jahr der einzelnen Diagnosen sowie Name und Anschrift der betroffenen Einrichtung

enthalten. Absatz 3 ist anzuwenden. § 9 Absatz 3 Satz 1 bis 3 gilt entsprechend.

- **Übermittlungen durch das Gesundheitsamt und die zuständige Landesbehörde (§ 11 IfSG)**

(1) Die an das Gesundheitsamt der Hauptwohnung namentlich gemeldeten Erkrankungen, Todesfälle sowie Nachweise von Krankheitserregern werden gemäß den nach § 4 Abs. 2 Nr. 2 Buchstabe a veröffentlichten Falldefinitionen zusammengeführt und wöchentlich, spätestens am dritten Arbeitstag der folgenden Woche, an die zuständige Landesbehörde sowie von dort innerhalb einer Woche an das Robert Koch-Institut ausschließlich mit folgenden Angaben übermittelt:

1. Geschlecht
2. Monat und Jahr der Geburt
3. zuständiges Gesundheitsamt
4. Tag der Erkrankung oder Tag der Diagnose, gegebenenfalls Tag des Todes und wenn möglich Zeitpunkt oder Zeitraum der Infektion
5. Art der Diagnose
6. wahrscheinlicher Infektionsweg, wahrscheinliches Infektionsrisiko, Zugehörigkeit zu einer Erkrankungshäufung
7. Land, soweit die Infektion wahrscheinlich im Ausland erworben wurde
8. bei Tuberkulose Geburtsland und Staatsangehörigkeit
9. Aufnahme in einem Krankenhaus.

Für die Übermittlungen von den zuständigen Landesbehörden an das Robert Koch-Institut bestimmt das Robert Koch-Institut die Formblätter, die Datenträger, den Aufbau der Datenträger und der einzelnen Datensätze. Die Sätze 1 und 2 gelten auch für Berichtigungen und Ergänzungen früherer Übermittlungen.

(2) Ein dem Gesundheitsamt nach § 6 Absatz 3 als Ausbruch gemeldetes gehäuftes Auftreten nosokomialer Infektionen ist vom Gesundheitsamt spätestens am dritten Arbeitstag der folgenden Woche an die zuständige Landesbehörde sowie von dort innerhalb einer Woche an das Robert Koch-Institut ausschließlich mit folgenden Angaben zu übermitteln:

1. zuständiges Gesundheitsamt,
2. Monat und Jahr der einzelnen Diagnosen,
3. Untersuchungsbefund,
4. wahrscheinlicher Infektionsweg, wahrscheinliches Infektionsrisiko.

(3) Der dem Gesundheitsamt gemäß § 6 Abs. 1 Nr. 3 gemeldete Verdacht einer über das übliche Ausmaß einer Impfreaktion hinausgehenden gesundheitlichen Schädigung sowie der dem Gesundheitsamt gemeldete Fall,

bei dem der Verdacht besteht, dass ein Arzneimittel die Infektionsquelle ist, sind vom Gesundheitsamt unverzüglich der zuständigen Landesbehörde und der nach § 77 Arzneimittelgesetz jeweils zuständigen Bundesoberbehörde zu übermitteln. Die Übermittlung muss, soweit ermittelbar, alle notwendigen Angaben, wie Bezeichnung des Produktes, Name oder Firma des pharmazeutischen Unternehmers und die Chargenbezeichnung, bei Impfungen zusätzlich den Zeitpunkt der Impfung und den Beginn der Erkrankung enthalten. Über den gemeldeten Patienten sind ausschließlich das Geburtsdatum, das Geschlecht sowie der erste Buchstabe des ersten Vornamens und der erste Buchstabe des ersten Nachnamens anzugeben. Die zuständige Bundesoberbehörde stellt die Übermittlungen dem Robert Koch-Institut innerhalb einer Woche zur infektionsepidemiologischen Auswertung zur Verfügung. Absatz 1 bleibt unberührt.

(4) Die zuständige Behörde übermittelt über die zuständige Landesbehörde an das Robert Koch-Institut die gemäß Artikel 4 der Entscheidung Nr. 2119/98/EG des Europäischen Parlaments und des Rates vom 24. September 1998 über die Schaffung eines Netzes für die epidemiologische Überwachung und die Kontrolle übertragbarer Krankheiten in der Gemeinschaft (ABl. EG Nr. L 268 S. 1) vorgeschriebenen Angaben. Absatz 1 Satz 2 und § 12 Abs. 1 Satz 3 gelten entsprechend.

- **Nosokomiale Infektionen; Resistenzen; Rechtsverordnungen durch die Länder (§ 23 IfSG)**

(1) Beim **Robert Koch-Institut** wird eine Kommission für Krankenhaushygiene und Infektionsprävention eingerichtet. Die Kommission gibt sich eine Geschäftsordnung, die der Zustimmung des Bundesministeriums für Gesundheit bedarf. Die Kommission erstellt Empfehlungen zur Prävention nosokomialer Infektionen sowie zu betrieblich-organisatorischen und baulich-funktionellen Maßnahmen der Hygiene in Krankenhäusern und anderen medizinischen Einrichtungen. Die Empfehlungen der Kommission werden unter Berücksichtigung aktueller infektionsepidemiologischer Auswertungen stetig weiterentwickelt und vom Robert Koch-Institut veröffentlicht. Die Mitglieder der Kommission werden vom Bundesministerium für Gesundheit im Benehmen mit den obersten Landesgesundheitsbehörden berufen. Vertreter des Bundesministeriums für Gesundheit, der obersten Landesgesundheitsbehörden und des Robert Koch-Institutes nehmen mit beratender Stimme an den Sitzungen teil.

(2) Beim **Robert Koch-Institut** wird eine Kommission Antiinfektiva, Resistenz und Therapie eingerichtet. Die Kommission gibt sich eine Geschäftsordnung, die der Zustimmung des Bundesministeriums für Gesundheit bedarf. Die Kommission erstellt Empfehlungen mit allgemeinen Grundsätzen für Diagnostik und antimikrobielle Therapie, insbesondere

bei Infektionen mit resistenten Krankheitserregern. Die Empfehlungen der Kommission werden unter Berücksichtigung aktueller infektionsepidemiologischer Auswertungen stetig weiterentwickelt und vom Robert Koch-Institut veröffentlicht. Die Mitglieder der Kommission werden vom Bundesministerium für Gesundheit im Benehmen mit den obersten Landesgesundheitsbehörden berufen. Vertreter des Bundesministeriums für Gesundheit, der obersten Landesgesundheitsbehörden, des Robert Koch-Institutes und des Bundesinstitutes für Arzneimittel und Medizinprodukte nehmen mit beratender Stimme an den Sitzungen teil.

(3) Die **Leiter folgender Einrichtungen haben sicherzustellen**, dass die nach dem Stand der medizinischen Wissenschaft erforderlichen Maßnahmen getroffen werden, um nosokomiale Infektionen zu verhüten und die Weiterverbreitung von Krankheitserregern, insbesondere solcher mit Resistenzen, zu vermeiden:

1. Krankenhäuser,
2. Einrichtungen für ambulantes Operieren,
3. Vorsorge- oder Rehabilitationseinrichtungen, in denen eine den Krankenhäusern vergleichbare medizinische Versorgung erfolgt,
4. Dialyseeinrichtungen,
5. Tageskliniken,
6. Entbindungseinrichtungen,
7. Behandlungs- oder Versorgungseinrichtungen, die mit einer der in den Nummern 1 bis 6 genannten Einrichtungen vergleichbar sind,
8. Arztpraxen, Zahnarztpraxen und
9. Praxen sonstiger humanmedizinischer Heilberufe.

Die **Einhaltung des Standes der medizinischen Wissenschaft** auf diesem Gebiet wird vermutet, wenn jeweils die veröffentlichten Empfehlungen der Kommission für Krankenhaushygiene und Infektionsprävention beim Robert Koch-Institut und der Kommission Antiinfektiva, Resistenz und Therapie beim Robert Koch-Institut beachtet worden sind.

(4) Die **Leiter von Krankenhäusern und von Einrichtungen für ambulantes Operieren** haben sicherzustellen, dass die vom Robert Koch-Institut nach § 4 Absatz 2 Nummer 2 Buchstabe b festgelegten nosokomialen Infektionen und das Auftreten von Krankheitserregern mit speziellen Resistenzen und Multiresistenzen fortlaufend in einer gesonderten Niederschrift aufgezeichnet, bewertet und sachgerechte Schlussfolgerungen hinsichtlich erforderlicher Präventionsmaßnahmen gezogen werden und dass die erforderlichen Präventionsmaßnahmen dem Personal mitgeteilt und umgesetzt werden. Darüber hinaus haben die Leiter sicherzustellen, dass die nach § 4 Absatz 2 Nummer 2 Buchstabe b festgelegten Daten zu Art und Umfang des Antibiotika-Verbrauchs fortlaufend in zusammengefasster

Form aufgezeichnet, unter Berücksichtigung der lokalen Resistenzsituation bewertet und sachgerechte Schlussfolgerungen hinsichtlich des Einsatzes von Antibiotika gezogen werden und dass die erforderlichen Anpassungen des Antibiotikaeinsatzes dem Personal mitgeteilt und umgesetzt werden. Die Aufzeichnungen nach den Sätzen 1 und 2 sind zehn Jahre nach deren Anfertigung aufzubewahren. Dem zuständigen Gesundheitsamt ist auf Verlangen Einsicht in die Aufzeichnungen, Bewertungen und Schlussfolgerungen zu gewähren.

(5) Die Leiter folgender Einrichtungen haben sicherzustellen, dass innerbetriebliche **Verfahrensweisen zur Infektionshygiene in Hygieneplänen** festgelegt sind:

1. Krankenhäuser,
2. Einrichtungen für ambulantes Operieren,
3. Vorsorge- oder Rehabilitationseinrichtungen,
4. Dialyseeinrichtungen,
5. Tageskliniken,
6. Entbindungseinrichtungen und
7. Behandlungs- oder Versorgungseinrichtungen, die mit einer der in den Nummern 1 bis 6 genannten Einrichtungen vergleichbar sind.

Die Landesregierungen können durch Rechtsverordnung vorsehen, dass Leiter von Zahnarztpraxen sowie Leiter von Arztpraxen und Praxen sonstiger humanmedizinischer Heilberufe, in denen invasive Eingriffe vorgenommen werden, sicherzustellen haben, dass innerbetriebliche Verfahrensweisen zur Infektionshygiene in Hygieneplänen festgelegt sind. Die Landesregierungen können die Ermächtigung durch Rechtsverordnung auf andere Stellen übertragen.

(6) Einrichtungen nach Absatz 5 Satz 1 unterliegen der infektionshygienischen Überwachung durch das Gesundheitsamt. Einrichtungen nach Absatz 5 Satz 2 können durch das Gesundheitsamt infektionshygienisch überwacht werden.

(7) Die mit der Überwachung beauftragten Personen sind befugt, zu Betriebs- und Geschäftszeiten Betriebsgrundstücke, Geschäfts- und Betriebsräume, zum Betrieb gehörende Anlagen und Einrichtungen sowie Verkehrsmittel zu betreten, zu besichtigen sowie in die Bücher oder sonstigen Unterlagen Einsicht zu nehmen und hieraus Abschriften, Ablichtungen oder Auszüge anzufertigen sowie sonstige Gegenstände zu untersuchen oder Proben zur Untersuchung zu fordern oder zu entnehmen, soweit dies zur Erfüllung ihrer Aufgaben erforderlich ist. § 16 Absatz 2 Satz 2 bis 4 gilt entsprechend.

(8) Die **Landesregierungen** haben bis zum 31. März 2012 durch **Rechtsverordnung** für Krankenhäuser, Einrichtungen für ambulantes

Operieren, Vorsorge- oder Rehabilitationseinrichtungen, in denen eine den Krankenhäusern vergleichbare medizinische Versorgung erfolgt, sowie für Dialyseeinrichtungen und Tageskliniken die jeweils erforderlichen Maßnahmen zur Verhütung, Erkennung, Erfassung und Bekämpfung von nosokomialen Infektionen und Krankheitserregern mit Resistenzen zu regeln. Dabei sind insbesondere Regelungen zu treffen über

1. hygienische Mindestanforderungen an Bau, Ausstattung und Betrieb der Einrichtungen,
2. Bestellung, Aufgaben und Zusammensetzung einer Hygienekommission,
3. die erforderliche personelle Ausstattung mit Hygienefachkräften und Krankenhaushygienikern und die Bestellung von hygienebeauftragten Ärzten einschließlich bis längstens zum 31. Dezember 2016 befristeter Übergangsvorschriften zur Qualifikation einer ausreichenden Zahl geeigneten Fachpersonals,
4. Aufgaben und Anforderungen an Fort- und Weiterbildung der in der Einrichtung erforderlichen Hygienefachkräfte, Krankenhaushygieniker und hygienebeauftragten Ärzte,
5. die erforderliche Qualifikation und Schulung des Personals hinsichtlich der Infektionsprävention,
6. Strukturen und Methoden zur Erkennung von nosokomialen Infektionen und resistenten Erregern und zur Erfassung im Rahmen der ärztlichen und pflegerischen Dokumentationspflicht,
7. die zur Erfüllung ihrer jeweiligen Aufgaben erforderliche Einsichtnahme der in Nummer 4 genannten Personen in Akten der jeweiligen Einrichtung einschließlich der Patientenakten,
8. die Information des Personals über Maßnahmen, die zur Verhütung und Bekämpfung von nosokomialen Infektionen und Krankheitserregern mit Resistenzen erforderlich sind,
9. die klinisch-mikrobiologisch und klinisch-pharmazeutische Beratung des ärztlichen Personals,
10. die Information von aufnehmenden Einrichtungen und niedergelassenen Ärzten bei der Verlegung, Überweisung oder Entlassung von Patienten über Maßnahmen, die zur Verhütung und Bekämpfung von nosokomialen Infektionen und von Krankheitserregern mit Resistenzen erforderlich sind.

Die Landesregierungen können die Ermächtigung durch Rechtsverordnung auf andere Stellen übertragen.

- **Berufliches Tätigkeitsverbot (§ 31 IfSG)**

Die zuständige Behörde kann Kranken, Krankheitsverdächtigen, Ansteckungsverdächtigen und Ausscheidern die Ausübung bestimmter beruflicher Tätigkeiten ganz oder teilweise untersagen. Satz 1 gilt auch für sonstige Personen, die Krankheitserreger so in oder an sich tragen, dass im Einzelfall die Gefahr einer Weiterverbreitung besteht.

- **Einhaltung der Infektionshygiene (§ 36 IfSG)**

(1) Folgende Einrichtungen legen in Hygieneplänen innerbetriebliche Verfahrensweisen zur Infektionshygiene fest und unterliegen der infektionshygienischen Überwachung durch das Gesundheitsamt:

1. die in § 33 genannten Gemeinschaftseinrichtungen,
2. Einrichtungen nach § 1 Absatz 1 bis 5 des Heimgesetzes,
3. Betreuungs- oder Versorgungseinrichtungen, die mit einer der in den Nummern 1 und 2 genannten Einrichtungen vergleichbar sind,
4. Obdachlosenunterkünfte,
5. Gemeinschaftsunterkünfte für Asylbewerber, Spätaussiedler und Flüchtlinge,
6. sonstige Massenunterkünfte und
7. Justizvollzugsanstalten.

(2) Einrichtungen und Gewerbe, bei denen die Möglichkeit besteht, dass durch Tätigkeiten am Menschen durch Blut Krankheitserreger übertragen werden, können durch das Gesundheitsamt infektionshygienisch überwacht werden.

(3) Die mit der Überwachung beauftragten Personen sind befugt, zu Betriebs- und Geschäftszeiten Betriebsgrundstücke, Geschäfts- und Betriebsräume, zum Betrieb gehörende Anlagen und Einrichtungen sowie Verkehrsmittel zu betreten, zu besichtigen sowie in die Bücher oder sonstigen Unterlagen Einsicht zu nehmen und hieraus Abschriften, Ablichtungen oder Auszüge anzufertigen sowie sonstige Gegenstände zu untersuchen oder Proben zur Untersuchung zu fordern oder zu entnehmen, soweit dies zur Erfüllung ihrer Aufgaben erforderlich ist. § 16 Absatz 2 Satz 2 bis 4 gilt entsprechend.

- **Ärztliches Zeugnis bei Einzug in eine Pflegeeinrichtung**

(4) **Personen, die in ein Altenheim, Altenwohnheim, Pflegeheim** oder eine gleichartige Einrichtung im Sinne des § 1 Abs. 1 bis 5 des Heimgesetzes oder in eine Gemeinschaftsunterkunft für Obdachlose, Flüchtlinge, Asylbewerber oder in eine Erstaufnahmeeinrichtung des Bundes für Spätaussiedler **aufgenommen werden** sollen, haben vor oder unverzüglich nach ihrer Aufnahme der Leitung der Einrichtung ein ärztliches Zeugnis darü-

ber vorzulegen, dass bei ihnen keine Anhaltspunkte für das Vorliegen einer ansteckungsfähigen Lungentuberkulose vorhanden sind.

(5) Das Grundrecht der körperlichen Unversehrtheit (Artikel 2 Abs. 2 Satz 1 Grundgesetz) wird insoweit eingeschränkt.

- ### Bußgeldvorschriften (§ 73 IfSG)

(1) Ordnungswidrig handelt, wer vorsätzlich oder fahrlässig
1. entgegen § 6 Abs. 1 oder § 7, eine Meldung nicht, nicht richtig, nicht vollständig oder nicht rechtzeitig macht.

Literatur

Aktion saubere Hände im Krankenhaus, Institut für Hygiene und Umweltmedizin, Charité Universitätsmedizin, Berlin. www.aktion-sauberehaende.de. Zugegriffen am: 10.04.2014

Anforderungen an die Hygiene bei der Aufbereitung von Medizinprodukten. Empfehlung der Kommission für Krankenhaushygiene und Infektionsprävention (KRINKO) am Robert Koch-Institut (RKI) und des Bundesinstituts für Arzneimittel und Medizinprodukte (BfArM) vom Oktober 2012. http://www.rki.de. Zugegriffen am: 07.04.2014

Arbeitsschutzgesetz (ArbSchG) »Gesetz über die Durchführung von Maßnahmen des Arbeitsschutzes zur Verbesserung der Sicherheit und des Gesundheitsschutzes der Beschäftigten bei der Arbeit« vom 07.08.1996 in der Fassung vom 19.10.2013. http://www.gesetze-im-internet.de. Zugegriffen am: 03.04.2014

Arbeitssicherheitsgesetz (ASIG) »Gesetz über Betriebsärzte, Sicherheitsingenieure und andere Fachkräfte für Arbeitssicherheit« vom 12.12.1973 in der Fassung vom 20.04.2013. http://www.gesetz-im-internet.de. Zugegriffen am: 03.04.2014

Arbeitsstättenverordnung (ArbStättV) »Verordnung über Arbeitsstätten« vom 12.08.2004 in der Fassung vom 19.07.2010. http://www.gesetze-im-internet.de. Zugegriffen am: 06.04.2014

Berufsgenossenschaftliche Regel 500, Kapitel 2.6 (BGR 500.Kapitel 2.6) »Betreiben von Wäschereien« in der Fassung vom August 2006. http://www.bvmed.de. Zugegriffen am: 06.04.2014

Biologische Arbeitsstoffe Bakterien-Viren-Parasiten-Pilze in der Arbeitswelt, hrsg. vom Thüringer Landesbetrieb für Arbeitsschutz und technischen Verbraucherschutz. http:// www.wcms.uzi.uni-halle.de. Zugegriffen am: 07.04.2014

Biostoffverordnung (BiostoffV) »Verordnung über Sicherheit und Gesundheitsschutz bei Tätigkeiten mit biologischen Arbeitsstoffen vom 15.07.2013. http://www.gesetze-im-internet.de. Zugegriffen am: 03.04.2014

Bürgerliches Gesetzbuch (BGB) vom 18.08.1896 in der Fassung vom 18.10.2013. http://www.gesetze-im-internet.de. Zugegriffen am: 06.04.2014

Bundesanstalt für Arbeitsschutz und Arbeitsmedizin. http://www.baua.de/de/Themen-von-A-Z/Themen-von-A-Z.html. Zugegriffen am: 19.03.2014

Bundesanstalt für Arbeitsschutz und Arbeitsmedizin. TRBA.GMBL Nr. 15–20, 25.04.2012

Bundesgesetzblatt 2009-SL-951-962 vom 20.08.2009, Springer, Heidelberg

Bundesgesundheitsblatt – Gesundheitsforschung – Gesundheitsschutz (1999) 42:806–809 Springer, Heidelberg

Bundesgesundheitsblatt – Gesundheitsforschung – Gesundheitsschutz (2000) 43:887–890 Springer, Heidelberg

Bundesministerium für Gesundheit, Pressemitteilung vom 07.07.2011. http://www.bmg.bund.de/ministerium/presse.html. Zugegriffen am: 19.03.2014

Curriculum für einen Grundkurs für hygienebeauftragte Pflegekräfte (link-nurse) der Deutschen Gesellschaft für Krankenhaushygiene (DGKH). http://www.krankenhaushygiene.de. Zugegriffen am: 06.04.2014

DIN/EN 1500 Deutsches Institut für Normung/Europa-Norm Nr. 1500 »Chemische Desinfektionsmittel und Antiseptica – Hygienische Händedesinfektion – Prüfverfahren und Anforderungen (Phase 2/Stufe2); Deutsche Fassung EN 1500:2013, Beuth, Berlin

Domann E: Vortrag »Multiresistente Erreger: MRSA und ESBL als Beispiel für die MRE-Problematik und den sinnvollen Einsatz von Antibiotika«, gehalten für die Fortbildungsakademie der Gesundheitsnetz Osthessen eG. am 21.09.2011 in Fulda

Empfehlungen des Arbeitskreises »Krankenhaus- und Praxishygiene« der AWMF: Die Harndrainage. Hyg. Med 2008 33(6):256–259

Empfehlungen der Ständigen Impfkommission (STIKO) am Robert Koch-Institut, Stand: August 2013. http://www.rki.de. Zugegriffen am 07.04.2014

EU-Richtlinie 852 »Verordnung (EG) Nr.852/2004 des Europäischen Parlaments und des Rates über Lebensmittelhygiene« vom 29.04.2004 in der Fassung vom 03.03.2009. http://www.mugv.brandenburg.de. Zugegriffen am: 03.04.2014

EU-Richtlinie 853 »Verordnung (EG) Nr. 853/2004 des Europäischen Parlaments und des Rates mit spezifischen Hygienevorschriften für Lebensmittel tierischen Ursprungs« vom 29.4.2004 in de Fassung vom 26.06.2010. http://www.mugv.brandenburg.de. Zugegriffen am: 03.04.2014

EU-Richtlinie 854 »Verordnung (EG) Nr. 854/2004 des Europäischen Parlaments und des Rates mit besonderen Verfahrensvorschriften für die amtliche Überwachung von zum menschlichen Verzehr bestimmten Erzeugnissen tierischen Ursprungs« vom 29.04.2004 in der Fassung vom 07.03.2014. http://www.beck-online.beck.de. Zugegriffen am: 03.04.2014

EU-Richtlinie 2000/54/EG des Europäischen Parlaments und des Rates über den Schutz der Arbeitnehmer gegen Gefährdung durch biologische Arbeitsstoffe bei der Arbeit (Siebte Einzelrichtlinie im Sinne von Artikel 16, Absatz 1, der Richtlinie 89/391/EWG) vom 18.09.2000. http://www.gaa.baden-wuerttemberg.de. Zugegriffen am: 06.04.2014

EU-Richtlinie 2010/32/EU des Europäischen Parlaments und des Rates zur Vermeidung von Verletzungen durch scharfe/spitze Instrumente im Krankenhaus- und Gesundheitssektor vom 10.05.2010. http://www.arbeitsinspektion.gv.at. Zugegriffen am: 06.04.2014

Grundgesetz für die Bundesrepublik Deutschland (GG) vom 25.05.1949 in der Fassung vom 11.07.2012. http://www.gesetze-im-internet.de. Zugegriffen am: 06.04.2014

Hessische Hygieneverordnung (HHygV) vom 01.12.2011. http://www.krankenhaushygiene.de. Zugegriffen am: 07.04.2014

Hessisch-Niedersächsische Allgemeine (HNA): »Katastrophale Hygiene: Haft für Orthopäden«, Artikel vom 30.03.2012

Hessische Weiterbildungs- und Prüfungsverordnung für die Pflege und Entbindungspflege (WPO-Pflege) vom 06.12.2010, Anlage 4 Weiterbildung Hygiene. http://www.rv.hessenrecht.hessen.de. Zugegriffen am: 10.04.2014

Höfert R (2011) Von Fall zu Fall – Pflege im Recht, 3. Aufl. Springer, Heidelberg

Infektionsprävention in Heimen. Empfehlungen der Kommission für Krankenhaushygiene und Infektionsprävention beim Robert Koch-Institut (RKI) vom 15.09.2005. http://www.eurosafety.eu. Zugegriffen am: 06.04.2014

Infektionsschutzgesetz (IfSG) »Gesetz zur Verhütung und Bekämpfung von Infektionskrankheiten beim Menschen« vom 20.07.2000 in der Fassung vom 07.08.2013. http://www.gesetze-im-internet.de. Zugegriffen am: 03.04.2014

Kayser FH (1998) Medizinische Mikrobiologie, 9. Aufl. Thieme, Stuttgart, New York

Landesamt für Gesundheit und Soziales, Mecklenburg Vorpommern, Merkblatt Standardhygiene in Gesundheitseinrichtungen, Stand 2008

Lebensmittel- und Futtermittelgesetzbuch (LFGB) »Lebensmittel-, Bedarfsgegenstände- und Futtermittelgesetzbuch« vom 01.09.2005 in der Fassung vom 23.07.2013. http://www.gesetze-im-internet.de. Zugegriffen am: 03.04.2014

Lebensmittelhygieneverordnung (LMHV) »Verordnung über Anforderungen an die Hygiene beim Herstellen, Behandeln und Inverkehrbringen von Lebensmitteln« vom 08.08.2007 in der Fassung vom 14.07.2010. http://www.gesetze-im-internet.de. Zugegriffen am: 03.04.2014

Leitlinie der Deutschen Gesellschaft für Krankenhaushygiene (DGKH) »Hygienebeauftragte(r) in Pflegeeinrichtungen und anderen betreuten und gemeinschaftlichen Wohnformen – Anforderungen und Aufgaben« vom 04.2002 in der Fassung vom 22.11.2012. http://www.krankenhaushygiene.de. Zugegriffen am: 06.04.2014

Lengemann W: Vortrag »Hygieneanforderungen und Hygienemanagement in Alten- und Pflegeeinrichtungen – bauliche, organisatorische und personelle Aspekte«, gehalten auf dem Kasseler Hygieneforum am 20.09.2000

Medizinprodukte-Betreiberverordnung (MPBetrV) »Verordnung über das Errichten, Betreiben und Anwenden von Medizinprodukten« vom 29.06.1998 in der Fassung vom 29.07.2009. http://www.gesetze-im-internet.de. Zugegriffen am: 07.04.2014

Medizinproduktegesetz (MPG) »Gesetz über Medizinprodukte« vom 02.08.1994 in der Fassung vom 07.08.2013. http://www.gesetze-im-internet.de. Zugegriffen am: 07.04.2014

Mitteilung der Kommission für Krankenhaushygiene und Infektionsprävention am Robert Koch-Institut »Händehygiene«. Bundesgesundheitsblatt 3/2000, S. 230–233

Möllenhof H (2001) Hygiene für Pflegeberufe, 3. Aufl. Urban & Fischer, München, Jena

MRSA-Netzwerke in Niedersachsen. http://www.mrsa-netzwerke.niedersachsen.de. Zugegriffen am: 19.03.2014

Niedersächsisches Landesgesundheitsamt. http://www.nlga.niedersachsen.de. Zugegriffen am: 19.03.2014

Öffentliche Empfehlung von Schutzimpfungen in Hessen, Staatsanzeiger für das Land Hessen vom 11.11.2013, Nr. 46, S 1404. http://www.hsm.hessen.de. Zugegriffen am: 07.04.2014

Qualitätsdaten. http://www.hygnet.de. Zugegriffen am: 19.03.2014

Rechtsanwälte Dr. Ruth Schultze-Zeu. http://www.ratgeber-arzthaftung.de. Zugegriffen am: 19.03.2014

Richtlinien und Empfehlungen zur Wundversorgung der Deutschen Gesellschaft für Wundheilung und Wundbehandlung e.V. http://www.dgfw.de. Zugegriffen am: 07.04.2014

Richtlinien und Empfehlungen zur Wundversorgung der Initiative Chronische Wunden (ICW) e.V. http:// www. icwunden.de. Zugegriffen am: 07.04.2014

RP Online. http://www.rp-online.de/leben/gesundheit. Zugegriffen am: 19.03.2014

Schreiber S: Vortrag »MRSA und kein Ende – Neue bakterielle Resistenzen wie VRE und ESBL«, gehalten auf dem Fortbildungssymposium für Pflegeberufe der Firma W. Klein in Wilnsdorf am 04.04.2008

Schwarzkopf A: Vortrag »Macht mich das krank? Personalschutz bei multiresistenten Erregern«, gehalten auf dem Höxter Hygieneforum am 01.06.2011

Schwarzkopf A (2012) Multiresistente Erreger im Gesundheitswesen. mhp, Wiesbaden

Schwarzkopf A (2004) Praxiswissen für Hygienebeauftragte. Kohlhammer, Stuttgart

Sozialgesetzbuch – Fünftes Buch – »Gesetzliche Krankenversicherung« (SGB V) vom 20.12.1988 in der Fassung vom 22.12.2013. http://www.gesetze-im-internet.de. Zugegriffen am: 03.04.2014

Sozialgesetzbuch – Elftes Buch – »Soziale Pflegeversicherung« (SGB XI) vom 26.05.1994 in der Fassung vom 15.07.2013. http://www.gesetze-im-internet.de. Zugegriffen am: 03.04.2014

Stellungnahme des Robert Koch-Instituts »Ist das Tragen künstlicher Fingernägel für Personen, die Patienten behandeln oder pflegen, verboten?«. http://www.rki.de/SharedDocs/FAQ. Zugegriffen am: 19.03.2014

Steuer W et al. (1998) Hygiene in der Pflege. Kohlhammer, Stuttgart

Strafgesetzbuch (StGB) vom 15.05.1871 in der Fassung vom 10.10.2013. http://www.gesetze-im-internet.de. Zugegriffen am: 06.04.2014

Suerbaum S et al. (Hrsg.) (2012) Medizinische Mikrobiologie und Infektiologie, 7. Aufl. Springer, Berlin, Heidelberg

Technische Regel für biologische Arbeitsstoffe 250 (TRBA 250) »Technische Regel für biologische Arbeitsstoffe im Gesundheitswesen und in der Wohlfahrtspflege« 250 in der Fassung vom 27.03.2014. http://www.baua.de. Zugegriffen am: 06.04.2014

Trinkwasserverordnung (TrinkwV) »Verordnung über die Qualität von Wasser für den menschlichen Gebrauch« vom 21.05.2001 in der Fassung vom 07.08.2013. http://www.gesetze-im-internet.de. Zugegriffen am: 06.04.2014

Urteil des Bundesgerichtshofes (BGH) vom 20.03.2007 (AZ: VI ZR 158/06) zur Einhaltung von Hygienestandards als garantiepflichtige Leistung im Gegensatz zum nicht steuerbaren Kernbereich ärztlichen Handelns. http://www.bundesgerichtshof.de. Zugegriffen am: 07.04.2014

Urteil des Bundessozialgerichts (BSG) vom 24.02.2004, AZ: B2U 13/03 R zur Frage der Anerkennung einer Hepatitis B als Berufskrankheit bei einer Kinderkrankenschwester. http://dejure.org. Zugegriffen am: 10.04.2014

Urteil des Bundessozialgerichts (BSG) vom 02.04.2009, AZ: B2U 30/07 R zur Frage der Anerkennung einer Hepatitis C als Berufskrankheit bei einer Krankenschwester. http://dejure.org. Zugegriffen am: 10.04.2014

Urteil des Landesarbeitsgerichts (LAG) Schleswig-Holstein vom 26.10.1995, AZ: 4 Sa 467/95 zum Tragen von

Piercings im Pflegedienst, Pressestelle
des LAG, Kiel

Verordnung zur arbeitsmedizinischen
Vorsorge (ArbMedVV) vom 18.12.2008
in der Fassung vom 23.10. 2013.
http://www.gesetze-im-internet.de.
Zugegriffen am: 06.04.2014

Winkle S (1997) Kulturgeschichte der
Seuchen. Artemis & Winkler, Düsseldorf, Zürich

Stichwortverzeichnis